GERONTOLOGICAL NURSING

노인간호학

Pacific Books

GERONTOLOGICAL NURSING

집필진

GERONTOLOGICAL NURSING

대표저자

- **배경의**(동서대학교)
- **김계하**(조선대학교)
- **김은하**(부산가톨릭대학교)
- **박금주**(수원대학교)
- **백성희**(백석대학교)
- **서금숙**(가야대학교)
- **신미경**(나사렛대학교)
- **김수올**(광주대학교)

집필진

- **박순옥**(여주대학교)
- **강영숙**(부산여자대학교)
- **김봉임**(진주보건대학교)
- **김수진**(백석문화대학교)
- **김여진**(원광보건대학교)
- **김정수**(부경대학교)
- **김 진**(전북과학대학교)
- **박윤희**(동의과학대학교)
- **신희진**(세경대학교)
- **안준희**(군장대학교)
- **여형남**(창신대학교)
- **오미숙**(전주비전대학교)
- **윤영숙**(동주대학교)
- **이미영**(부산과학기술대학교)
- **이선혜**(경남과학기술대학교)
- **이숙희**(창신대학교)
- **이에리쟈**(서일대학교)
- **임현희**(부산과학기술대학교)
- **장미영**(진주보건대학교)
- **장형숙**(청운대학교)
- **정미영**(목포과학대학교)
- **정지영**(원광보건대학교)
- **추현심**(한림성심대학교)
- **홍현화**(경남대학교)
- **황혜민**(부천대학교)

GERONTOLOGICAL NURSING

머·리·말

I·N·T·R·O·D·U·C·T·I·O·N

21세기의 문턱에 들어서 있는 우리나라는 노인인구가 증가하고 핵가족화되면서 노인문제가 급부상하고 있고 이에 따라 노인간호요구도 다원화 및 구체화되는 추세를 보이고 있다. 앞으로 이러한 상황은 더욱 가속화될 전망이며, 노인의 삶의 질을 증진시킬 수 있는 노력과 더불어 돌봄의 질을 높이는 것이 노인간호의 가장 중요한 과제가 될 것으로 생각된다. 간호학은 순수학문이 아니라 실무가 필수적으로 병행되어야 하는 학문임에 비추어 볼 때 노인간호 교육은 교육의 효과가 실무에 얼마나 반영될 수 있느냐 하는 점에 주력해야 한다고 본다.

그 동안 간호학계에서는 노인간호 실무와 관련된 여러 종의 책들이 발간되면서 노인간호 이론이 우리나라 노인간호 실무 발전에 기여할 수 있도록 많은 노력을 기울여 왔다. 그럼에도 불구하고 본 저자들은 노인간호 실무에서 흔히 발생할 수 있는 주제를 선정하여 집필함으로써 학습자들이 좀 더 쉽게 실무에 적용하고 노인 돌봄의 질을 향상시키는 데 기여할 수 있도록 내용을 정리하자는데 의견을 모아 본 저서를 출간하게 되었다.

책의 구성을 살펴보면, 먼저 개요 부분에서는 고령화 사회에서 노인간호의 정체성을 이해할 수 있는 내용으로 구성하였고, 노인과 건강 부분에서는 노인의 노화로 인한 신체적·사회심리적·기능적 변화를 이해할 수 있는 내용으로 구성하였다. 그리고 마지막 노인의 건강증진 부분에서는 관련 노인연구를 통해 검증된 지식들의 근거기반 실무에 기초하여 노인이 경험하는 문제들을 심층적으로 다루었다. 특히 각 노인문제의 마지막 부분에 세시한 비판적 사고를 통해서 어떻게 이 지식들을 실무에서 적용할 수 있는가를 안내하고 있어 학습자들에게 특히 좋은 안내서가 될 것이다.

모쪼록 이 책이 노인을 이해하고 노인간호 실무에 폭넓게 활용되어 노인간호 발전에 기여하는 책이 되길 바란다. 아울러 이 책이 나올 때까지 노고를 아끼지 않으신 퍼시픽출판사 관계자분들께 감사의 마음을 전한다.

2018년 8월

저자 일동

CONTENTS

CONTENTS

1

P·A·R·T

GERONTOLOGICAL NURSING

고령화 사회와 노인간호 이해

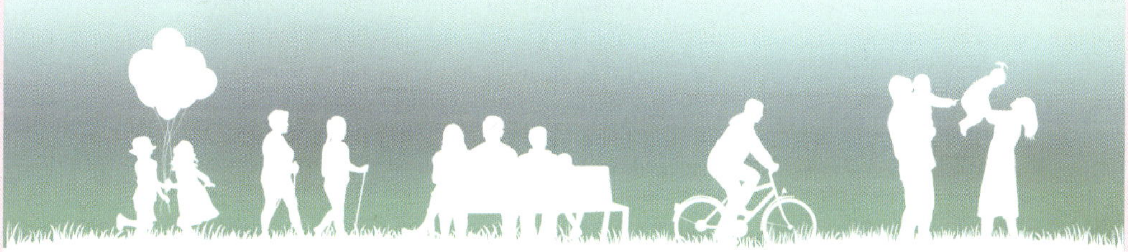

GERONTOLOGICAL NURSING

01

C·H·A·P·T·E·R

노인간호의 이해

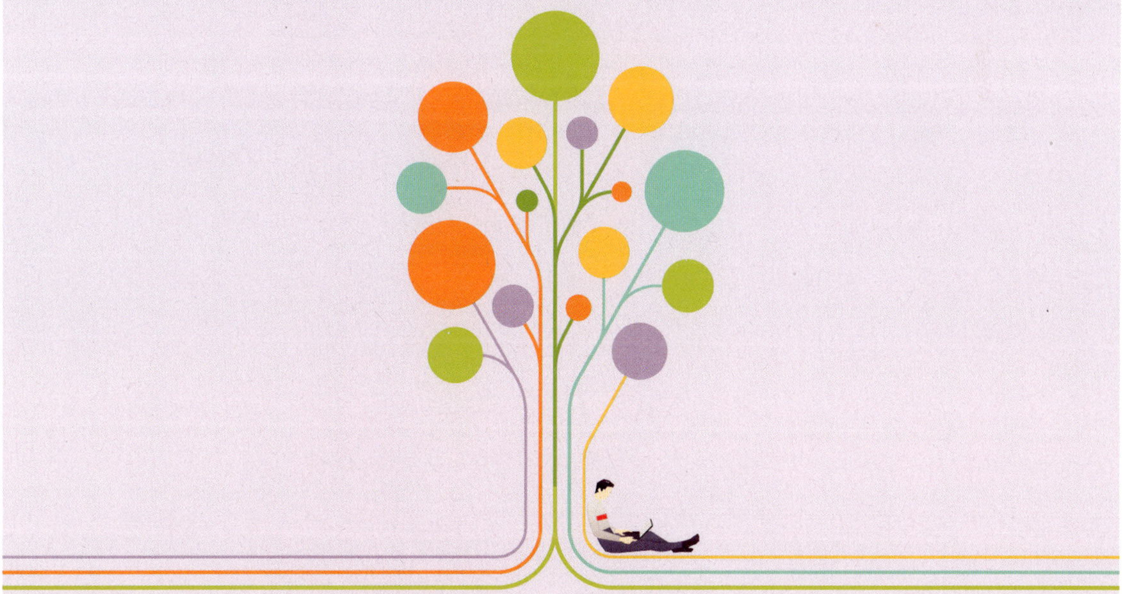

GERONTOLOGICAL NURSING

CHAPTER 01

GERONTOLOGICAL NURSING

노인간호의 이해

학습목표

1. 인구 고령화 추이를 파악한다.
2. 노인의 인구학적 특성을 파악한다.
3. 노인의 건강과 의학적 특성을 파악한다.
4. 노인간호의 기능과 역할을 이해한다.

I 인구의 고령화

인구고령화는 전체 인구 중 65세 이상 인구가 차지하는 비율에 의해 정의되며 UN(United Nations, 국제연합)에서는 65세 이상의 노인인구 비율이 7% 이상 14% 미만이면 고령화 사회, 14% 이상 20% 미만인 사회를 고령사회, 20% 이상인 사회를 초고령 사회로 분류하고 있다. 우리나라는 2017년 노인인구가 전체 인구의 14%가 되어 고령사회로 진입할 것이라고 예상하고 있다.

노인의 특성 및 노화과정에 따른 변화 및 문제에 대한 간호사의 긍정적인 태도와 행동은 노인간호 서비스 질에 영향을 미치는 매우 중요한 요소이다. 특히 우리나라의 급격한 고령화 추세는 개인적인 차원의 문제가 아니라 사회문제로 대두되고 있다. 특히 타 연령층에 비하여 의료기관을 찾는 노인의 수가 증가함에 따라 건강관리에 대한 요구가 증가하고 있다. 간호사는 의료현장에서 노인을 직접 대면하고 실제적인 서비스를 제공하는 주체로서 그 역할이 중요시 되고 있으므로, 노인에 대한 간호사의 태도는 간호의 질에 큰 영향을 줄 수 있다.

II 인구학적 특성

1 노인인구 비율증가

우리나라의 65세 이상 노인인구는 2015년 654만 명이며, 2025년에는 1,000만 명이 넘고 2049년에는 1,882만 명까지 증가 후 감소할 전망이다(통계청, 2016). 2015년 기준 65세 이상 고령인구의 성비(여자인구 100명당 남자의 수)는 72.6명으로 남녀 간 사망률 격차가 감소되고 남자 고령자 비중이 증가함에 따라 성비는 지속적으로 증가할 추세이다(통계청, 2016). 2015년 전체 인구는 4,970만 6천 명으로 2005년과 비교하면 고령인구는 220만 명이 증가한 반면 유소년인구(0～14세)는 208만 명으로 감소하여 항아리형의 인구피라미드 형상을 나타냈다. 특히 우리나라의 노령화 속도는 OECD 1위로 세계에서 가장 빠른 속도로 진행되고 있이 노인간호의 역할 및 중요성이 증대되고 있다(통계청, 2016).

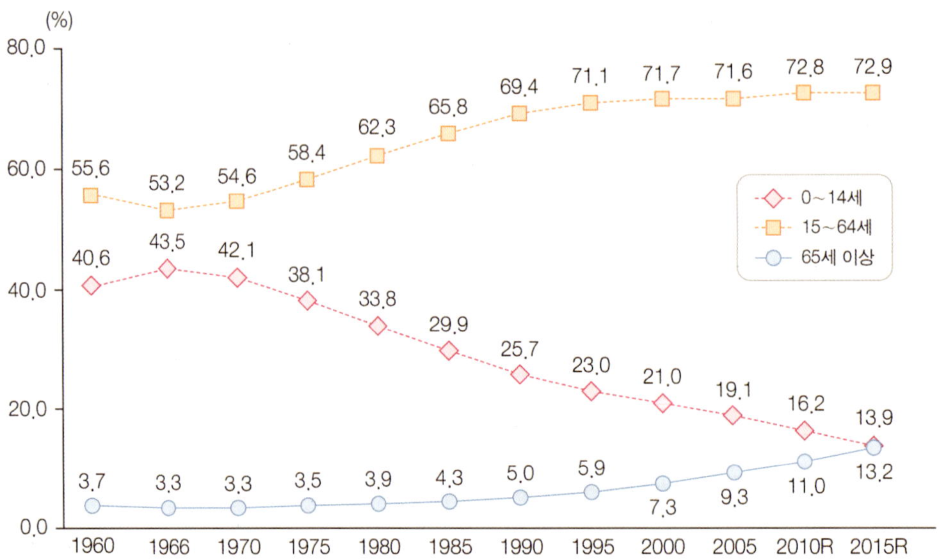

출처 : 통계청, 고령자통계, 2016.

[그림 1-1] 연령대별 인구 구성비

② 기대수명의 증가

기대수명은 한 국가의 0세 출생아가 향후 평균 생존연수를 보여주는 지표이다. 1970년 우리나라 기대수명은 남자 58.7세, 여자 65.8세이었으나 2016년 장래인구추계에 의하면 2015년 중위가정 남자의 기대수명은 79.0세, 여자는 85.2세이었다. 이러한 추이는 2065년 기대수명은 남자 88.4세, 여자 91.6세로 전망되어 기대수명이 상당히 증가하고 있음을 보여주고 있다. 더불어 2065년 고위가정의 남자의 기대수명은 89.2세, 여자는 92.6세, 저위가정의 남자 기대수명은 87.2세, 여자는 90.5세로 증가될 것으로 전망하고 있다(통계청, 2016).

[표 1-1] 기대수명, 2015~2065년 (단위 : 세)

		2015	2020	2025	2030	2035	2040	2045	2050	2055	2060	2065
중위	남녀전체	82.1	83.2	84.3	85.2	86.1	86.9	87.6	88.3	88.9	89.5	90.0
	남자	79.0	80.3	81.6	82.7	83.7	84.7	85.5	86.3	87.1	87.8	88.4
	여자	85.2	86.2	87.0	87.8	88.5	89.1	89.7	90.2	90.7	91.2	91.6
고위	남녀전체	82.1	83.8	85.0	86.1	87.0	87.8	88.6	89.2	89.9	90.4	90.9
	남자	79.0	80.9	82.3	83.6	84.7	85.6	86.5	87.2	88.0	88.7	89.2
	여자	85.2	86.7	87.7	88.6	89.4	90.0	90.7	91.2	91.7	92.1	92.6
저위	남녀전체	82.1	82.6	83.4	84.2	85.1	85.7	86.5	87.2	87.7	88.3	88.8
	남자	79.0	79.6	80.6	81.7	82.7	83.6	84.4	85.2	85.9	86.6	87.2
	여자	85.2	85.5	86.1	86.8	87.4	87.9	88.5	89.1	89.6	90.0	90.5

출처 : 통계청, 장래인구추계, 2016.

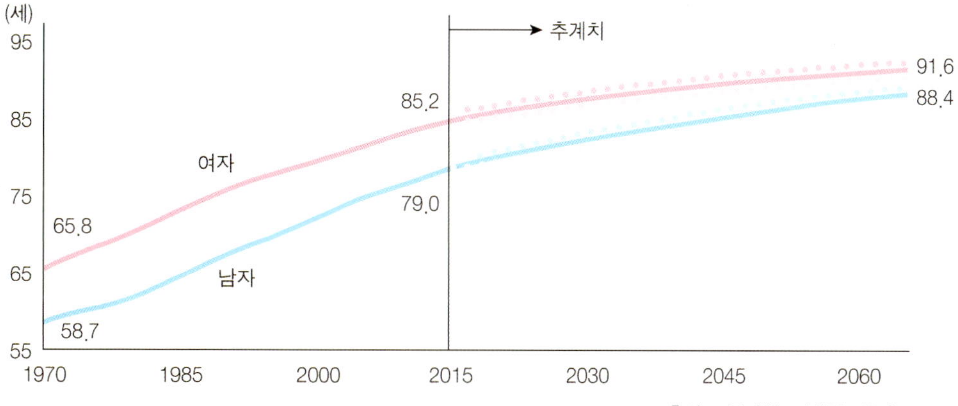

출처 : 통계청, 장래인구추계, 2016.

[그림 1-2] 성별 기대수명, 1970~2065년

③ 노령화지수와 노년부양비증가

노령화지수(index of aging)는 인구구성의 노령화를 나타내는 지표로 유소년 인구 1백 명당 고령인구의 비율이며, 노년부양비(aged dependency ratio)는 노인부양 부담률을 파악하기 위한 지표로 생산 가능한 1백 명당 부양할 인구비율이다. 1975년 노년부양비가 6.0, 노령화지수가 8.9이었으나 점차 증가하여 1995년 노년부양비 8.3, 노령화지수 25.2, 2005년 노년부양비 12.5, 노령화지수 46.8, 40년 후인 2015년에는 노년부양비 17.5, 노령화지수 93.1로 노년부양비는 3배, 노령화지수는 10배 이상으로 증가된 상태이다. 2016년 장래인구추계에 의하면 노년부양비는 노령인구의 증가로 인해 2036년 50명을 넘고 2065년 88.6명 수준으로 2015년 대비하여 5.1배로 증가할 전망이다. 더불어 노령화지수도 2017년 100명을 넘고 2029년 203명, 2065년 442.3명으로 2015년 대비하여 4배 이상으로 증가할 전망이다(통계청, 2016). 경제협력개발기구(OECD)에 따르면 2014년 한국의 생산인구 5명이 노인 1명, 2036년이면 생산인구 2명이 노인 1명을 부양할 것이며 급속한 고령화로 인해 더 이상 공적연금에 노후를 의지할 수 없을 것으로 예상된다.

[표 1-2] 부양비 및 노령화지수, 1965~2065년 (단위 : 생산가능인구 1백 명당, 유소년인구 1백 명당)

시나리오	구분	1965	1975	1985	1995	2005	2015	2025	2035	2045	2055	2065
중위	총부양비	88.3	72.5	52.5	41.4	39.1	**36.2**	47.1	66.8	84.2	94.2	108.7
	유소년부양비	82.5	66.6	46.0	33.0	26.6	**18.8**	17.8	18.9	18.6	18.2	20.0
	노년부양비	5.8	6.0	6.5	8.3	12.5	**17.5**	29.4	47.9	65.6	76.1	88.6
	노령화지수	7.0	8.9	14.2	25.2	46.8	**93.1**	165.6	253.7	352.7	418.8	442.3
고위	총부양비						**36.2**	48.2	69.7	85.2	92.4	103.8
	유소년부양비						**18.8**	18.8	21.9	21.5	21.2	24.3
	노년부양비						**17.5**	29.4	47.7	63.7	71.2	79.5
	노령화지수						**93.1**	156.2	217.8	296.3	335.6	327.2
저위	총부양비						**36.2**	46.1	63.9	83.0	96.6	115.6
	유소년부양비						**18.8**	16.7	15.9	15.5	15.2	15.9
	노년부양비						**17.5**	29.4	48.0	67.4	81.5	99.7
	노령화지수						**93.1**	175.7	302.2	433.7	537.2	626.7

출처 : 통계청, 장래인구추계, 2016.

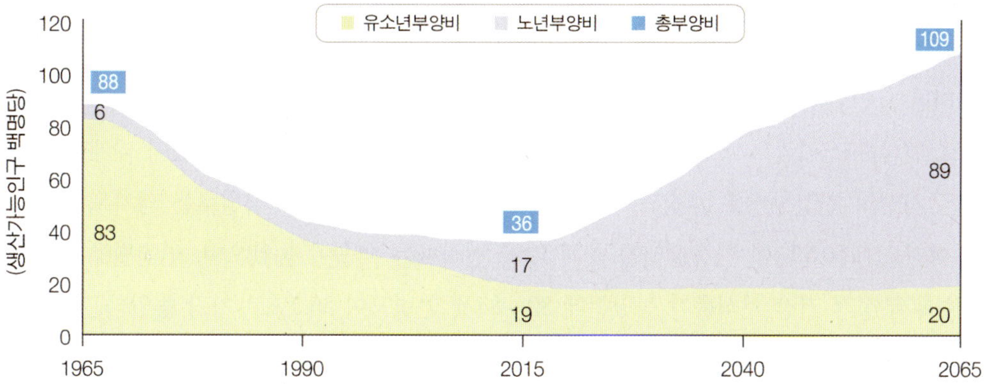

출처 : 통계청, 장래인구추계, 2016.

[그림 1-3] 총부양비, 유소년부양비 및 노년부양비, 1965~2065년(중위)

4 노인의 결혼상태 변화

2016년 통계청 자료에 의하면 우리나라의 총 이혼 건수 중 남자고령자는 5,852건, 여자고령자 2,655건으로 전년도 대비하여 각각 1.0%, 2.4% 감소한 추세이다. 남녀 고령자의 이혼 건수는 2008년까지 지속적으로 증가되었으며 2009년과 2010년 사이에 약간 감소하는 듯하였으나 2014년까지 증가추세를 보인 후 2015년 다시 감소하는 현상을 보이고 있다.

반면에 2015년 65세 이상 고령인구의 재혼 건수는 남자 2,672건, 여자 1,069건으로 전년 대비하여 각각 8.3%, 18.5% 증가하였다. 전체 재혼 건수가 감소하였지만 고령자의 재혼 건수는 남녀 모두 증가하였고 사별보다 재혼 건수가 지속적으로 증가한 것으로 나타났다.

III 노인의 건강과 의학적 특성

노인은 노화로 인한 신체·생리적 기능저하로 인해 다른 연령층에 비해 질환에 노출될 가능성이 높으며 퇴직으로 인한 사회적 역할 상실과 경제적 빈곤, 사회적 활동의 감소로 인한 심리적 고독이 수반될 수 있다. 일반적으로 노인은 2가지 이상의 만성질환을 가지고 있어 유병구조와 건강에 영향을 미치는 요인도 다양하다는 점을 인지할 필요가 있다.

❶ 주관적 건강상태

2014년 노인실태조사에 의하면 우리나라 65세 이상 노인 32%가 자신의 건강상태가 건강한 상태로 인식하고 있었으며 반면에 43%가 건강하지 못한 것으로 인식하고 있어 대체적으로 노인들은 자신의 건강상태를 부정적으로 평가하는 것으로 나타났다. 성별로는 남자노인(34.1%)보다 여자노인(50.5%)이 건강상태를 좋지 않게 인식하는 비율이 높았으며, 연령별로는 연령이 많을수록 부정적 건강 인식률이 높았는데 80~84세 연령군이 56.2%로 가장 높았다. 노인의 건강에 대한 부정적인 인식은 노인 삶의 질을 저하시키고 가족에게는 경제적 부담을 증가시키며 사회적으로 의료비용을 증가시킬 수 있다.

노화로 인한 건강의 변화를 피할 수는 없지만 건강한 노화를 위하여 규칙적으로 운동을 하는 노인이 58.1%이었으며 이들 중 권장수준(1주일에 150분 이상)에 맞게 운동을 하는 경우가 43.9%로 나타나 건강관리에 대한 노인의 관심이 증가하고 있는 추세를 확인할 수 있다(한국보건사회연구원, 2014).

❷ 만성질환의 증가와 주요 사망원인

2014년도 노인실태조사에 의하면 우리나라 노인 89.2%가 만성질환을 가지고 있으며, 만성질환을 2개 이상을 가지고 있는 복합이환자가 69.7%, 3개 이상이 46.2%로 전체 노인의 만성질환의 수는 평균 2.6개로 나타났다. 성별로 보면 여자노인의 만성질환 유병률(92.4%)이 남자노인 유병률(84.7%)보다 높았으며, 연령이 많을수록 만성질환 유병률도 높아 80~84세 연령군이 94.1%로 가장 높은 반면 65~69세 연령군이 84.0%로 가장 낮은 유병률을 보였다(한국보건사회연구원, 2014).

특히 노인이 3개월 이상 지속적으로 앓고 진단을 받은 만성질환 중 고혈압의 유병률이 56.7%로 가장 높았고 골관절염과 류머티스성 관절염(33.4%), 당뇨병(22.6%), 요통 및 좌골신경통(21.1%), 고지혈증(19.6%), 골다공증(14.0%) 등의 순으로 나타났다. 고혈압인 경우 남녀 모두 가장 높은 유병률을 보였으나 여자노인이 60.2%로 남자노인의 51.9%보다 더 높게 나타났다(한국보건사회연구원, 2014).

2015년 고령인구의 가장 큰 사망원인 1위는 암으로 나타났으며 그 다음이 심장질환, 뇌혈관질환, 폐렴 순이다. 2014년과 비교하면 5위 이내의 사망원인 순서는 동일하나 심장질환과 폐렴의 10만 명당 사망률은 더 높게 조사되었다. 암종류별 사망률을 보면 폐암이 인구 10만 명당

[표 1-3] 노인(65세 이상)의 일반특성별 만성질환 유병률 (단위 : %, 명, 개)

특성		본인 인지 만성질환				의사진단 만성질환					계(명)
		없음	1개	2개	3개 이상	없음	1개	2개	3개 이상	평균(개)	
전체[1]		9.6	18.2	22.8	49.4	10.8	19.5	23.5	46.2	2.6	100.0(10,279)
지역	동부	10.0	17.8	22.5	49.7	11.2	19.1	23.2	46.4	2.6	100.0(7,870)
	읍면부	8.2	19.5	23.8	48.5	9.6	20.5	24.3	45.5	2.5	100.0(2,409)
성	남자	13.7	22.9	24.8	38.6	15.3	24.0	24.8	35.9	2.1	100.0(4,291)
	여자	6.6	14.8	21.4	57.2	7.6	16.2	22.6	53.6	2.9	100.0(5,989)
연령	65~69세	14.5	21.9	22.7	40.9	16.0	23.1	22.7	38.2	2.2	100.0(3,303)
	70~74세	8.8	17.1	22.9	51.3	10.1	17.9	24.1	47.8	2.7	100.0(2,809)
	75~79세	6.5	15.0	21.9	56.6	7.5	16.8	22.5	53.2	2.8	100.0(2,120)
	80~84세	4.8	16.4	23.1	55.6	5.8	17.6	24.3	52.2	2.9	100.0(1,284)
	85세 이상	7.7	18.2	24.7	49.3	8.9	20.0	25.9	45.2	2.5	100.0(764)

주 1) 본인응답자 10,279명을 대상으로 함.

출처 : 한국보건사회연구원, 노인실태조사, 2014.

[표 1-4] 노인(65세 이상)의 성별 만성질환 종류별 의사진단 유병률 및 치료율 (단위 : %, 명, 개)

특성	전체		남자		여자		2011년도 유병률
	유병률[1]	치료율[2]	유병률	치료율	유병률	치료율	
고혈압	56.7	98.6	51.9	98.1	60.2	98.9	54.8
뇌졸중(중풍, 뇌경색)	6.9	95.6	8.0	93.6	6.0	97.5	7.3
고지혈증	19.6	96.1	14.6	96.2	23.2	96.0	13.9
협심증, 심근경색증	6.8	97.4	6.8	98.3	6.9	96.8	11.4
기타 심장질환	6.4	96.4	5.8	97.6	6.9	95.6	0.0
당뇨병	22.6	97.5	22.2	98.2	22.8	97.1	20.5
갑상선 질환	3.3	83.3	0.9	89.7	5.0	82.5	2.5
골관절염 또는 류머티스성 관절염	33.4	84.2	17.9	83.7	44.5	84.3	40.4
골다공증	14.0	80.9	2.7	76.3	22.1	81.3	17.4
요통, 좌골신경통	21.1	82.1	12.6	78.3	27.2	83.3	19.9
만성기관지염, 폐기종(COPD)	1.7	85.6	2.5	83.2	1.1	89.6	2.1

(계속)

특성	전체		남자		여자		2011년도 유병률
	유병률[1)]	치료율[2)]	유병률	치료율	유병률	치료율	
천식	3.0	85.6	2.8	86.8	3.1	84.9	4.5
폐결핵, 결핵	0.3	90.0	0.4	89.5	0.2	90.9	0.5
백내장	8.7	69.3	6.8	70.8	10.0	68.6	10.9
녹내장	1.8	89.9	1.6	85.3	2.0	92.6	1.6
만성중이염	0.8	67.1	0.5	60.9	0.9	69.6	0.8
암(악성신생물)	4.3	91.6	5.5	95.3	3.5	87.5	3.5
위·십이지장궤양	6.4	91.5	5.4	90.5	7.2	92.1	11.1[3)]
간염	0.8	73.8	0.9	69.2	0.8	77.8	0.7
간경변	0.5	92.9	0.7	90.0	0.4	96.2	0.3
만성신부전증	1.2	98.3	1.2	100.0	1.2	97.1	1.2
전립선비대증	8.2	92.9	19.7	92.9	0.0	0.0	0.0
요실금	2.2	58.4	0.1	100.0	3.7	57.8	5.1
성병(매독 등)	0.0	100.0	0.0	0.0	0.0	100.0	0.0
빈혈	2.9	73.2	1.4	80.6	3.9	71.2	3.4
피부병	2.5	84.0	3.1	83.7	2.0	84.4	2.8
우울증	2.8	84.9	1.4	84.5	3.8	85.0	3.8
치매	2.1	95.3	1.6	97.1	2.4	94.4	0.0
골절, 탈골 및 사고 후유증	2.4	74.2	1.9	72.8	2.7	74.8	4.2

주 1) 의사진단을 받은 만성질환 유병률이고, 본인응답자 10,279명을 대상으로 함.
2) 치료율은 각 만성질환별 의사진단을 받은 질환이 있다고 한 응답자를 대상으로 분석함. 의사진단 유병률이 낮은 경우 그 해석에 주의를 요함.
3) 2011년도 경우 본인 인지 만성질환 유병률이고, 위·십이지장궤양은 위염이 포함된 비율임.

출처 : 한국보건사회연구원, 노인실태조사, 2014.

206.7명으로 가장 높았으며 다음이 간암(99.1명), 대장암(92.8명) 등 순으로 나타났다. 성별에 따라 남녀 모두 폐암 사망률이 높았지만 두 번째 사망률은 남자는 간암, 여자는 대장암 순이었다. 위암으로 인한 사망률은 2000년 194.1명에서 2005년 160.2명, 2010년 121.5명, 2015년 86.8명으로 급격한 감소 추세를 보이고 있다(통계청, 2016).

[표 1-5] 사망원인 및 사망률(65세 이상)

(단위 : 인구 10만 명당)

		1위	2위	3위	4위	5위
2000		악성신생물(암) (929.7)	뇌혈관 질환 (785.3)	심장 질환 (358.9)	당뇨병 (218.4)	만성 하기도 질환 (209.1)
2010		악성신생물(암) (882.4)	뇌혈관 질환 (409.4)	심장 질환 (344.0)	당뇨병 (153.1)	폐렴 (127.6)
2011		악성신생물(암) (847.8)	뇌혈관질환 (381.1)	심장 질환 (361.2)	폐렴 (155.4)	당뇨병 (143.2)
2012		악성신생물(암) (852.9)	뇌혈관질환 (372.9)	심장 질환 (367.1)	폐렴 (166.4)	당뇨병 (163.0)
2013		악성신생물(암) (836.6)	뇌혈관질환 (353.0)	심장 질환 (335.6)	폐렴 (166.6)	당뇨병 (148.5)
2014		악성신생물(암) (827.4)	심장 질환 (339.0)	뇌질환 질환 (323.6)	폐렴 (177.5)	당뇨병 (136.1)
2015		악성신생물(암) (803.0)	심장 질환 (351.0)	뇌혈관 질환 (311.1)	폐렴 (209.1)	당뇨병 (133.2)
성별	남자	악성신생물(암) (1,175.8)	심장 질환 (352.7)	뇌혈관 질환 (326.4)	폐렴 (247.8)	만성 하기도 질환 (160.0)
	여자	악성신생물(암) (533.9)	심장 질환 (349.8)	뇌혈관 질환 (300.0)	폐렴 (181.2)	당뇨병 (127.9)
연령별	10대	고의적 자해 (4.2)	운수 사고 (3.3)	악성신생물(암) (2.4)	심장 질환 (0.5)	불의의 익사 및 익수 (0.4)
	20대	고의적 자해(자살) (16.4)	운수 사고 (6.4)	악성신생물(암) (4.9)	심장 질환 (1.4)	뇌혈관 질환 (0.8)
	30대	고의적 자해(자살) (25.1)	악성신생물(암) (15.1)	운수 사고 (5.4)	심장 질환 (4.3)	간 질환 (2.8)
	40대	악성신생물(암) (47.0)	고의적 자해(자살) (29.9)	간 질환 (13.7)	심장 질환 (12.5)	뇌혈관 질환 (9.9)
	50대	악성신생물(암) (137.0)	고의적 자해(자살) (34.3)	심장 질환 (27.5)	간 질환 (26.3)	뇌혈관 질환 (22.0)

자료 : 통계청 「사망원인통계」 각년도

주 : '만성 하기도 질환'은 기관지염, 천식, 폐기종 등 만성적으로 호흡에 장애를 주는 폐질환의 총칭

출처 : 통계청, 고령자통계, 2016.

③ 노인의료비 증가

노인의 만성질환의 유병률 증가는 장기간의 의료서비스를 필요로 하며 이에 따라 노인 의료비의 지속적인 증가도 동반된다. 2015년 건강보험상 65세 이상 고령인구의 진료비는 21조 3,615억원으로 진체 진료비의 36.8%를 차지하였다. 2015년 고령인구 1인당 진료비는 343만원으로 전년도와 비교하면 6.5% 증가되었으며 전체 1인당 진료비 115만원보다 3배 정도 많은 것으로 조사되었다. 노인 인구의 고령화 현상은 만성질환의 의료서비스를 증가시키며 이로 인한 고령인구의 진료비 증가율을 높이고 국민의료비 총액을 증가시키는 현상을 초래할 것이라 예상할 수 있다(통계청, 2016).

[표 1-6] 건강보험 진료비[1] 현황

	전체 (억원)	1인당 진료비 (천원)	증감률 (%)	65세 이상 (억원)	증감률 (%)	구성비 (%)	증감차 (%)	고령자 1인당 진료비[2] (천원)	증감률 (%)
2005	247,968	523	10.9	60,556	18.5	24.4	1.5	1,545	13.4
2006	285,580	602	15.1	73,931	22.1	25.9	1.5	1,815	17.5
2007	322,590	675	12.0	90,813	22.8	28.2	2.3	2,070	14.0
2008	350,366	728	7.8	104,904	15.5	29.9	1.7	2,281	10.2
2009	394,296	811	11.5	120,391	14.8	30.5	0.6	2,494	9.3
2010	436,570	893	10.1	137,847	14.5	31.6	1.1	2,769	11.0
2011	460,760	935	4.7	148,384	7.6	32.2	0.6	2,862	3.4
2012	482,349	971	3.9	160,382	8.1	33.3	1.1	2,933	2.5
2013	507,426	1,015	4.5	175,283	9.3	34.5	1.2	3,054	4.1
2014	545,275	1,084	6.8	193,551	10.4	35.5	1.0	3,223	5.5
2015	580,170	1,149	6.0	213,615	10.4	36.8	1.3	3,433	6.5

자료 : 건강보험심사평가원, 「2005~2007년 건강보험통계지표」, 「2008~2015년 진료비통계지표」
주 1) 진료비는 심사실적 기준의 건강보험 요양급여 비용임
2) 고령자 1인당 진료비=65세 이상 진료비/65세 이상 건강보험가입자 수

출처 : 통계청. 고령자통계. 2016.

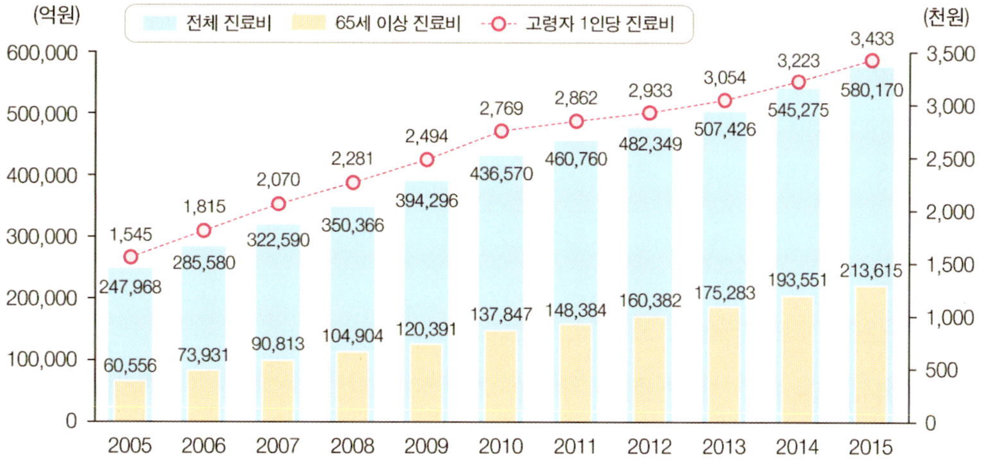

출처 : 통계청, 고령자통계, 2016.

[그림 1-4] 건강보험 진료비

IV 노인간호의 발전과 역할

1 노인간호의 역사

노인 간호학은 플로렌스 나이팅게일이 아픈 여성을 돌보면서 시작되었으며, 1864년 나이팅게일의 제자인 영국의 Agnes Jones가 빈민 노인을 대상으로 간호를 하면서 향상되었다. 미국의 경우 1906년 Lavina Dock과 간호 지도자들이 미국간호학회지(American Journal of Nursing, AJN)에 빈민구호소에 있는 만성질환 노인에 대한 간호의 필요성을 강조하였다. 1925년 미국간호사협회(American Nurses Association, ANA)는 노인에 대한 간호 관리의 전문성 발전 계획을 공포하였으며, 미국연방정부는 1935년 노인보험과 보험의 혜택을 받지 못하는 노인을 위한 공공지원을 제공하였다. 노인 간호에 대한 첫 번째 교재는 Newton과 Anderson에 의해 1950년에 출판되어 노인 간호가 발전하는 계기가 되었다. 1968년 ANA에 의해 첫 번째 노인 간호 표준이 발간되었고 노인 간호 자격이 부여되었다. 1984년 Council on Gerontological Nursing이 구성되어 노인전문간호사와 노인 임상 전문간호사가 생기는 계기가 되었다.

우리나라의 경우 1973년 의료법에 의해 보건, 마취, 정신간호 분야에 간호사 조항이 신설되었고, 1990년 가정간호사가 추가되었으며, 2000년 의료법 개정과 함께 명칭이 전문간호사로 변경되었다. 전문간호사는 2003년 감염관리, 노인, 산업, 응급, 중환자, 호스피스 등 6개 분야와 2006년 아동, 임상, 종양 분야가 추가되어 총 13개 영역으로 확대되었다. 2002년 의료법 개정(의료법 제56조, 의료법 시행규칙 제54조)으로 전문간호사 분야가 확대되어 대학원 과정이 있는 간호학과, 간호대학, 간호학 전공이 있는 특수 대학원 또는 전문 대학원에 노인전문간호사 과정을 개설할 수 있다.

2 노인간호 실무영역

1) 노인전문간호사

노인전문간호사는 노인전문병원, 의료복지기관, 요양원 등에서 노인의 건강관리와 병세호전을 위해 간호계획을 수립하고 각종 프로그램을 진행하며 노인을 간호한다. 노인의 건강관리 및 병세호전을 위한 각종 재활치료 및 치료 프로그램 진행을 도와주며 노인의 응급처치 및 건강관리, 질병예방 등을 담당한다. 노인전문간호사 교육과정은 보건복지부 장관이 지정하는 전문간호사 교육기관이 실시하며, 교육기간은 2년 이상으로 한다. 교육과정을 신청할 수 있는 요건은 최근 10년 이내 해당분야의 기관에서 3년 이상 간호사로서 실무경력이 있어야 한다. 또한 보건복지부 장관이 실시하는 전문간호사 자격시험에 합격하여야 자격인정을 받을 수 있다.

2) 장기요양요원

2007년 보건복지부가 공포한 노인장기요양보험법 제1장 제2조에 의하면 장기요양요원은 장기요양기관에 소속되어 있으며, 노인 등의 신체활동 또는 가사활동 지원 등의 서비스를 제공한다. 장기요양요원은 「의료법」 제2조에 따른 간호사로서 2년 이상의 간호업무경력이 있는 자, 「의료법」 제80조에 따른 간호조무사로서 3년 이상의 간호보조업무경력이 있고, 보건복지부장관이 지정한 교육기관에서 소정의 교육을 이수한 자, 「노인복지법」 제39조의2에 따른 요양보호사가 포함된다. 장기요양요원으로서의 간호사는 수급자의 가정 등을 방문하여 간호, 진료보조, 요양에 관한 상담 또는 구강위생 등을 제공한다.

3) 치매전문 간호인력

대한간호협회는 2010년부터 보건복지부의 '치매전문교육사업 수행기관'으로 선정되어 치매전문교육을 운영해 오고 있다. 교육은 노인요양병원 및 노인복지시설에서 근무하는 간호사, 방문간호사, 치매교육에 관심이 있는 간호사를 대상으로 실시되고 있다. 교육은 치매의 종류와 원인, 병태생리, 치매간호사의 역할, 치매관련 국가정책과 전망, 치매대상자 간호사례, 치매대상자 신체기능관리, 문제행동심리증상 이해와 관리, 치매대상자 간호(개인위생, 영양관리, 저작, 연하곤란), 치매 약물요법과 치매 비약물요법, 치매대상자 가족교육 및 상담, 지역사회 자원활용 및 연계서비스 제공 등으로 진행된다. 실습은 노인요양원과 지역치매지원센터, 재가장기요양기관 등에서 진행된다.

GERONTOLOGICAL NURSING

02

CHAPTER

노인간호 서비스체계

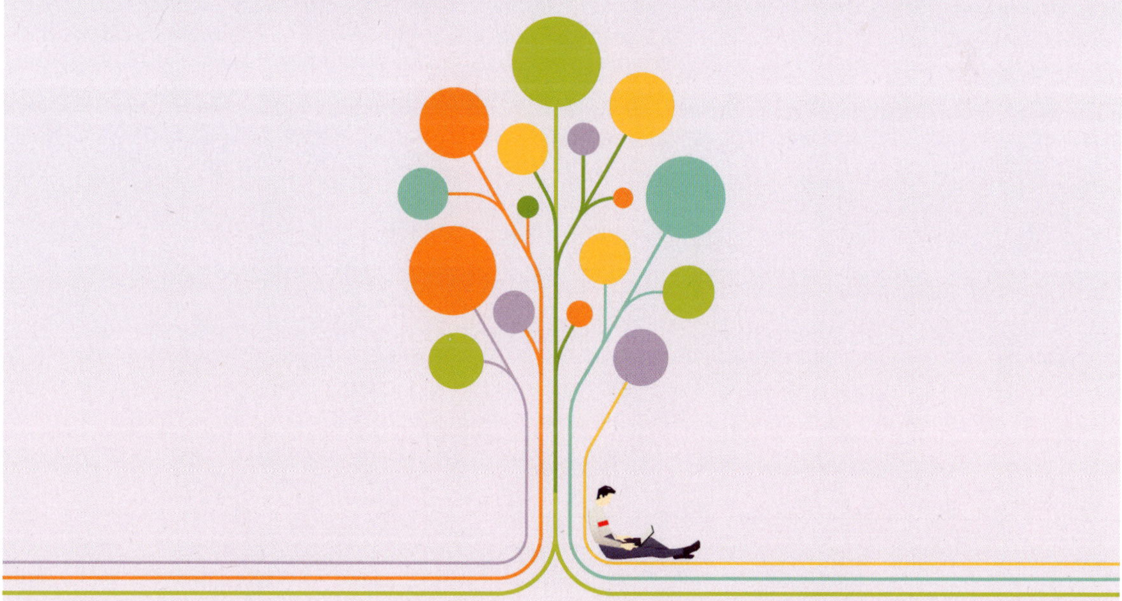

GERONTOLOGICAL NURSING

GERONTOLOGICAL NURSING

CHAPTER 02

노인간호 서비스체계

학습목표

1. 노인간호 서비스체계의 관련법을 설명한다.
2. 노인장기요양보험제도를 파악한다.
3. 노인간호 서비스의 전달체계를 파악한다.

노인 인구의 증가는 노인건강관리 뿐만 아니라 노인복지에 대한 관심과 이해를 요구한다. 국가는 보건복지에 대한 노인의 요구에 다양한 정책을 마련하여 노인의 삶의 질을 향상시켜 성공적인 노년기를 보내도록 한다.

노인보건사업은 지역보건의료기관인 보건지소, 보건소, 보건진료소 등에서 실시되며 노인질환을 사전에 예방하거나 조기 발견하여 그 질환상태에 따른 치료와 요양으로 심신의 건강을 유지하기 위한 건강증진과 질병관리 등 의료서비스를 제공하고 있다. 노인복지는 노인들의 존엄성을 유지하고 노후의 안정된 생활을 위하여 필요한 대책을 마련하여 노인의 보건복지증진에 기여한다. 노인간호 서비스체계는 「노인복지법」, 「노인장기요양보험법」, 「저출산·고령사회기본법」, 「국민연금법」, 「국민기초생활보장법」에 법적근거를 둔다.

I 노인간호 서비스체계 관련법

본 장에서는 노인복지법, 노인장기요양보험법, 저출산·고령사회기본법을 살펴보고자 한다.

❶ 노인복지법

노인복지법은 1981년 6월 5일 법률 제3,453호로 확정 및 공포되었고, 동법 시행령은 1982년 2월 17일 대통령령 제10,731호로, 동법 시행규칙은 동년 9월 20일에 보건사회부령 제714호로 공포되어 노인복지법이 완싱되있다. 그 후 번화하는 시대석 상황에 대응하기 위해서 1989년부터 2008년까지 수차례에 걸쳐서 개정되었다. 노인복지법 기본이념을 바탕으로 우리나라 노인복지제도는 노인문제의 영역에 따라 소득보장, 의료보장 등으로 구성되어 있다. 즉, 노인의 경제적 빈곤문제를 해결하고 예방하기 위한 소득보장제도, 노인의 질병과 건강보호 문제를 해결하고 예방하기 위한 대책이 의료보장제도가 있다.

노인복지법의 목적은 노인의 질환을 사전 예방 또는 조기 발견하고 질환상태에 따른 적절한 치료 및 요양으로 심신의 건강을 유지하고, 노후의 생활안정을 위하여 필요한 조치를 강구함으로써 노인의 보건복지 증진에 기여하기 위함이다. 노인복지법에는 "국가 및 지방자치단체는 노인의 보건 및 복지 증진의 책임이 있으며, 이를 위한 시책을 강구하여 추진하여야 한다."(제4조 제1항)로 규정하여 노인복지의 주체를 국가의 책임으로 명시하고 있다. 그와 동시에 "노인의 일상생활에 관련되는 사업을 경영하는 자는 그 사업을 경영함에 있어 노인의 보건복지가 증진되도록 노력하여야 한다."(제4조 제3항)라고 하여, 노인복지사업자에게 노인복지증진을 위한 노력의무를 부과함으로써 노인복지 증진을 도모하고 있다.

❷ 노인장기요양보험법

노인장기요양보험법은 2007년 법률 제8,403호로 공포되었으며, 목적은 고령이나 노인성 질병 등의 사유로 일상생활을 혼자서 수행하기 어려운 노인들에게 제공하는 신체활동 또는 가사활동지원 등의 장기요양급여에 관한 사항을 규정하여 노후의 건강증진 및 생활안정을 도모하고 그 가족의 부담을 덜어줌으로써 국민의 삶의 질을 향상하도록 하는 것이다(제1장 제1조). 국가 및 지방자치단체는 노인성질환 예방사업을 실시하여야 하며 국가는 노인성질환 예방사업을 실시하는 지방자치단체 또는 국민건강보험공단에서 소요되는 비용을 지원할 수 있다. 또한 국가 및 지방자치단체는 장기요양기관을 확충하고 장기요양기관의 설립을 지원하고 장기요양급여가 원활히 제공될 수 있도록 공단에 필요한 행정적 또는 재정적 지원을 할 수 있다(제1장 제4조). 더불어 장기요양요원의 처우를 개선하고 복지를 증진하며 지위를 향상시키기 위하여 적극적으로 노력하여야한다는 조항이 신설되었다(제1장 제4조, 2016.5.29 신설). 제3장에는 장기요양인정의 신청자격, 등급판정 등이 있으며, 장기요양급여의 종류(제4장), 장기요양급여의 제공(제5장), 장기요양기관(제6장), 재가 및 시설급여비용 등(제7장)을 포함하고 있다.

❸ 저출산·고령사회기본법

저출산·고령사회기본법은 2005년 제7,496호로 공포되었으며 목적은 저출산 및 인구고령화에 따른 변화에 대응하는 정책의 기본방향 수립과 추진체계 사항을 규정하여 국가경쟁력을 높이고 국민의 삶의 질 향상과 국가의 지속적인 발전에 이바지하고자 함이다(제1장 제1조). 제2장 저출산·고령사회정책의 기본방향에는 고령사회정책(제2절)이 포함되어 있으며 이 중 노인의 고용과 소득보장(제11조), 건강증진과 의료제공(제12조), 생활환경과 안전보장(제13조), 취약계층노인 등(제16조)에 관한 법률 등이 명시되어 있다.

II 노인장기요양보험제도

노인들의 고령화와 더불어 만성질환에 대한 수발서비스에 대한 요구도가 증가하고 있다. 동시에 저출산, 핵가족화, 여성의 사회진출, 노인부양에 따른 경제적 부담 등이 노인부양의 한계로 나타나면서 사회문제로 대두되고 있다. 이러한 현실에 직면한 문제들에 대한 정부의 개입으로 2003년 공적노인요양보장추진기획단을 설치한 뒤 다수의 공청회와 시범사업을 통해 각계의 의견을 수렴하여 2007년 노인장기요양보험법이 제정되었다.

❶ 노인장기요양보험제도의 목적

노인장기요양보험제도는 고령이나 노인성 질병 등의 사유로 일상생활을 혼자서 수행하기 어려운 노인 등에게 신체활동 또는 가사활동 지원 등의 장기요양급여를 제공하여 노후의 건강증진 및 생활안정을 도모하고 나아가 그 가족의 부담을 덜어줌으로써 국민의 삶의 질을 향상하고자 하는 사회보험제도이다.

② 노인장기요양보험제도의 적용

노인장기요양의 주요내용은 신청대상과 급여대상, 등급판정기준, 장기요양인정 및 서비스 이용절차, 급여내용, 재원조달방식, 관리운영체계 등이 포함된다.

[표 2-1] 노인장기요양보험제도의 주요내용

분 류	내 용
신청대상	• 소득수준과 상관없이 노인장기요양보험 가입자(국민건강보험 가입자와 동일)와 그 피부양자 • 의료급여수급권자로서 65세 이상 노인과 65세 미만의 노인성 질병이 있는 자
급여대상	• 65세 이상 노인 또는 치매, 중풍, 파킨슨병 등 노인성 질병을 앓고 있는 65세 미만인 자 중 6개월 이상의 기간 동안 일상생활을 수행하기 어려워 장기요양 서비스가 필요하다고 인정되는 자 ※ 장기요양등급 : 1등급, 2등급, 3등급, 4등급, 5등급
등급판정 기준	• 1등급 : 일상생활에서 전적으로 다른 사람의 도움이 필요한 자 (장기요양인정점수 95점 이상인 자) • 2등급 : 일상생활에서 상당 부분 다른 사람의 도움이 필요한 자 (장기요양인정점수 75점 이상 95점 미만인 자) • 3등급 : 일상생활에서 부분적으로 다른 사람의 도움이 필요한 자 (장기요양인정점수가 60점 이상 75점 미만인 자) • 4등급 : 일상생활에서 일정부분 다른 사람의 도움이 필요한 자 (장기요양인정점수 51점 이상 60점 미만인 자) • 5등급 : 치매환자(장기요양인정점수 45점 이상 51점 미만인 자)
장기요양 인정 및 서비스 이용절차	• 신청(공단 각 지사별 장기요양센터) → 방문조사(공단직원) → 장기요양 인정 및 등급판정(등급판정위원회) → 장기요양인정서 및 표준장기요양이용계획서 통보(장기요양센터) → 서비스 이용(장기요양기관)
급여내용	• 시설급여 : 요양시설에 장기간 입소하여 신체활동 지원 등 제공 • 재가급여 : 가정을 방문하여 신체활동 및 가사활동 등 지원, 목욕, 간호 등 제공, 주간보호센터 이용, 복지용구 구입 또는 대여 • 특별현금급여 : 장기요양 인프라가 부족한 가정, 천재지변, 신체·정신 또는 성격 등 그 밖의 사유로 장기요양기관이 제공하는 장기요양급여를 이용하기 어렵다고 인정하는 경우 가족요양비 지급
재원조달방식	• 장기요양보험료('16년) : 건강보험료액의 6.55% • 국가지원 : 장기요양보험료율 예상수입액의 20% 부담(국고) 의료급여수급권자의 장기요양급여비용, 의사소견서 발급비용, 방문간호지시서 발급비용 중 공단이 부담하여야할 비용 및 관리운영비의 전액을 국가와 지방자치단체가 분담 • 본인일부부담 시설급여 20%(비급여 : 식재료비, 이미용료 등은 본인부담), 재가급여 15%

출처 : 보건복지부, 노인장기요양보험제도, 2017.

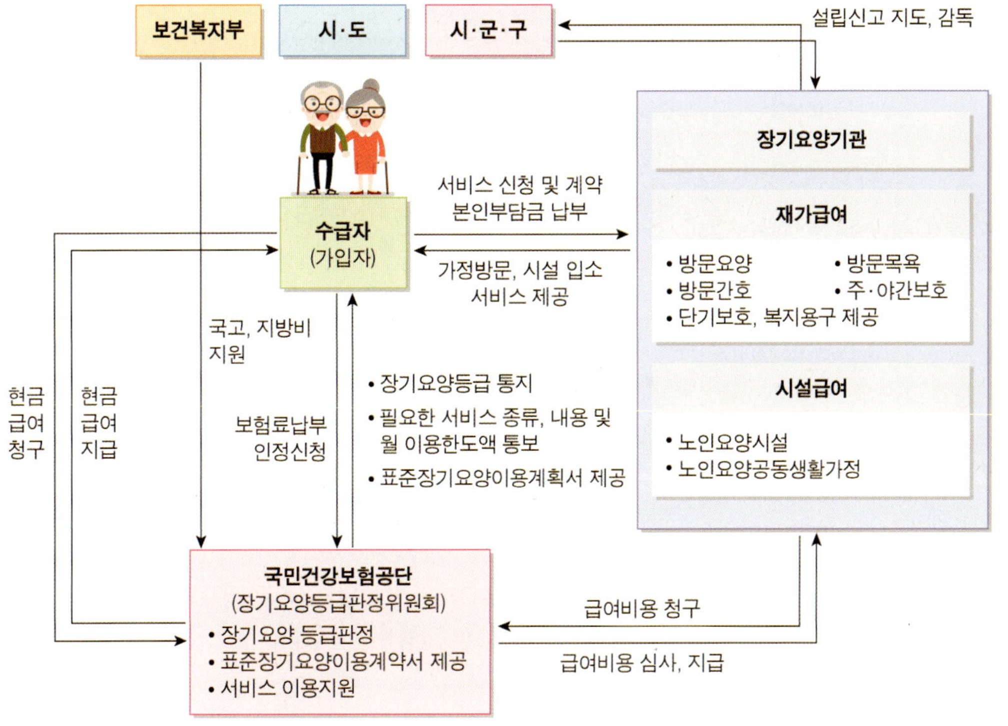

출처 : 보건복지부, 2017.

[그림 2-1] 노인장기요양보험제도 관리운영체계

③ 장기요양기관

노인의 고령화에 의하여 다양한 건강문제가 초래되어 2014년도 노인실태조사에 의하면 노인은 평균 2.6개의 만성질환을 가지고 있는 것으로 나타났다. 만성질환과 기능장애를 갖고 있는 노인들은 지속적인 간호가 요구되며 연령이 증가할수록 독립적인 생활과 자가간호 능력이 저하되어 장기적이고 전문화된 간호서비스를 필요로 한다. 노인시설은 장기간의 입소가 가능하고 일상생활 지원, 건강관리를 통한 신체기능증진, 여가활동 및 일자리 지원 프로그램 등 다양한 서비스를 제공하는 시설이라고 할 수 있다.

「노인복지법」 제31조에 의하면 노인복지시설은 노인주거복지시설, 노인의료복지시설, 노인여가복지시설, 재가노인복지시설, 노인보호전문기관, 노인일자리지원기관(제23조), 학대피해노인 전용쉼터(제39조)가 있다. 노인복지시설의 종류, 시설, 목적, 입소자격은 **[표 2-2]**와 같다.

노인간호의 핵심은 노인의 주거, 의료, 요양, 재활과 예방과 연계되어 지속적으로 이루어진다. 노인의료서비스는 기관이나 시설에서 제공하고 있는 서비스의 효율성을 극대화하면서 연

[표 2-2] 노인시설의 분류(노인복지법 제23조, 제31조, 제39조)

종 류	시설	설치목적
노인주거 복지시설	양로시설	노인을 입소시켜 급식과 그 밖에 일상생활에 필요한 편의를 제공
	노인공동생활가정	노인들에게 가정과 같은 주거여건과 급식, 그 밖에 일상생활에 필요한 편의를 제공
	노인복지주택	노인에게 주거시설을 분양 또는 임대하여 주거의 편의·생활지도·상담 및 안전관리 등 일상생활에 필요한 편의를 제공
	노인의료복지시설	노인요양시설
	노인요양공동생활가정	치매·중풍 등 노인성 질환 등으로 심신에 상당한 장애가 발생하여 도움을 필요로 하는 노인에게 가정과 같은 주거여건과 급식·요양, 그 밖에 일상생활에 필요한 편의를 제공
노인여가 복지시설	노인복지관	노인의 교양·취미생활 및 사회참여활동 등에 대한 각종 정보와 서비스를 제공하고, 건강증진 및 질병예방과 소득보장·재가복지, 그 밖에 노인의 복지증진에 필요한 서비스를 제공
	경로당	지역노인들이 자율적으로 친목도모·취미활동·공동작업장 운영 및 각종 정보교환과 기타 여가활동을 할 수 있도록 하는 장소를 제공
	노인교실	노인들에 대하여 사회활동 참여욕구를 충족시키기 위하여 건전한 취미생활·노인건강유지·소득보장 기타 일상생활과 관련한 학습 프로그램을 제공
재가노인 복지시설	방문요양서비스	가정에서 일상생활을 영위하고 있는 노인으로서 신체적·정신적 장애로 어려움을 겪고 있는 노인에게 필요한 각종 편의를 제공하여 지역사회 안에서 건전하고 안정된 노후를 영위하도록 하는 서비스
	주·야간보호서비스	부득이한 사유로 가족의 보호를 받을 수 없는 심신이 허약한 노인과 장애노인을 주간 또는 야간에 보호시설에 입소시켜 필요한 각종 편의를 제공하여 이들의 생활안정과 심신기능의 유지·향상을 도모하고, 그 가족의 신체적·정신적 부담을 덜어주기 위한 서비스
	단기보호서비스	부득이한 사유로 가족의 보호를 받을 수 없어 일시적으로 보호가 필요한 심신이 허약한 노인과 장애노인을 보호시설에 단기간 입소시켜 보호함으로써 노인 및 노인가정의 복지증진을 도모하기 위한 서비스
	방문목욕서비스	목욕장비를 갖추고 재가노인을 방문하여 목욕을 제공하는 서비스
	재가노인지원서비스	그 밖에 재가노인에게 제공하는 서비스로서 상담·교육 및 각종 서비스
노인보호전문기관		학대받는 노인의 발견·보호·치료 등을 신속히 처리하고 노인 학대를 예방하기 위하여 지역노인보호전문기관을 시·도에 두고 노인학대 신고전화 운영 및 사례접수, 현장조사, 상담, 노인학대 예방교육 등 실시
노인일자리지원기관 (제23조)		지역사회 등에서 노인일자리의 개발·지원, 창업·육성 및 노인에 의한 재화의 생산·판매 등을 직접 담당하는 기관
학대피해노인 전용쉼터 (제39조)		학대피해노인의 보호와 숙식제공 등의 쉼터생활 지원하고 심리적 안정을 위한 전문심리상담 등 치유프로그램 제공하며 신체적, 정신적 치료를 위한 기본적인 의료비 지원, 학대 재발 방지와 원가정 회복을 위하여 노인학대행위자 등에게 전문상담서비스 제공

출처 : 법제처, 노인복지법, 2017.

속성을 위한 체계를 수립할 필요성이 요구된다. 즉 보건의료서비스와 사회복지서비스, 재가서비스와 시설서비스, 방문간호와 가정봉사원 파견 서비스, 급만성의료서비스, 예방 및 재활의 연계를 통해 노인간호의 효율성을 높일 수 있다.

특히 장기요양기관이란 「노인장기요양보험법」 제31조에 따라 지정받은 기관 또는 「노인장기요양보험법」 제32조에 따라 법에 의해 설치 신고된 재가장기요양기관은 별도로 지정신청을 하지 않아도 지정된 재가장기요양기관으로써 장기요양급여를 제공하는 기관을 말한다(노인장기요양보험법 제2조). 장기요양기관은 시설급여장기요양기관과 재가급여장기요양기관으로 분류한다. 시설급여제공기관은 「노인복지법」상 노인요양시설과 노인요양공동생활가정으로 시·군·구청장의 지정을 받은 장기요양기관이다. 재가급여제공기관은 「노인장기요양보험법」에 의한 재가장기요양기관의 시설 및 인력을 갖추어 시·군·구청장의 지정을 받은 장기요양기관이다. 재가서비스는 장기요양급여 중 재가급여에 해당되며 간호사, 요양보호사 등의 장기요양원이 급여 대상의 가정을 방문하여 방문간호, 방문요양, 방문목욕을 제공하며, 주·야간보호, 단기보호 및 신체활동을 지원하고 인지기능 향상을 위한 용구를 제공한다.

2017년 4월 보건복지부에서 발표한 2017 노인보건복지사업안내에 의하면 방문요양서비스의 시설 및 인력기준에서 사회복지사가 2016년 필요 수에서 2017년 수급자 15명당 1명으로 변경되었다. 주·야간보호서비스인 경우 시설 이용정원이 2016년 5명 이상이었으나 2017년 5명 이상이며 치매전담형 주야간 보호제공시설은 25명 이하로 변경되었다. 더불어 요양보호사에 대한 기준도 이용자 7명당 요양보호사 1명(2016년)에서 이용자 7명당 1명 이상이며 치매 전담형인 경우에는 4명당 1명으로 변경되었다.

4 방문간호서비스

2016년 6월 「노인복지법 시행규칙」의 개정으로 재가노인복시설에 방문간호서비스가 신설되었다.

1) 목적

방문간호서비스의 목적은 간호사 등이 의사, 한의사 또는 치과의사의 지시서에 따라 재가노인의 가정 등을 방문하여 간호, 진료의 보조, 요양에 관한 상담 또는 구강위생을 제공한다.

2) 이용대상

이용대상자는 가정 등에서 간호, 진료의 보조, 요양에 관한 상담 또는 구강위생 등이 필요한 자이다.

3) 서비스 내용

간호사정 및 진단 등 기본간호, 욕창치료 및 단순 상처치료 등 간호, 검사관련 사항, 투약관련 지도, 환자·가족 대상 건강관리에 필요한 식이요법 등 교육훈련, 상담 등이다.

4) 시설 및 인력기준

(1) 시설기준 : 시설전용면적 16.5m^2 이상

구 분	사무실	통신설비, 집기 등 사업에 필요한 설비 및 비품	혈압계, 온도계 등 방문간호에 필요한 비품
방문간호	○	○	○

(2) 인력기준

① **시설장**

간호업무경력이 2년 이상인 간호사로서 해당시설에 상근하는 자(보건진료소를 제외한 의료기관이 방문간호를 하는 경우에는 의사, 한의사 또는 치과의사 중에서 해당시설에 상근하는 자)

② **간호사**

「의료법」 제2조에 따른 간호사로서 2년 이상의 간호업무경력이 있는 자

③ **간호조무사**

「의료법」 제80조에 따른 간호조무사로서 3년 이상의 간호보조업무경력이 있고 보건복지부장관이 정하는 교육을 이수한 자

④ **치과위생사**

「의료기사 등에 관한 법률」 제2조에 따른 치과위생사(치과위생 업무를 하는 경우에 한정한다)

시 설 장	간호사 또는 간호조무사	치과위생사
1명	1명 이상	1명 이상 (구강위생을 제공하는 경우로 한정함)

III 노인간호 서비스체계와 관련된 비판적 사고

① 사례

78세 김○○님은 단기 기억력이 저하되고 길을 잃어서 경찰이나 동네 주민들의 도움으로 집으로 돌아온 적이 많다. 최근 가족들은 김○○님이 자주 화를 내며 폭언을 하고 저녁이 되면 밖으로 나가 배회하는 증상을 보여 병원을 방문하였다. 상담과 검사를 받은 결과 김○○님은 알츠하이머병으로 진단받았다. 그러나 동거 가족인 아들 부부는 모두 직장인이고 간호를 할 수 있는 75세 김○○님의 부인도 무릎관절염으로 수술하여 치료를 받고 있는 상태로 남편의 일상생활을 도와줄 수 있는 상황은 아닌 것으로 확인되었다.

② 비판적으로 사고하기

- ✓ 김○○님은 노인장기요양보험의 혜택을 받을 수 있는가?
- ✓ 노인장기요양보험 서비스를 받기 위해 가족들이 가장 우선적으로 해야 할 일은 무엇인가?
- ✓ 김○○님 본인 외에도 75세 부인에게 가능한 지원은 무엇인가?
- ✓ 위의 사례를 통해 관찰된 노인장기요양보험의 기대 효과는 무엇인가?

GERONTOLOGICAL NURSING

2

P·A·R·T

GERONTOLOGICAL NURSING

노인과 건강

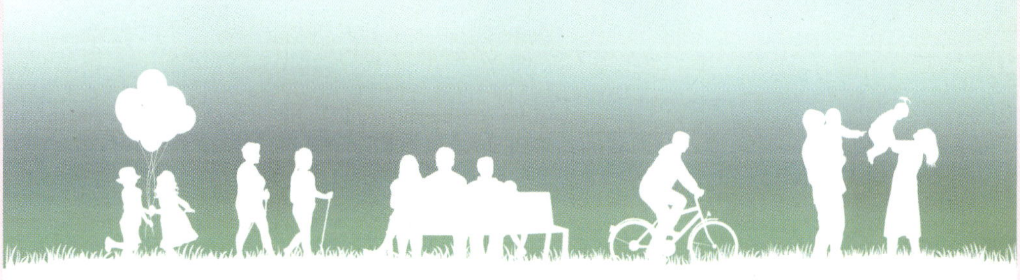

GERONTOLOGICAL NURSING

03

CHAPTER

신체적 변화

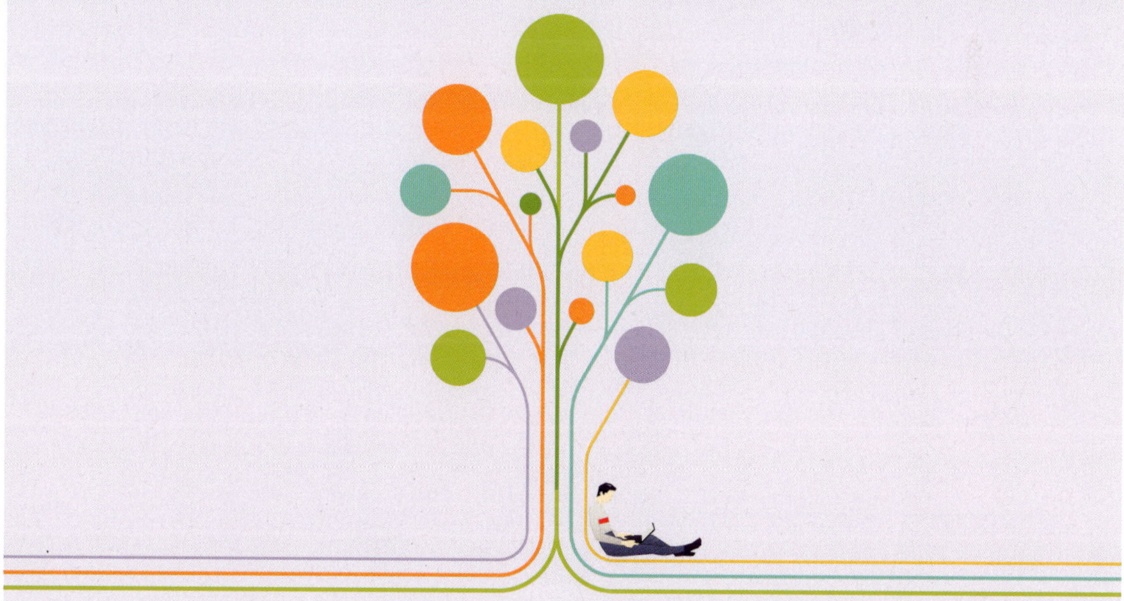

GERONTOLOGICAL NURSING

CHAPTER 03

GERONTOLOGICAL NURSING

신체적 변화

학습목표

1. 노화에 따른 순환기계 변화를 이해하고 건강사정을 수행한다.
2. 노화에 따른 호흡기계 변화를 이해하고 건강사정을 수행한다.
3. 노화에 따른 소화기계 변화를 이해하고 건강사정을 수행한다.
4. 노화에 따른 감각기계 변화를 이해하고 건강사정을 수행한다.
5. 노화에 따른 근골격계 변화를 이해하고 건강사정을 수행한다.
6. 노화에 따른 비뇨기계 변화를 이해하고 건강사정을 수행한다.
7. 노화에 따른 내분비계 변화를 이해하고 건강사정을 수행한다.
8. 노화에 따른 신경계 변화를 이해하고 건강사정을 수행한다.

I 노화로 인한 순환기계 변화와 사정

1 순환기계 변화

연령이 증가함에 따라 최대 산소 소모량이 저하하는 경향이 있는데, 이는 일회 심박출량의 감소와 관련이 있다. 노인은 혈관의 말초저항이 증가하기 때문에 심장의 수축기간은 증가하고 이완기간은 짧아져 심박출량이 25% 정도 감소한다. 노화로 인해 지방성 물질과 섬유소가 증식하여 동맥벽이 비후되면 수축기 혈압이 상승한다. 또한 좌심실 비대, 혈관 내 혈액 흐름의 장애가 발생하여 죽상경화가 형성되고 조직관류가 저하된다. 동맥의 내막은 내피세포의 크기와 모양이 불규칙하게 변화되어 내막 표면이 거칠어진다. 이때 혈액내의 지질이 혈관 내막 밑에 축적되면 혈관내막이 비후되고 경화되며 중막은 평활근층이 두꺼워지고 딱딱해지면서 혈장이 증가하거나 감소함에 따른 혈관의 적응력이 저하된다. 노인은 정맥의 탄력성도 감소되어 정맥이 꼬여지고 혈액 저장능력이 저하된다. 이로 인해 말초 판막기능이 떨어지고 이완기 혈압은 젊은 시절에 비해 동일수준으로 유지되거나 약간 상승한다. 노화에 따른 심장의 변화는 심근층에서 현저한데, 가장 흔한 것은 심근섬유증으로 심근세포 사이 기질에는 교원섬유의 증식이 일어나서 주로 심근층의 모세혈관 주위에 침착된다.

② 순환기계 사정

1) 사정 절차

혈압을 측정한다. 이때 혈압 측정을 통해 기립성 저혈압의 존재 또는 가능성을 찾아냄으로써 낙상의 위험을 사정한다. 혈압은 대상자가 누워 있을 때, 앉아 있을 때 그리고 서 있을 때 측정하고 맥박수도 측정한다. 먼저 대상자를 5분간 눕혀 놓았다가 맥박과 혈압을 측정한다. 대상자를 앉히고 1분이 지난 후 맥박과 혈압을 측정하며, 대상자를 일어서게 하고 1분이 지난 후 맥박과 혈압을 다시 측정한다.

신체활동에 대한 내성을 측정한다. 스트레스 검사의 결과를 검토하거나, 대상자가 앉았다가 일어날 때의 움직임을 시진하거나, 손가락을 빠르게 굽혔다가 펴도록 한다.

경동맥(carotid artery), 상완동맥(brachial artery), 요골동맥(radial artery), 대퇴동맥(femoral artery), 슬와동맥(popliteal artery), 후경골동맥(posterior tibialartery), 족배동맥(dorsalis pedis artery)에서 맥박의 강도와 질을 촉진함으로써 혈류가 충분한지 파악한다.

경동맥(carotid artery), 복부 대동맥(abdominal aorta), 대퇴동맥(femoral artery)을 청진한다.

팔다리의 동맥 및 정맥이 충분히 기능하는지를 사정한다. 다리를 심장보다 높이 올리고 색, 온도, 크기, 피부 상태 등을 시진한다. 대상자가 서 있는 상태에서 정맥을 시진하고 촉진한다. 또한 명치부위(precordium)를 시진하고 촉진한 후 심장음도 청진한다.

2) 정상 소견

몸쪽에 가까운 부위 맥박은 노화로 지지조직이 감소하기 때문에 촉진하기 쉬워진다. 반면에 팔다리쪽의 말초맥박은 촉진이 어렵거나 불가능 할 수 있다. 노인 중 약 12%는 족배동맥(dorsalis pedis artery)이 촉진되지 않으며(Judge, 2007), 비정상적인 소리도 들리지 않는다.

불룩하게 튀어나온 정맥과 거미정맥(spider veins)이 흔하다. 정맥류(varicose vein)는 정맥이 울룩불룩하거나 끈과 같은 형태로 피부 위로 돌출되며 어두운 보라색이나 푸른색을 띤다. 증상으로 다리가 쑤시고 무겁고, 근육이 화끈거리고 찌르는 듯하며, 경련이 발생하며, 정맥 주위가 가렵고, 발목 주위의 피부 궤양이 없으면 정상으로 간주한다(Mayo Clinic, 2011b). 명치부위가 움직이거나 두드러지지 않으며, 떨림(thrill)이나 융기(heaves) 되지 않고, 맥박이 촉진되지 않는다(단, 심장꼭대기(cardiac apex)가 표면에 가까운 경우는 예외).

수축기의 부드러운 잡음은 심장의 바닥 부분에서 가장 잘 들린다. 수축기 잡음의 원인은 동맥과 승모판막의 석회화, 강직(stiffness), 확장 등이다.

3) 비정상 소견

잡음(bruit)은 비정상이다. 대상자는 목동맥 색전, 배나 넙다리의 동맥류(aneurysm)로 인한 뇌혈관장애의 위험이 높으므로 추가로 진료를 받도록 한다. 동맥부전의 징후는 걸을 때의 다리 통증, 화끈거림 또는 근육경련, 다리를 내렸을 때의 거무스름함 또는 반점, 다리를 올렸을 때의 창백해짐, 피부가 서늘하고 얇으며 반짝거림, 발톱이 두꺼워지고 부서짐, 맥박 감소 등이다. 한쪽만 따뜻하거나, 압통 또는 부기가 있으면 혈전성 정맥염일 수 있으며, 심실류(ventricular aneurysm) 중 한쪽이 비대해지면 비대해진 쪽이 불룩하게 융기되는 것이 느껴진다. 떨림은 동맥협착(arteriostenosis), 승모판협착(mitral stenosis), 폐동맥판협착(pulmonary stenosis), 류마티스열(rheumaticfever)로 인한 역류의 징후이다. 대개 비정상 심장음이 심장 기능이 저하되었다는 근거가 있을 때만 질환으로 간주된다. 그러나 비정상 심장음이 새로 발견되었다면 추가 검사가 필요하다. S3과 S4는 울혈성심부전(congestive heart failure), 동맥협착증(coarctation of aorta), 심근병증(myocardiopathy), 심근경색증(myocardial infarction)으로 인한 심장 및 체액의 과부하를 반영할 수 있다. 복부 청진 시 동맥에서 잡음이 들린다면 동맥류이며 파열될 수 있으므로 촉진하지 않는다.

③ 순환기계 건강문제

1) 고혈압

동맥의 내막 및 중막이 두꺼워지고 콜라겐과 같은 기질이 증가하며 세포 내 칼슘 함량이 증가하는 등 연령이 많아짐에 따라 혈관은 자연적으로 저항성이 높아지고 순응도가 떨어지게 된다. 노인이 되면서 대동맥의 순응도가 저하된 상태의 고혈압은 대부분 압력에 의한 것이라기보다는 주로 용적(volume)에 의존되는 특성을 가지며, 수축기의 압력은 상승하면서 이완기의 압력은 정상 이하인 단독 수축기 고혈압이 발생하게 된다. 수축기 고혈압의 발생기전은 혈관의

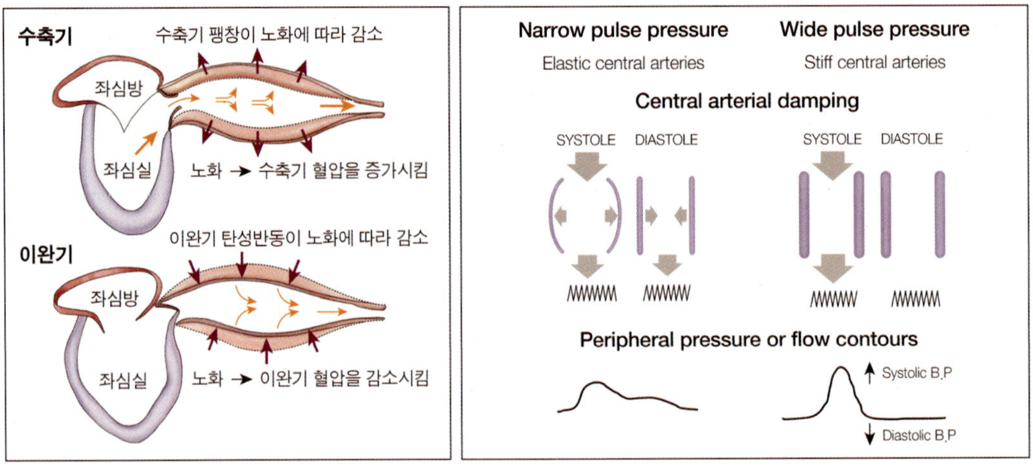

출처 : Norman M Kaplan, Lionel H Opie Lancet 2006; 367: 168-76

[그림 3-1] 노인수축기 고혈압의 발생 기전

노화현상과 밀접한 관계가 있다. 즉, 혈관노화에 의해 혈관의 내경이 증가하고 혈관벽이 두꺼워져 대동맥의 경직도가 증가되어 대동맥의 완충작용이 감소된 결과로 나타난다.

(1) 증상 및 위험인자

일차성 고혈압(본태성 고혈압)은 고혈압 환자의 90%를 차지하며 그 원인은 알 수 없으나 적어도 한 가지 이상의 원인들이 모여서 고혈압이 발생되는 것으로 알려져 있다. 그 중에서 유전적인 요인(가족력)이 가장 중요하며 위험인자를 가진 고위험집단을 선별하는 것이 필요하다.

고혈압의 증상은 기상 시 둔한 두통, 기억장애, 지남력 장애, 혼돈, 코피, 느린 진전 등이다. 증상을 관리하기 위해서 나이, 가족력, 비만정도, 운동부족, 과도한 소금섭취, 흡연, 과도한 알코올 섭취, 스트레스, 저칼륨혈증, 고지혈증, 당뇨병 그리고 수면무호흡증의 여부 등을 관찰하는 것이 필요하다. 또한 이차성 고혈압은 고혈압 환자 10%를 차지하며 만성신부전, 신혈관성과 같은 신장질환, 부신질환, 갑상선 질환과 임신 및 약물에 의해서 유발될 수 있으므로 이에 대한 관리가 요구된다.

(2) 치료

고혈압을 치료하기 위한 약물은 이뇨제, 베타차단제, 칼슘통로 차단제, 엔지오텐신 전환효소 억제제 등이 포함된다. 노인에서는 혈압강하제 단독치료보다는 넓은 범위의 치료를 받을 수도 있으며, 혈압강하제로 인한 이상반응의 위험성을 낮추기 위해서 비약물 방법이 보조적으로 활용될 수 있다.

노인의 고혈압 약물치료를 할 때의 기본 원칙은 다음과 같다.

- 과도한 혈압의 강하가 장기적으로 지속되면 심근허혈을 일으킬 수 있어 오히려 사망률이 증가할 수 있기 때문에 보통 성인 용량의 1/2로 시작하는 것이 좋다.
- 투여 중에 가장 흔히 일어나는 부작용은 기립성 저혈압으로 혈관확장제나 이뇨제의 과도한 작용에 유의해야 한다.
- 노인들은 고혈압 이외의 만성질환을 가지고 있는 경우가 많으므로 투약제의 선택과 투여량을 결정할 때 이를 고려해야 한다.

(3) 간호중재

고혈압 노인은 휴식과 염분섭취 감소, 필요하다면 체중감량을 권고할 수 있다. 간호사는 환자의 요구보다 지나치게 낮은 혈압을 나타내는 어지럼증, 혼돈, 실신, 불안정함, 기면과 같은 증상을 관찰해야 한다.

노인 환자의 고혈압 관리에 대한 주의사항은 다음과 같다.

- 상완동맥이 굳어져 있기 때문에 실제보다 혈압이 높게 측정되어 가성 고혈압으로 진단될 수 있다. 또한 쇄골하동맥에 동맥경화반이 협착을 일으켜 실제 혈압보다 낮게 측정되어 가성 저혈압으로 진단될 수 있으므로 혈압은 양쪽을 모두 측정하여 비교하여야 한다.
- 연령이 낮은 층에 비해 혈압 변화가 심하고 기립성 저혈압이 흔히 나타나므로 하루 중 여러 번 측정해야 하고 식사나 자세에 따른 변화를 확인해야 한다.
- 노인에게 고혈압 약물을 투여할 때에는 다른 질환으로 인해 복용하는 약물과 상호작용을 일으킬 수 있으므로 약제 선택에 신중을 기하도록 한다. 소량으로 시작하고 점진적으로 약의 용량을 늘려 부작용이 나타나는지 조심스럽게 관찰해야 한다.
- 노인의 고혈압은 염분의 저류가 40세 이하의 고혈압의 경우보다 현저하므로 우선 염분섭취를 줄이려는 노력을 해야 한다. 그러나 식사조절로 인한 영양부족 상태에 빠지지 않도록 유의하여 엄격한 염분제한은 피하는 것이 좋으며, 이와 함께 칼륨이 많이 함유된 채소류 등의 섭취를 권한다.
- 노인의 고혈압에서는 비만상태에서 인슐린 저항성과 동반되어 관찰되는 고인슐린혈증, 고

혈당증, 고중성지방혈증, 고콜레스테롤혈증 등이 합병되어 있는 경우가 많으므로 이상 체중의 15내지 20% 내로 체중을 유지한다.

- 60세 이상의 연령에서 음주와 혈압의 상승과는 매우 밀접한 관계가 있다고 알려져 있기 때문에 하루 알코올 소비를 제한해야 한다.
- 적당한 운동과 함께 정신적 스트레스를 줄이려는 노력을 해야 한다.

2) 관상동맥질환

심근에 혈액공급이 부분적으로 혹은 완전히 폐색되는 광범위한 상태를 말하는 것으로 관상동맥내의 동맥경화소견의 정도에 따라 혈관의 협착으로 발생된 협심증과 좁아진 관상동맥에 혈전이 발생되어 혈관이 막히는 심근경색증으로 구분할 수 있다.

(1) 협심증

협심증은 가역적인 심근세포의 손상으로 산소 요구량의 증가와 관상동맥의 산소공급량 사이에 불균형으로 초래한다. 노인의 경우 비전형적인 양상을 보여 발견하기가 어렵다.

① 증상

- 과식 혹은 운동 후에 빈번한 흉골 아래의 막연한 불편감일 수 있다. 통증의 유형, 식사와 통증 시작 간의 관계는 이러한 통증과 불편을 소화불량으로 잘못 진단할 수도 있다.

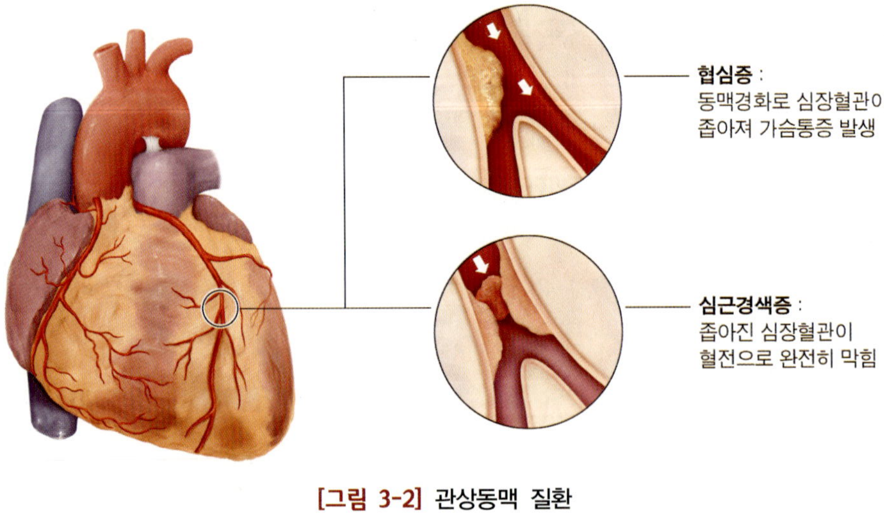

[그림 3-2] 관상동맥 질환

- 질환이 진행될수록 환자의 왼쪽 팔로 방사되는 명치 통증을 경험하고, 다른 징후는 호흡곤란, 소화불량, 피로, 심계항진, 실신, 운동 시 발한, 혼돈이 나타난다.
- 여러 해에 걸친 협심증 증후군의 재발은 심근괴사와 섬유화를 야기하고 결국 심근 섬유화가 확산되어 심근허약과 울혈성 심부전의 잠재적 위험이 증가하게 된다.

② 치료 및 간호중재

- 흉통에 대한 병력 역시 신뢰성이 떨어지는데 이는 흉통을 일으키는 다른 원인도 연령에 따라 증가하며, 고령에 의한 활동의 감소 때문에 통증을 느끼지 못하는 경우가 많기 때문이다. 하지만 흉통의 심장사 등 환자의 예후와 상관성이 있는 인자이고 여전히 협심증 진단에 중요한 단서가 되기 때문에 반드시 문진에 포함시켜야 한다.
- 고령에서는 불안정성 협심증이 발생할 때 이를 유발할 수 있는 이차적인 원인이 많으므로 고혈압, 빈혈, 심장세동 등의 부정맥 및 갑상선기능항진증 등의 유무를 항상 체크하여야 한다.
- 협심증 발생을 예방하고 치료하는데 니트로글리세린(Nitroglycerine)이 효과적이기 때문에 설하로 투여하고 몇 분 동안 침으로 삼키지 않도록 한다. 노인은 압력수용기 민감성과 혈관운동 소실의 결과, 질산염으로 인해 체위성 저혈압이 발생될 수 있다. 이 약물은 혈압을 낮추기 때문에 적은 용량으로 투여를 시작하여야 하며, 실신, 낙상을 예방하기 위해 환자가 약물을 복용한 후에 눕거나 앉을 때 주의를 시켜야 한다.
- 협심증 증후군을 예방하기 위해 간호사는 차가운 바람, 정서적 스트레스, 격렬한 활동, 빈혈, 빈맥, 부정맥, 갑상선기능항진 여부를 확인하고, 위험요인을 피하도록 환자에게 교육해야 한다.
- 심근경색증과 연관된 통증은 협심증의 통증과 유사할 수 있기 때문에 니트로글리세린(nitroglycerine)으로 완화되지 않는 통증은 의료인에게 알리도록 환자를 교육한다.
- 통증완화를 위한 니트로글리세린(nitroglycerine)의 개수, 관리방법, 통증양상 및 정도, 통증을 촉진하는 요인에 관해 기록해두어 위험요인을 감소시키는 교육을 제공해야 한다.

(2) 심근경색증

심근경색증은 좁아져 있던 관상동맥이 혈전에 의해서 완전히 막힘으로써 심장 근육이 죽는 상태를 말하며, 노인 특히 고혈압과 동맥경화증의 과거력이 있는 남자에게 흔히 나타난다. 연령이 증가하면서 통증이 없는 급성 심근경색증 즉 심전도상에 Q파가 없어 조기 진단이 어렵고, 노인의 경우 진단이 지연되거나 놓칠 수 있다.

① 증상

심근경색증의 증상에는 왼쪽 팔, 전체 가슴, 목, 턱, 복부로 방사되는 통증, 팔, 목 등의 무감각, 혼돈, 습하고 창백한 피부, 저하된 혈압, 실신, 호흡곤란, 기침, 미열 등이 있다. 이 문제가 지속될 경우 부분적 혹은 전체적인 무뇨(anuria)가 발생할 수 있다.

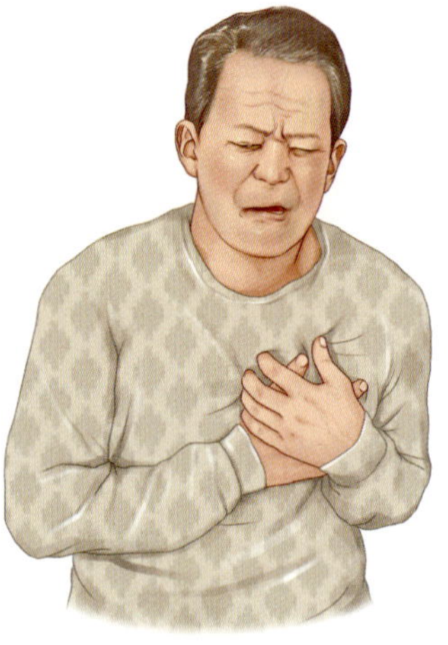

[그림 3-3] 심근경색증 증상의 대표적인 흉통

② 치료 및 간호중재

- 환자는 심장에 부담을 피하기 위하여 최소한의 노력으로 의자에 앉도록 도움을 받아야 한다.
- 침상 옆의 팔걸이 의자에 환자가 앉도록 하여 부동과 관련된 많은 합병증과 폐혈관에 혈액이 정체되는 것을 예방하여 심장의 부담을 줄일 수 있다.
- 심근경색증 이후 조기 보행이 권장된다. 전형적으로 환자는 합병증이 없는 심근경색증은 수 일안에 침상 밖으로 나가는 것이 허용되며 그 후에 곧 보행한다.
- 혈전용해제가 흔히 사용되는데 노인은 뇌와 장출혈에 민감하기 때문에 출혈징후에 대한 관찰 및 간호가 필수적이다.
- 심근경색증이 있는 노인 환자는 잠재적인 합병증으로 폐부종과 울혈성 심부전의 발생 유무를 관찰해야 한다. 예를 들면, 지속적인 호흡곤란, 청색증, 혈압저하, 체온상승, 부정맥 등이다.

- 걷기, 수영하기, 자전거 타기는 노인에게 좋은 유산소 운동이며, 모든 운동시간은 5분의 준비운동으로 시작하고 5분 내지 10분 정도의 낮은 강도의 정리 운동으로 마무리한다. 운동하는 동안 일반적으로 최대심박동수의 70~80% 정도의 목표 심박동수를 권고한다.
- 총 열량 중 지방 성분에 의한 섭취는 30% 미만으로 구성하고 복합 탄수화물에 의한 양은 50~55%로 구성한다. 염분은 줄이고, 칼륨, 마그네슘, 섬유소가 많은 식품을 선택한다. 너무 뜨겁거나 찬 음식은 미주 신경을 자극하여 부정맥을 유발할 수 있으므로 주의한다.
- 심근경색증 환자는 침상 안정과 진통제 투여, 수분공급 제한 등으로 변비가 생길 수 있다. 실내 용변기(bedpan)보다는 이동 좌변기(bedside commode)를 사용하고 고섬유식이를 섭취하도록 하고 변 연화제를 투여한다.

3) 울혈성 심부전

노인입원의 주요 원인이 되는 질환으로 노화와 함께 점차 증가하며 동맥경화성 심장질환을 가진 노인의 잠재적인 합병증이다. 또한 혈전용해약물로 심근경색증을 치료한 노인에게 발생률이 증가하기도 한다. 당뇨병, 이상지질혈증, 수면무호흡증, 빈혈, 만성신장병, 좌식생활양식, 심리적 스트레스 등이 촉발요인으로 알려져 있다.

(1) 증상

울혈성 심부전의 증상은 운동성 호흡곤란(가장 빈번), 혼돈, 불면증, 밤 동안 배회, 초조, 우울, 식욕부진, 오심, 허약감, 호흡곤란, 좌위호흡, 천명(청진시 수포음), 체중 증가, 양측성 발목 부종 등이다.

(2) 치료 및 간호중재

- 침상안정, ACE 억제제, 베타차단제, 디기탈리스, 이뇨제, 그리고 염분제한이다.
- 완전한 침상안정보다는 침대 옆의 의자에 앉는 방법이 권고된다. 간호사는 환자가 의자에 앉도록 도와주고 적합한 지지를 제공하며, 환자가 앉아있는 동안 나타날 수 있는 피로와 호흡곤란의 징후 및 피부색 및 맥박의 변화를 관찰한다.
- 중등도 및 중증 심부전 환자의 임상 증상은 과도한 염분과 수분 축적으로 인한 체액 증가와 울혈성 증상에 기인한다. 이뇨제는 진행된 심부전에서 수분축적을 적절히 조절할 수 있는 약물로 호흡곤란, 기좌호흡, 부종과 수포음, 경정맥 확장, 말초 부종 등을 완화시키고 정상 체액 수준을 유지하는데 도움이 된다.

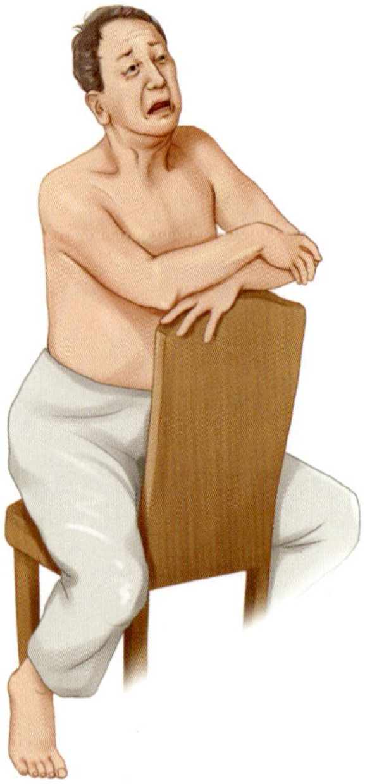

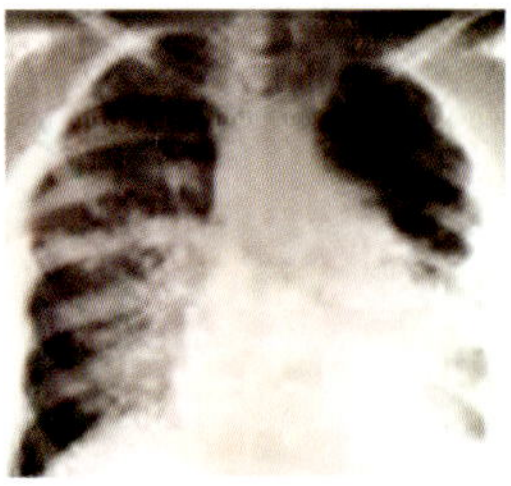

왼쪽 심부전으로 폐에 물이 고인 상태

[그림 3-4] 좌심 기능부전으로 온 호흡곤란

- Digoxin과 digitoxin 등의 디기탈리스는 심장 수축력을 강화하면서 심박동수를 감소시키는 효과가 있다. 심실을 효과적으로 비우고 이완기 동안 심실에 남아있는 혈액의 양을 줄여 심근 수축력, 박동량과 심박출량이 증가한다. 디기탈리스를 투여할 때는 디기탈리스 독성을 주의해야 한다.
- ACE(Angiotensin Coverting Enzyme) 억제제는 거의 모든 단계의 심부전의 치료 및 예방에 효과적인 약물로 좌심실 재형성 과정을 안정시키고 증상을 호전시키며 심부전으로 인한 환자의 입원을 줄이고 생존율을 증가시킨다.
- 노화에 따라 약해진 피부, 심부전과 관련된 부종, 조직의 영양부족으로 피부손상의 위험성이 증가하므로 규칙적인 피부 관리와 잦은 체위변경이 필수적이다.
- 심부전 환자는 적절한 산소화를 유지하기 어렵고 호흡곤란이 있기 때문에 쉽게 불안해지고 안절부절하게 된다. 이는 특히 밤에 심해지며 수면을 방해하기도 한다. 또한 정서적 스트레스는 교감신경계를 자극하여 혈관 수축을 유발하며 동맥 압력을 증가시키고 심박 수를 증가시켜 심장 부담을 증가시킨다. 그러므로 불안을 조절하는 것이 중요하다.

II 노화로 인한 호흡기계 변화와 사정

1 호흡기계 변화

노인 흉곽의 근골격계 변화나 탄력반동의 변화와 폐 기능의 변화가 관련이 있는데, 노화에 따른 총폐용량에는 거의 변화가 없다. 그러나 잔기량과 호기 예비량이 증가하고 1회 호흡량이 감소하며, 심호흡 능력이 감소되므로 흡기용량에 변화가 생긴다. 기관이나 기관지계의 호흡기류비율은 기도저항, 근력, 탄력반동, 기도의 크기에 의해 영향을 받는다. 특히 노인의 노력환기량(forced ventilation capacity, FVC)과 1초간 노력호기량(forced expiratory volume in 1sec, FEV_1)은 30대 중반 이후부터 감소하며, 여성보다 남성의 감소 속도가 더 빠르다. FEV_1/FVC는 남성 60세, 여성 55세 이후에 감소하고, 최대호기속도(peak expiratory rate)는 30~35세경에 최대에 이른 후 45세 이상에서 감소가 뚜렷하게 나타난다(최영희 외, 2015). 연령 증가에 따라 흉곽의 전후지름이 늘어나고 흉벽의 강직성이 증가된다. 폐 흉벽의 탄력성 저하로 인해 60세 정도의 호흡기능의 부담은 20% 정도 증가하고, 호흡근 위축 및 호흡 근력의 저하는 흡기근의 피로를 초래하여 인체의 최대산소 소모량을 저하시키게 된다. 또한 흉벽의 강직성 증가로 인해 탄력성이 떨어지면서 폐의 탄력성이 증가하더라도 전체 탄력성은 감소한다. 호흡근의 힘이나 내구성(endurance)은 55세 이후 연령 증가에 따라 감소하게 된다. 노인의 폐 실질의 변화로 인해 폐포의 지지구조가 퇴화되고, 폐포내 중격도 점차적으로 상실되어 가스교환을 위한 모세혈관의 수가 줄어들게 된다. 또한 근위세기관지의 확장으로 폐포의 크기가 커지고, 가스교환을 위한 표면적은 감소한다. 동맥혈의 헤모글로빈 산소포화도는 93~94%(성인 : 97.5~99.0%)로 감소되고, 산소분압도 75~80mmHg(성인 : 95mmHg)로 감소된다. 또한 폐 모세혈관의 수가 감소함에 따라 폐포 혈관내의 산소(O_2)와 이산화탄소(CO_2) 변화에 대한 반응이 저하된다. 80세에서 동맥혈 산소분압은 70mmHg까지 감소하더라도 산염기농도(pH)는 7.40(성인 : 7.35~7.45)이며 이산화탄소 분압은 35~45mmHg로 정상적으로 유지된다.

2 호흡기계 사정

1) 사정 절차

가슴의 형태를 시진하고 호흡수, 호흡의 리듬과 질을 사정한다. 젊은 사람과 같은 방법으로 폐를 타진한다. 젊은 사람과 같은 방법으로 폐소리를 청신한다.

2) 정상 소견

폐포(pulmonary alveolus) 탄성의 감소로 인해 호기(expiratory) 시에 폐 수축이 약화된다. 또한 가슴을 수축 상태로 유지하는 탄성의 감소, 가슴과 배 뼈대근육의 근력 감소, 폐활량 감소, 잔기량 증가, 경미한 술통형가슴(barrel chest)이 발생한다. 호흡 시에 횡격막(diaphragma)에 대한 의존도와 부하량이 증가하며 공명(resonance)이 발생한다. 척추후만증(kyphosis)이나 경미한 술통형가슴 등 구조 변화가 있는 경우는 과다공명(hyperresonance)도 발생할 수 있다. 가스교환이 일어나는 가슴의 모든 곳에서 폐포 호흡음이 들려야 한다. 그러나 노인은 폐의 팽창이 감소할 수 있으므로, 검진 시에 입을 벌리고 심호흡을 하도록 강조해야 한다. 치매 노인은 이러한 행동이 매우 어려울 수 있다.

3) 비정상 소견

호흡수가 1분 당 25회를 넘고 가래의 생성 증가, 혼동, 식욕감소, 저혈압이 함께 발생한다면 폐 감염일 수 있다(Family Practice Notebook, 2011). 호흡수가 분당 16회 미만이라면 신경장애의 징후일 수 있으며 흡인폐렴으로 이어질 수 있다(Williams, 2009). 산소용량이 크게 감소하고 운동 시 호흡곤란이 발생한다면 원인은 질병, 평생 동안 오염물질의 노출, 흡연, 심하거나 장기적인 운동부족이다. 감염으로 인한 경화가 발생하면 둔탁음(dullness)이 들리며 폐기종(emphysema)과 같이 폐포에 공기가 남은 상태에서는 과다공명음이 발생한다. 폐렴은 감염으로 인한 노인의 사망 중 가장 큰 비중을 차지하며 '침묵의 살인자'라고 불린다. 폐렴의 대표적인 특징 세 가지인 기침, 열, 흉막염 통증(pleuritic pain)이 노인의 경우에는 잘 나타나지 않기 때문이다. 대신 호흡수의 증가, 가래 생성, 혼동, 식욕 감소, 저혈압과 같은 미묘한 변화가 나타난다(Sapkota, 2012). 척추후만증(kyphosis)이나 술통형가슴이 발생한 곳에서는 호흡음이 멀게 들릴 수 있다. 수포음(rale)과 건성수포음(rhonchi)은 폐부종(pulmonary edema), 폐렴, 폐 기능 제한 장애(restrictive disorders) 등 질환이 있을 경우에만 들린다. 폐렴으로 인한 경화의 흔한 징후는 기침을 해도 사라지지 않은 호흡음 감소, 천명(wheeze), 거품소리, 마른거품소리, 염소울음소리(egophony) 등이다.

③ 호흡기계 건강문제

1) 폐렴

폐렴은 폐렴연쇄상구균, 황색포도상구균, 레지오넬라폐렴균과 같은 세균, A형 인플루엔자 바이러스 및 화학적, 기계적 요인에 의해 폐실질에 염증이 발생하는 호흡기 감염성 질환이다. 병원이나 장기시설기관에 입원한 노인과 알코올중독 대상자에게 그람음성간균인 폐렴간균으로 인한 폐렴이 유발되고 일엽성으로 진행되며 농양이 형성된다.

(1) 증상

기침은 비교적 적은 편이며, 발열의 정도는 보통 수준이나 적게 발생한다. 흔한 증상은 의식저하, 식욕부진, 전신 무력감, 기력쇠퇴, 혼동, 헛소리, 가래 끓는 소리, 청색증, 사지한랭, 복통, 대소변 실금 등이다.

(2) 치료 및 간호중재

- 폐렴 진행에 대처하기 위해 고칼로리 및 고단백 식이를 제공하고, 회복증진을 위한 휴식의 중요성을 강조하며, 탈수 예방 및 객담의 원활한 제거를 위해 2~3L/일의 수분을 공급한다.
- 2시간마다 체위변경을 시행하고 자주 침상밖으로 나오도록 한다. 미미한 감염증에는 항생제 사용을 피하고 인플루엔자 독감 및 폐렴에 대한 예방접종을 받도록 교육한다.

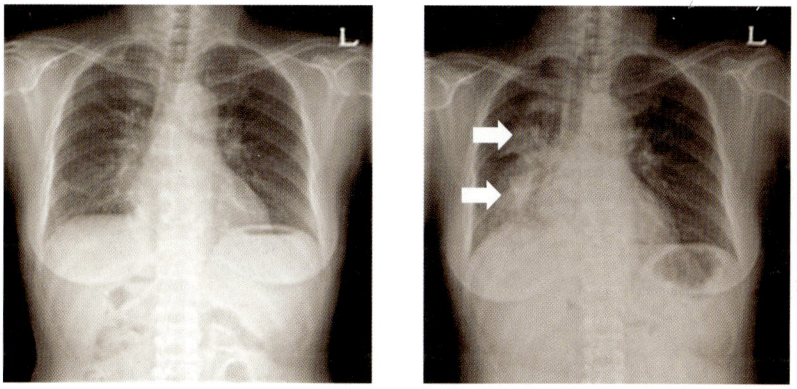

방사성 폐렴 발생 전　　방사성 폐렴 발생 후

[그림 3-5] 방사성 폐렴 발생 전·후

2) 폐결핵

공기 중으로 전파되는 호기성 간균인 결핵균(Mycobacterium tuberculosis)에 의해 발생되며, 노인에게는 원발성 결핵보다는 잠복성 또는 휴지성 결핵의 재활성화가 나타난다. 새로이 결핵으로 진단을 받았거나 과거 결핵을 앓은 적이 있는 사람과의 접촉, 위절제술을 받은 당뇨병, 영양불량자, 암 질환과 백혈병이 있는 경우에 발병률이 높은 편이다.

(1) 증상

결핵 초기단계에는 증상이 거의 없고, 잠복결핵 감염환자는 피부검사결과가 양성이지만 증

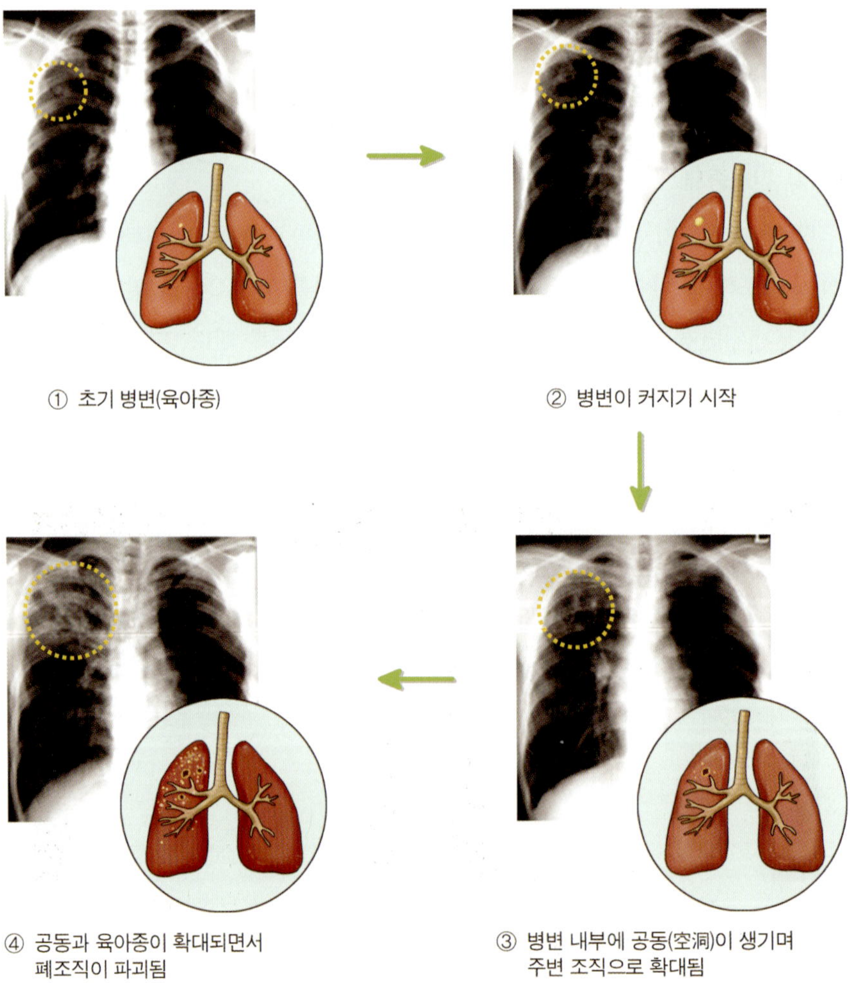

[그림 3-6] 결핵의 진행정도에 따른 흉부 방사선 사진의 변화

상이 없다. 노인의 징후는 비전형적이기 때문에 오진율이 높다. 이유 없는 체중감소, 인지 상태의 변화, 허약, 발열이 나타나고, 폐의 중간엽과 하엽의 침범, 공동화 현상이 적게 발생되며, 면역 반응의 변화로 인해 결핵 반응검사의 신뢰도가 낮기 때문에 2단계 결핵 반응 검사를 권장한다.

(2) 치료 및 간호중재

- 결핵을 앓는 노인에게는 좋은 영양을 유지하고, 항결핵제 약물처방을 잘 이행하도록 교육하며, 폐결핵이라는 질병상황에 적응하도록 지지하여 부작용을 발견하는 것이 중요하다.
- 에너지 보존을 위해 균형있는 고칼로리 식이(2,000kcal/일 정도)를 소량씩 자주 먹도록 권장하고, 1주일 단위로 체중을 기록한다. 쇠고기, 돼지고기, 닭고기, 어패류, 알류, 유제품과 콩 제품을 이용하고, 칼슘섭취와 함께 비타민 D 섭취도 늘리도록 한다.
- 결핵균이 없어질 때까지 환자를 격리시키며, 뚜껑있는 휴지통을 사용하도록 한다. 방문객은 반드시 마스크를 착용하며, 객담 등을 닦아낸 휴지를 만진 후에는 비눗물에 손을 깨끗이 씻고, 환자가 사용한 식기를 분류하여 비누와 뜨거운 물로 닦는다.

3) 만성폐쇄성 폐질환

만성폐쇄성 폐질환(Chronic Obstructive Pulmonary Disease, COPD)은 65~84세 노인에게 4번째로 높은 사망률을 보이는 질환으로 만성기관지염, 폐기종과 천식을 포함한다.

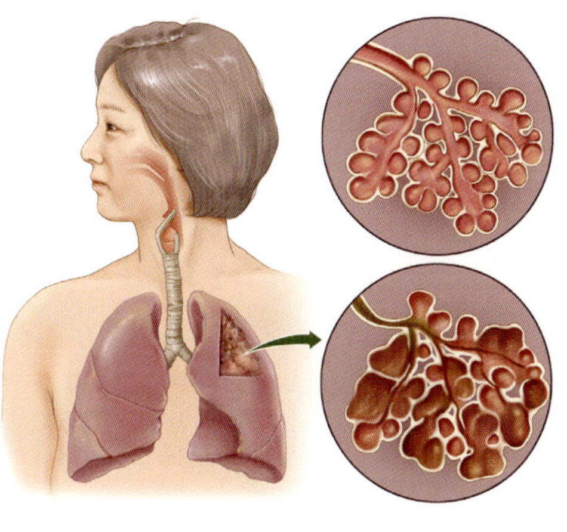

[그림 3-7] 만성폐쇄성 폐질환

(1) 증상

• 점액성 분비물의 증가와 기관지 협착, 가스교환 장애, 습성 기침(productive cough), 호흡곤란과 하부 호흡기계의 염증이 반복적으로 나타난다.

• 힘든 작업이나 운동을 할 때 호흡곤란이 나타나 점진적으로 심해지고, 기침이 없을 때는 항상 소량의 객담이 배출된다. 비교적 말기가 되면서 폐기종의 징후가 나타나 기침, 객담, 천명음(wheezing) 등이 나타난다.

(2) 치료 및 간호중재

• 흡연을 중단하도록 하고 공기 오염원과의 접촉을 차단하는 것이 중요하다. 또한 호흡기능에 대한 기초자료와 현재의 호흡기능을 비교하여 사정하고, 1주에 3회 정도 체중을 측정하며, 부종의 유무를 관찰한다. 고칼로리, 고단백 식이를 제공하며, 에너지를 보존하고, 피로를 예방하기 위해 소량씩 자주 먹도록 한다.

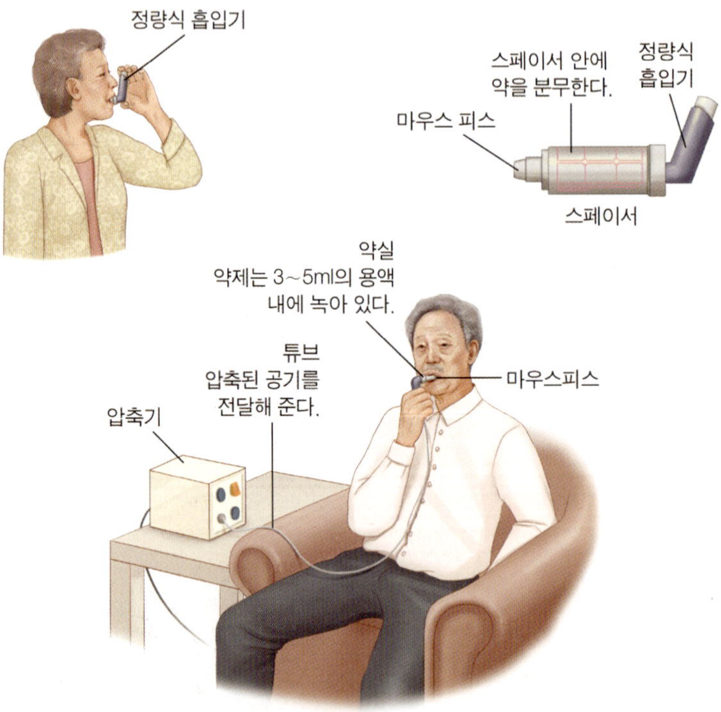

[그림 3-8] 흡입제 사용법

- 감염 재발을 예방하기 위한 항생제, 기관지 연축을 완화시키고 객담 제거를 용이하게 하기 위한 기관지 확장제 등의 약물을 투약한다. 체위성 배액을 하며 객담의 액화를 위해 수분을 2~3L/일 정도 섭취하도록 권장한다.
- 동맥혈 산소분압을 최소한 60mmHg까지 증가시키도록 하는 것이 중요하다. 우선 기도의 폐쇄를 완화시켜주고 기침과 객담을 조절하도록 한다. 또한 환자에게 적합한 최대한의 운동능력을 유지시키는 것이 필요하며 저산소혈증이나 폐성심 등의 치료 가능한 질환을 교정한다.
- 폐 환기를 돕기 위해 복부근육과 횡격막을 강화시키는 신체운동을 증진시키고, 사회적, 정서적, 직업적 요구를 충족시키며, 분무식 스프레이식 호흡보조기를 사용하도록 한다.

III 노화로 인한 소화기계 변화와 사정

1 소화기계 변화

치주는 위축되어 섬유화가 일어나고, 구강점막은 점막하 탄력섬유의 소실로 탄력성이 상실된다. 혀는 미뢰의 위축, 미각손실이 있으나 쓴맛을 제외하고는 미각의 역치가 상승하기 때문에 과다한 양념을 사용하게 된다. 침 생산이 감소하고 연하곤란이 더 심해질 수도 있으며, 구강건조증(xerostoma)이 나타날 수 있다. 노인성 식도는 하부식도 근육의 퇴행성 변화로 인해 식도의 수축력 저하와 괄약근의 약화가 발생된다. 연령이 증가하면서 위 점막의 퇴행성변화, 위산분비 감소 및 운동성 감소로 위분문부 괄약근이 이완되어 가슴앓이와 위 역류가 빈번해질 수 있다. 연동운동저하, 음식과 수분섭취의 감소, 약물, 저섬유질의 식사 등이 노인의 소화기 변화를 자주 발생시키는 요인이 되지만 소장내 음식물 통과시간은 노화에도 불구하고 변하지 않는다. 대장은 혈관의 뒤틀림이 심해져 대장으로의 혈류장애가 초래되는 등 노화의 영향을 받는다. 대장에서 합성되는 비타민 B, K군의 합성이 저하되고, 항문내괄약근의 긴장도가 감소되어 변실금이 발생할 수 있다. 담낭과 담관의 구조는 노화에도 변하지 않으나 담즙생성이 감소되며 이는 담석형성의 위험을 초래한다. 췌장에는 섬유화, 위축, 지방산 침착 등이 발생하며, 이로 인해 췌장의 소화효소인 lipase의 생산이 감소되어 지방의 흡수력이 떨어진다. 간세포 내 핵이 차지하는 비율이 커지며, 간 내 섬유조직이 증가하고, 간 내 단백질 합성이 줄어들며, 콜레스테롤 합성과 효소활성의 감퇴와 같은 대사과정에 관여하는 효소에 변화가 나타난다.

❷ 소화기계 사정

1) 사정 절차

위장의 운동성을 사정하고 장음(bowel sound)을 청진한다. 식이섬유의 섭취와 설사제의 사용 여부를 파악한다. 상관영양법(enteral feeding)을 실시하는 노인의 경우 흡수량 또는 잔류량을 파악한다. 젊은 사람과 같은 방법으로 배를 시진하고 타진한다.

2) 정상 소견

청진 시 분당 5~30회의 장음이 들리며, 나이가 증가하면 위 배출 시간이 감소해서 포만감이 일찍 발생할 수 있다. 근육긴장이 전반적으로 감소함으로써 장의 운동성도 전반적으로 저하된다. 노화로 간, 이자의 크기가 줄어든 상태이나 검진 시에는 잘 드러나지 않는다. 장 융모의 위축도 노화에 의한 변화이다.

3) 비정상 소견

장소리가 들리지 않고 소화되지 않은 음식물을 구토하는 것은 비정상이다. 파킨슨병, 뇌졸중, 당뇨병 등의 질환은 운동성의 감소를 악화시키며, 이로 인해 만성 변비와 게실(diverticulum)이 발생할 가능성이 높아진다. 열공탈장(hiatal hernia)의 경우에는 식후에 가슴 답답함, 가슴 쓰림, 구역(오심, nausea)이 발생할 수 있다. 다음 영양 공급 전 잔류량이 100mL 이상이라면 흡수가 불충분하며 잔류가 과도하다는 뜻이다. 배 팽만(abdominal distention), 설사, 체액 과부하, 흡인성 폐렴, 수분/전해질 불균형은 과도한 잔류를 의미할 수 있다. 식욕부진, 복통, 팽만, 단백질 소화장애, 비타민 B_{12} 흡수불량은 염증성 위염 또는 위궤양(gastriculcer)을 의미할 수 있다. 유당불내성은 노년기에 처음으로 발생할 수 있으며 복부팽만, 근육경련, 설사, 방귀의 증가는 유당불내성(lactose intolerance)의 징후이다. 촉진할 때 저항감이 있거나 반동압통(rebound tenderness), 마찰음(사포를 서로 문지르는 것과 같이 들림)은 복막염(peritonitis)을 의미하는 경우가 많으며, 복막염의 원인은 게실의 파열, 종양, 경색일 수 있다.

❸ 소화기계 건강문제

1) 소화성궤양

(1) 증상

노인성 소화성궤양의 가장 뚜렷한 특징은 증상이 비전형적이라는 것이다. 전형적인 통증의 양상이 없고, 위치도 뚜렷하지 않으며, 좌측이나 가슴아래 부분의 불편감으로 나타나기도 한다. 식욕부진, 체중감소 등의 증세를 보이기도 하지만 상부 위장관 출혈이나 심한 빈혈과 같은 심각한 합병증이 나타나는 경우도 있다.

(2) 치료 및 간호중재

- 치료는 보통 대중요법으로써 제산제, 항콜린제, 안정제 등을 사용하는데 cimetidine과 같은 약제는 반감기가 길어 노인에게 과량투여가 되지 않도록 주의해야 한다.
- 간호사는 궤양에 대한 가족력, 위 자극을 일으키는 약물복용 여부, 흡연 등에 대해 질문한다. 처방된 약물을 투여하고 심한 육체적 활동을 피하고 신체적, 정신적으로 휴식을 취하도록 하여 회복을 증진시키도록 돕는다.

2) 게실 질환

게실염을 포함한 게실 질환은 노인에게 흔하며, 80세가 되면 그 중 40% 이상에서 게실이 발생한다.

(1) 증상

좌측 하복부통과 식후 악화, 배변 후 완화, 가끔 혈변, 발열, 오한, 구토 등이다. 노인의 경우 일반적으로 증상이 없다.

(2) 간호중재

- 게실은 증상이 거의 없기 때문에 과거에 장질환을 앓은 경험, 저 섬유질 식이 습관 및 가족력 유무 등을 사정한다.
- 게실의 발생과정, 증상과 증후, 원인을 노인과 보호자에게 설명하며, 게실염이 진단된 경우 고섬유질 식이를 줄이고 연식 및 저잔류식이를 섭취하도록 한다.

3) 췌장 및 간, 담도 질환

(1) 췌장염

급성 췌장염은 췌장의 염증이 생기나 회복 후 정상 기능으로 돌아올 수 있는 경우이고, 만성 췌장염은 췌장의 염증이 계속 반복되어 영구적으로 췌장의 기능이 상실된 경우이다. 급성이나 만성 췌장염의 가장 흔한 원인은 알코올 섭취이며, 그 외 담도계 질환, 즉 담석이 있는 경우 췌관이 막힘으로써 장염이 발생하는 예도 많다. 또는 외상에 의해서도 발생할 수 있고, 이상지질혈증이 있는 경우에서도 발생하며, 여러 가지 약제에 의해서도 발병한다.

① 증상

췌장염의 주증상은 복통인데 심와부나 약간 좌측 부위나 배꼽 주위의 통증으로 나타나며, 등과 가슴, 혹은 옆구리 등으로 통증이 방사되기도 한다.

② 치료 및 간호중재

- 통증이 심하므로 우선 통증을 완화시키는 치료를 한다. 그리고 충분한 수액공급으로 체액의 손실을 보충하며 중요한 치료방법 중 한 가지는 금식을 하여 췌장을 쉬게 하는 것이다.
- 간호사는 치료나 여러 진단과정의 절차와 이유에 대해 대상자와 보호자에게 교육한다.
- 위장관을 쉬게 하며, 췌장자극을 감소시키기 위해 금식시키고, 얼음 조각조차도 효소의 분비를 자극하여 통증을 증가시킬 수 있다는 것을 교육한다.
- 복부 팽만이나 통증으로 인해 비효율적 호흡양상을 나타낼 때는 대부분의 시간을 침상에서 안정을 취하도록 하고, 돌아눕기, 기침하기, 심호흡하기, 폐활량 측정과 같은 예방적인 간호중재가 필요하다.
- 영양부족을 나타내는 대상자는 질환의 심한 정도에 따라 비경구적으로 고단위 영양액과 지질유액으로 영양을 공급한다.

(2) 간염

① 임상적 특성

- 알코올성 간염은 노인에게서 알콜성 간질환이 발생한 경우 대부분 간기능검사 상에서는 이상이 있으나 특징적인 증세가 나타나지는 않는다. 일반적으로 노인에서는 알코올성 간염과 간경화증이 합병된다.

- 약제성 간염 : 약물에 의한 간염은 노인에서 간 기능 이상의 매우 흔한 원인으로 급성 간염의 소견을 보이는 환자의 40%를 차지한다.
- 바이러스 간염 : 노인에서 급성 B형 간염은 드문 간질환으로 알려져 있다. B형 간염이 있는 노인은 대개 전염력이 높지 않다.

② 치료 및 간호중재

- 우선 금주하도록 하며 합병증 발생에 대한 적절한 치료를 받고 있는지 여부를 생화학 검사와 영양 상태로 점검한다.
- 간호사는 노인이 현재 앓고 있는 간염의 종류를 사정하기 위해 위험 요인의 노출여부에 대해 질문한다. 황달과 같은 공통적인 증상과 간성 뇌질환과 같은 질환의 진행성 증상들도 사정한다.

(3) 간경화증

① 증상

초기에는 간이 커지고 통증이 있다가 점차 작아지면서 섬유화가 되어간다. 황달과 백색변이 나타나며 유방이 커지고, 겨드랑이나 음부의 털이 빠지거나 문맥압이 항진된다.

② 치료 및 간호중재

- 휴식을 취하도록 하고 고단백, 고탄수화물, 저지방 식이를 권장하며 비타민 B 복합체와 비티민 K를 투여하고 간독성 약물과 술을 피하도록 한다.
- 간호사는 간비대와 같은 간경화증의 초기증상이라든지, 간경화증 검사결과들에 대하여 자세히 사정하는 것이 필요하다. 질병이 진행됨에 따라 나타나는 문맥성 고혈압, 복수 등에 대해서도 사정한다.
- 적절한 영양을 유지하기 위해 적당량의 단백질과 매일 2,000~3,000칼로리와 탄수화물을 제공하여 체중을 유지하도록 한다. 복수와 부종 시에는 수분과 염분섭취를 제한한다.

IV 노화로 인한 감각기계 변화와 사정

1 감각기계 변화

1) 시각

노안은 눈의 조절력이 저하되는 것으로 30세에서 시작되어 45~50세에 자각증상으로 나타나며 수정체가 굳어져 탄력을 잃고 안구가 축소되어 맥락막이 두꺼워지고 신축성이 감소하여 망막에 상을 맺기가 어렵게 된다. 모양체근이 약해지고 이완되며 수정체와 각막의 불투명도가 높아지고 수정체와 각막의 주변이 편평해지기 때문에 조절능력이 상실된다. 홍채의 위축, 섬유질 조밀화와 경직화에 의해서 발생한다. 축소된 동공이 충분하게 이완되지 않아 망막의 간상체로 들어와야 할 광선의 양이 적어지면 명암 적응에 어려움이 따른다. 80대 노인의 눈물생산량은 10대의 25% 정도로 많은 노인들은 먼지와 같은 작은 조각들이 눈에 들어왔을 때 따끔거리고 가려운 증상을 느끼게 된다. 색깔인식과 시야의 깊이 인식에 영향을 미쳐 대비색의 사용이 없을 경우 깊이 감각과 거리 감각의 인식이 어려워진다. 푸른색 계통의 색상인식이 저하되고, 색상 스펙트럼 전체에 걸쳐 감응도가 저하된다. 즉, 파랑, 초록과 회색은 융합되어 유사한 색으로 보이며, 핑크와 베이지색에 대한 색상의 인식이 어려워지기도 한다. 특히 눈부심에 대한 과민성을 초래하는데 광선이 굴절경로를 따라 진행하다가 굴절경로에 있는 불투명 영역을 만나면 그 지점에서 광선이 산란되면서 눈부심을 경험하게 된다. 노인은 시야가 좁아지거나 제한되기 때문에 주변 환경이 안전한지 못한 것으로 느껴 스스로가 일상생활 활동을 제한하기도 한다. 노인의 각막변연에서 볼 수 있는 불투명한 환인 노인환(arcus senilis)과 말초 각막기질 주변의 지방축적은 노인에게 일어나는 정상적인 현상으로 양측대칭성으로 나타나며, 심하게 손상된 경동맥 혈행 이완 시 침범 받은 쪽 눈에서만 나타날 수 있다. 나이가 들수록 수정체의 주변에 양파껍질의 층처럼 층이 늘어나면서 두꺼워지고 또한 모양근의 기능이 약화되면서 수정체의 조절 능력은 떨어지게 된다.

2) 청각

노화로 인해 가장 심하게 변화가 나타나는 곳은 내이이다. 소리의 감수성, 말의 이해, 평형유지에 문제가 생길 수 있다. 어느 정도의 청력상실은 연령이 증가함에 따라 나타나는 불가피한 현상이다. 내이에서는 청신경이 퇴행되고, 전정의 감수성이 감소한다. 음파를 신경충격으로 전환시키는 코르티기관의 섬모세포가 줄어들어 노인성 난청을 유발한다. 처음에는 고음에 대한 감지력이 떨어져 ‘스’, ‘츠’, ‘트’, ‘프’, ‘크’와 같은 고음을 잘 알아듣지 못한다. 점차 중등도음과 저음의 감지력도 감퇴되어 75세 이상 노인의 1/3이 청각상실로 어려움을 겪는다.

3) 후각

최근 연구에서는 나이가 들어감에 따라 후각의 감수성이 저하된다고 하였다. 가장 흔한 불편감은 코의 건조에 있다. 코피는 코의 후벽부에서 흔하게 일어나기 때문에 치료하기 어렵고 심각하다. 코피의 원인은 외상, 격벽의 천공, 고혈압, 혈액이혼화증(blood dyscrasias : 혈액, 체액의 조성이상 혹은 체액의 탈수 상태로 유발되는 병적인 전신증상), 종양이다.

2 감각기계 사정

1) 사정 절차

- **입과 목구멍** : 잇몸과 볼 점막의 색과 단단한 정도를 시진한다. 대상자가 틀니를 끼고 있다면 잘 맞는지 관찰한다. 그리고 입의 나머지 부분을 검진할 때는 틀니를 빼도록 요청하고 혀를 검진한다. 우선 좌우대칭과 크기를 시진하고 구역반사(test gag reflex)는 혀 뒤쪽 1/3 지점을 눌러 검사한다.
- **눈과 시각** : 눈, 눈꺼풀, 속눈썹, 결막을 시진한다. 눈과 각막에서 건조, 발적, 열상, 빛과 바람에 대한 민감성 증가가 발생했는지 관찰하고 각막과 수정체를 시진한다. 또 대상자에게 마지막으로 전문가에게 시력검사를 받은 것이 언제인지 질문한다. 동공 시진 시 펜라이트를 이용해 빛에 대한 동공의 반응을 검진한다. 시력을 검사할 때 대상자가 신문이나 잡지를 소리 내어 읽도록 한다. 처음 읽을 때는 실내조명 외에 다른 조명을 비추지 않고 두 번째 읽을 때는 스탠드를 비춘다. 시각 변화, 야간 시력 저하, 좌우 시력 차이에 대해 질문한다. 시야에 작은 알갱이나 구름과 같은 것이 지나가는지도 질문한다.
- **귀와 청각** : 귀 외부를 시진한다. 형태, 색, 털의 성장을 관찰하며 병변이나 분비물이 있는지도 사정한다. 이경(otoscope)을 이용해 귀지의 양, 색, 단단한 정도를 파악한다. 또한 청력 손실을 찾아내기 위해 속삭임 검사를 실시한다. 대상자가 한쪽 귀를 손으로 누른 채 검사자의 말을 따라하도록 한다. 그리고 대상자의 약 60cm 거리에 서서 문장을 속삭인다.

2) 정상 소견

- **입과 목구멍** : 침의 생성이 다소 감소하는 것은 정상이다. 잇몸 가장자리의 재흡수는 대개 틀니가 잘 맞지 않아 발생하며 치아 표면은 오랫동안 사용되어 닳았을 수 있고 혀는 분홍색이며 촉촉하다. 삼키는 능력이 조금 감소하는 것은 정상이며 구역반사가 약간 저하될 수 있다.
- **눈과 시각** : 눈 주위의 피부가 얇아지고 주름지는 것은 정상적인 노화 과정이다. 눈꺼풀 피부가 늘어나 무겁고 피곤한 느낌이 들 수 있다. 아래 눈꺼풀에는 '주머니'가 생기며 아래 눈꺼풀이 과도하게 늘어나면 아래로 처져서 눈을 완전히 감지 못하게 될 수 있다. 이 경우 건조, 발적, 빛과 바람에 대한 민감성이 발생하며 대상자는 눈이 자극을 받거나 무언가에 긁힌 느낌이라고 표현한다. 홍채 주변에 뿌옇거나 회색인 고리의 형태로 생기는 노년고리(노인환, senile ring)와 홍채의 색소 감소는 정상적인 노화 과정이다. 수정체의 탄력성이 저하되어 예전만큼 잘 변하지 않는다(노안, presbyopia). 그러나 수정체의 투명성이 감소하는 것은 정상적인 노화 과정에서 발생할 수 있다. 햇빛 노출, 흡연, 유전이 영향을 준다. 결막이 두꺼워지고 각막을 덮어(군날개[익상편, pterygium]) 시각을 감소시킬 수 있다. 동공의 크기 감소와 어둠 속에서 확장되고 빛 속에서 수축하는 능력의 저하는 정상적인 노화 과정일 수 있다. 그 결과로 야간 시력이 저하되고 눈부심에 대한 내성이 감소한다. 노안은 노인에게 흔하며 가까운 곳을 보지 못한다면 노안(원시, hyperopia)이 발생한 것이다. 또 주변시야가 좁아지고, 파란색과 녹색을 잘 구분하지 못하는 것도 흔한 현상이다. 나이가 증가하면 눈 속에 젤 덩어리가 생겨 시야에 부유물(floater)이 보일 수 있다. 다만 부유물이 자주 보이는 것은 비정상이다.
- **귀와 청각** : 귀 외부의 털이 거칠어지고 굵어질 수 있다(특히 남성). 귓볼이 길어지고 귓바퀴의 길이와 너비가 증가할 수 있다. 귀지의 생성이 감소해 축적이 쉽고 건조해진다. 노화로 인해 속귀의 털세포(hair cell)가 퇴화함으로써 고주파를 듣지 못하거나(노년난청, presbycusis), 동시에 들리는 소리를 구분하지 못하고 연음이나 배경음을 구분하지 못하는 것은 정상이다.

3) 비정상 소견

- **입과 목구멍** : 침을 억제하는 약물에는 항히스타민제, 정신병 치료제, 고혈압 치료제가 있다. 항콜린성 약물의 부작용은 충치를 촉진하고 폐렴의 위험을 높일 수 있다. 틀니가 헐렁

하거나 입이 완전히 다물어지지 않는다면 체중이 크게 증가하거나 감소되었기 때문일 수 있다. 구취의 원인은 치아 주변 질환일 수 있다. 입안이나 목구멍에 희거나 노란 반점이 있다면 스테로이드 흡입기나 항생제 사용으로 인한 칸디다증일 수 있다. 혀가 붓고 붉어지며 아프다면 비타민 B 또는 리보플라빈 결핍일 수 있다. 음식을 섭취한 후의 기침, 흘림, 입속 주머니 생성, 뱉음은 모두 삼킴곤란의 징후일 수 있다. 입처짐, 만성 울혈, 약하거나 쉰 목소리(특히 먹거나 마신 후)도 삼킴곤란을 의미할 수 있다. 삼키기 어려움이 관찰되면 영양 사정을 하고 바륨 삼킴 검사를 의뢰한다. 구역반사가 없다면 신경장애가 원인일 수 있으며, 흡인폐렴의 징후를 주의해서 관찰할 필요가 있다.

- **눈과 시각** : 눈꺼풀 안검내반(blepharelosis)은 흔히 발생하며, 그 결과로 속눈썹이 결막과 각막을 건드리게 된다. 심한 안검내반은 궤양성 각막 감염을 유발할 수 있다. 깜빡임 장애의 원인은 파킨슨병일 수 있으며 시선이 흐리거나 멍하다면 갑상샘기능저하증의 징후일 수 있다. 백내장은 만 55세 후에 가장 많이 발생하며, 백내장에 걸리면 수정체가 노란색이나 갈색으로 변색된다. 흔한 증상은 시야가 통증없이 흐려지고, 빛을 볼 때 둥근 후광이 보이며, 눈부심, 야간 시력 저하, 색이 흐릿하거나 갈색으로 보임 등이다. 수정체에서 흐려진 곳의 위치와 범위에 따라 시각이 받는 영향에 차이가 있다. 동공의 형태가 불규칙하다면 백내장(cataract)이 제거된 흔적일 수 있다. 빛에 대한 좌우 동공의 반응이 다르다면 신경 문제일 수 있으며 중심시야가 일상생활 활동을 방해할 만큼 감소했다면 한쪽 또는 양쪽 눈에 백내장이 발생했을 수 있다. 한쪽 눈으로 사물을 잘 보지 못한다면 황반변성(macular degeneration)일 수 있다. 이 장애는 거의 항상 양쪽 눈으로 확산된다. 책장 중심의 글씨가 흐릿하게 보이거나 문틀이 휘어져 보이는 것도 황반변성의 증상으로 안과의사에게 의뢰해서 검사를 받게 해야 한다. (낯익은 물체의 왜곡, 흐림, 가끔 맹점이나 부유물이 보임) 시각의 뚜렷한 변화는 당뇨망막병증(diabetic retinopathy)의 흔한 증상이다. 빛 속에서 부유물이 보이는 빈도가 증가하거나 새로운 부유물이 보인다면 망막박리(retinal detachment)의 징후일 수 있다. 이 경우 실명을 예방하기 위해 즉시 안과에 의뢰해야 한다(비정상 소견).
- **귀와 청각** : 염증, 분비물, 부기가 있다면 감염일 수 있다. 딱딱하고 어두운 갈색의 귀지가 바깥귀길(외이도, external auditory canal)을 막게 되면 흔히 전도성 난청(conduction deafness)이 발생한다. 고막에 어두운 색 구멍이나 반점이 있다면 천공 또는 흉터이다. 속삭이는 말을 알아듣지 못한다면 청각 결손이므로 전문의에게 의뢰해 검사를 받게 한다.

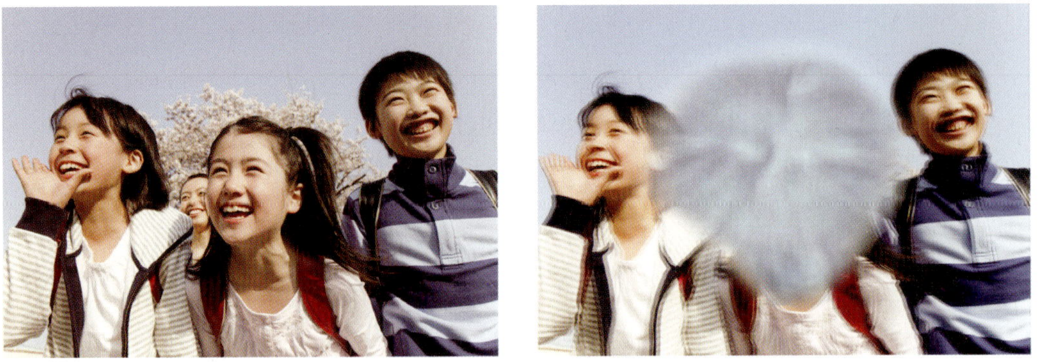

정상 시각　　　시각의 혼탁화

[그림 3-9] 백내장의 증상

③ 감각기계 건강문제

1) 백내장

수정체 또는 수정체의 투명성을 손상시키는 수정체 덮개가 흐릿해지는 질환이다. 노화에 따라 모두 수정체 혼탁이 진행되기 때문에 노인들에게는 백내장이 흔하며, 시력저하를 유발하는 첫 번째 요인이다. 자외선 B에 대한 노출, 당뇨, 흡연, 높은 알코올 소비, 눈 손상 또한 원인이다.

(1) 증상

가장 먼저 시력이 영향을 받는 것이 아니라 혼탁화가 진행됨에 따라 시각이 왜곡되고 야간의 시각이 저하되며 물체가 흐릿하게 보인다.

(2) 치료 및 간호중재

- 대부분의 환자들은 수술로 인해 시력이 증진된다. 백내장 수술은 외래절차를 통해 할 수 있는 수술이고 보통 하루 안에 힘이 들지 않는 활동을 다시 할 수 있다. 간단한 수술과정과 몇 주 동안의 재활치료는 몇 년에 걸쳐 시력을 증진시킨다.
- 선글라스, 창문의 얇은 커튼, 밝은 빛으로부터 멀리 설치된 가구, 하나의 밝은 조명 대신 여러 개의 부드러운 조명을 사용한다.
- 안과의사에 의한 정기적인 검진은 백내장이 없는 눈의 변화와 새로운 질환을 감지하는데 필수적이다.

2) 녹내장

녹내장은 백내장 다음으로 나타나는 노인의 주요 질환으로 노인층 실명의 두 번째 주요 요인이다. 40세 이상에게서 나타나는 경향이 있으며, 노화에 따라 유병률이 증가한다. 모든 연령대에서 남성보다 여성에게 더 많이 나타난다. 정확한 원인은 알려져 있지 않지만, 수정체 크기 증가, 홍채염, 알레르기, 내분비 불균형, 감정적 불안정, 가족력과 관련이 있을 수 있다.

(1) 증상

개방각 녹내장은 모든 원발성 녹내장의 90%를 차지하는데, 시신경이 심하게 손상될 때까지는 문제를 인식하지 못할 정도로 통증이 없고, 주변 시력이 흐려지면서 시력 상실이 함께 나타난다.

(2) 치료 및 간호중재

- 축동제를 눈에 점안할 수 있다. acetazolamide가 사용될 수 있으며 산동제, 흥분제, 혈압을 상승시키는 약물은 사용하지 말아야 한다.
- 환자가 의식하지 못하거나 의사소통할 수 없는 상황에서 이러한 약물의 사용을 예방하기 위해 질환을 알리는 카드나 팔찌를 가지고 다니는 것이 좋다. 안과의사에 의한 주기적인 검진은 필수적이다.

3) 청력상실(hearing loss)

노화의 정상적인 과정은 아니며 다양한 요인에서 비롯될 수 있으므로 정확히 평가한다.

(1) 임상증상 사정

- 의사소통 시 부적절한 반응이 있는지 사정한다.
- 라디오, TV의 음향을 최대한으로 올리는 등의 청력장애 단서가 있는지 관찰한다.
- 과거 중이염을 앓았거나 귀에서 분비물이 흐른 적이 있는지 사정한다.
- 과거 또는 현재에 환경적 소음에 장기간 노출 여부 확인한다.
- 고음과 저음 청취에 차이가 있는지 사정한다.
- 외이도의 귀지 축적예후를 사정한다.
- 이명, 현훈, 청력상실이 나타난 시기를 파악한다.

(2) 간호중재

- 상대방과 마주 보면서 말한다.
- 천천히 그리고 또박또박 말한다.
- 상대방의 뒤에서 말을 하게 될 경우 상대방의 주의를 끌기 위해 우선 접촉을 사용한다.
- 단순하고 간단한 문장을 사용한다.
- 얼굴 표정과 같은 비언어적 의사소통에도 주목한다.
- 저음을 이용하여 안정된 목소리로 말한다.

(3) 보청기의 사용

① **고막형**(Completely in the canal : CIC)

보청기 중 가장 작은 보청기로서, 외이도 내에 완전하게 삽입하여 다른 사람들이 보청기의 착용 여부를 잘 식별하지 못한다. 또한 음질에 대한 만족도가 높고, 전화 등을 마음대로 사용할 수 있어 점점 착용자가 증가하고 있다.

② **귀속형**(In-The-Cana l : ITC, In-The-Ear : ITE(IT/CT/CS))

귀속형 보청기는 사용자에 맞게 맞춤 제작된다. 외이관 또는 귀 내부에 알맞게 착용하며 청력손실을 갖기 전에 소리를 듣는 과정과 가까운 방법으로 편안하고 안전하게 소리를 들을 수 있다.

③ **귀걸이형**(Behind-The-Ear : BTE)

귀걸이형 보청기는 외이 뒤편에 편안하게 걸어서 착용한다. 이 모델은 외부의 음향 요소들 예를 들면, 청력 훈련기기, 적외선 청취 장치 또는 TV 수상기와 호환되며 이명 차폐기용 등 여러 형태로 사용될 수 있다.

④ **포켓형**(Pocket type, Box type, Body-aid)

일반 1.5v 건전지를 사용하며 작동과 음질조절이 용이하고 가격이 저렴하다. 보통 허리띠나 상의 속주머니에 착용하며 인체공학적으로 설계된 receiver를 통해 강한 출력과 양질의 소리를 들을 수 있다.

⑤ **안경형**(Eyeglass type)

안경형 보청기는 근래에 ITE형 모델로 많이 대치되었지만 외이도가 없거나 많이 변형된 경우 주로 사용한다.

V 노화로 인한 근골격계 변화와 사정

1 근골격계 변화

나이에 따라 추간판의 수분이 소실되고 추간판의 간격이 좁아진다. 키가 4~8cm 작아지며, 자세가 앞으로 굽는다. 남자는 양발의 간격을 더 넓게 벌리고 보폭이 작아지며, 여자는 양발의 간격이 더 좁아지고 다리는 활처럼 휘고 뒤뚱거리며 걷는다. 골대사의 변화로 뼈의 질량과 밀도가 서서히 감소하는데, 특히 폐경기 여성에게 현저히 나타난다.

에스트로겐이나 안드로겐 양의 변화 등으로 인해 2차적으로 발생하며, 신체활동의 감소도 뼈의 부피를 감소시키는 요인이 될 수 있다. 또한 뼈의 소실로 등이 굽고 비정상적인 경추 후만(Dowager's hump : 노부인의 혹)이 발생한다. 뿐만 아니라, 골밀도의 감소는 골다공증과 골절의 위험성을 증가시킨다. 노화와 더불어 근육긴장도와 근육의 양이 현저히 변화한다. 30세 이후에는 근섬유의 수와 크기가 감소하기 때문에 골격근의 양과 제지방량이 감소한다. 또한 연령이 증가함에 따라 근육의 탄력성은 감소한다.

이것은 관절의 변화와 함께 작용하여 관절이 굳어지도록 만든다. 골격근의 근량과 근력 저하는 노인에서 신체적인 장애와 독립적인 생활의 제약을 가져온다. 노화에 따른 근력의 절대 감소로 인한 근의 약화는 계단 오르기, 의자에서 일어나기 등과 같은 일상생활동작의 장애와 제한을 가져오며, 노인에서 문제가 되는 낙상의 주요 위험요인으로 골절 위험성을 가중시킨다.

2 근골격계 사정

1) 사정 절차

대상자가 서 있을 때, 특히 처음 3~5초간 자세와 균형을 시진한다. 시간 제한을 두고 "일어나 걷는 검사(Get Up and Go test)"를 실시함으로써 대상자의 보행을 시진한다.

1. 대상자가 등받이가 곧은 의자에 앉아 있다가 일어서서, 잠시 선 자세를 유지한 후, 벽을 향해 약 3m 걷게 한다.
2. 대상자가 벽에 손을 대지 않고 몸을 돌려 의자로 걸어와서, 다시 몸을 돌려 앉게 한다.
3. 초침이 있는 시계로 전체 소요 시간을 잰다.
4. 1~5점으로 점수를 매긴다.
   - 1=정상
   - 2=매우 조금 비정상
   - 3=조금 비정상
   - 4=중간 정도로 비정상
   - 5=매우 비정상

다리, 몸통, 관절의 전체적인 윤곽을 시진한 후 손목과 손 관절을 촉진하며 관절가동범위를 검사한다. 대상자가 엄지를 같은 손의 나머지 손가락들에 대도록 하고, 손바닥을 위아래로 뒤집도록 한다. 검사자와 손가락을 각각 맞대고 검사자가 가하는 저항을 밀어내도록 하며 주먹을 쥐었다 펴도록 한다. 어깨와 팔꿈치의 관절가동범위와 근력은 젊은 사람과 같은 방법으로 사정하며 고관절(hip joint)의 관절가동범위와 근력도 사정한다. 무릎, 발목, 발을 시진하고 촉진한다. 또 편안함 수준(특히 운동 시)을 사정하고(굽힘, 폄, 돌림), 대상자의 근육량과 근육긴장도 시진한다.

2) 정상 소견

대상자가 똑바로 서서 발을 넓게 벌려 몸을 단단히 지탱하도록 한다. 이 자세는 다리의 고유수용성감각 저하를 보상한다. 그리고 대부분 몸이 앞으로 굽으며 골반이 넓어지고 어깨가 좁아진다. 대상자가 휘청거리거나 발을 헛디디거나 주저하지 않고 안정되게 걸으며 넘어질 위험성은 없어 보인다. 보행이나 균형에 장애가 없는 노인은 10초 내에 "일어나 걷는 검사(Get Up and Go test)"를 끝마칠 수 있다. 손가락의 먼쪽 및 손가락뼈사이 관절이 비대해지는 헤베르덴결절(Heberden's nodule)은 퇴행성 관절질환(degenerative joint disease : DJD)의 지표이다. 퇴행성 관절질환은 노화 과정에서 발생하는 흔한 상태이며 엉덩이, 무릎, 척추, 손가락 관절에 나타난다. 모든 관절의 관절가동범위가 감소하지 않았으며 근력이 동일하고 굴곡(flexion), 신전(extension), 내회전(internal rotation) 그리고 외회전(external rotation)이 정상이다. 노인의 발과 관련된 흔한 문제(예 : 쑤심)는 대부분 잘 맞지 않는 신발이 원인이며 손 근육의 위축은 정상적인 노화의 과정일 수 있다.

3) 비정상 소견

등이 구부정해지는 척추뒤굽음증의 원인은 골다공증(osteoporosis)이다. 골다공증, 힘줄과 관절의 석회화, 근육 위축이 조합된 쇠약 노인은 걸을 때 엉덩이와 무릎을 완전히 펴기 힘들다. 이 때문에 낙상을 방지하지 하는 데 필요한 균형 능력이 저하된다. 무언가를 붙잡지 않으면 균형을 유지하지 못하는 것은 비정상이다. 자세가 불안정하면 넘어질 위험이 높아지며, 낙상이 두려워 몸을 잘 움직이지 않게 된다. 보폭이 좁고 발을 거의 들어 올리지 않아, 고르지 않거나 불안정한 면을 걸을 때 넘어질 위험이 높아지는 발을 끌면서 걷는 걸음(셔플링 보행, shuffling gait)이 나타난다. 이 검사의 비정상 소견으로는 주저함, 휘청거림, 발 헛디딤, 몸통과 팔의 비정상 움직임 등이 있다. 소요 시간이 30초가 넘는다면 목욕, 침대에서 일어나기와 침대에 눕기, 계단 오르기 등의 일상생활 활동에서 도움이 필요한 경우가 많다. 연골의 손상과 손실이 축적되고, 과도하게 성장한 뼈가 관절낭(joint capsule)으로 튀어나와 변형, 운동성 제한, 통증을 유발한다. 척골편위(ulnar deviation), 백조목 변형(swan-neck deformity), 단추모양변형(boutonniere deformity)은 일상생활 활동에 영향을 미치고 통증을 유발하기 때문에 문제가 크다. 관절가동범위 또는 근력이 제한되었다면 퇴행성 관절질환, 류마티스 관절염(rheumatoid arthritis), 신경장애(한쪽만 발생했다면 뇌혈관장애)가 원인일 수 있다.

얼굴 찡그림, 뒤로 물러남, 말을 통한 표현 등의 통증 징후는 통증 사정이 필요하다는 지표이다. 삐걱거림, 뚝 소리, 거품소리, 체액이 촉진되는 것도 비정상이다. 염발음, 활동 시 악화되고 휴식 시 완화되는 관절통이 발생하면서 전신 증상이 없다면 퇴행관절질환인 경우가 많다. 류마티스성 다발성 근육통(polymyalgia rheumatica : PMR)의 흔한 징후는 어깨와 팔꿈치와 엉덩이의 압통, 뻣뻣함, 통증이 발생하고, 움직일 시 심해지는 것이다. 체중을 실었을 때 심해지고 휴식 시에 완화되는 엉덩이 통증은 퇴행성 관절질환을 의미할 수 있다. 대개 비빔소리(염발음, crepitation)와 관절가동범위 감소가 발생한다.

엉덩이 골절(hip fracture)의 가장 흔한 징후는 엉덩이 또는 넙다리 통증, 다리의 외회전과 내전, 체중을 싣지 못하는 것이다. 무지외반증(halluxvalgus)은 엄지발가락이 위 또는 아래로 둘째 발가락과 겹치는 것으로 통증이 발생하며 걷기 힘들다.

그 외의 비정상적 상태로는 첫째 중족골(metatasal bone)의 안쪽 부분 비대와 관절 안쪽 윤활낭(bursa)의 염증이 있다. 근육 위축의 원인은 류마티스 관절염, 근육을 사용하지 않음, 영양실조, 운동신경세포 질환, 말초신경계통 질환일 수 있다. 파킨슨병의 전형적인 징후는 수동적 관절가동범위에 대한 저항의 증가로 특히 움직임이 느려져 일상생활 활동이 느려진다. 저항의 감소는 말초신경계통 질환, 소뇌 질환, 급성 척수 부상을 의미한다.

3 근골격계 건강문제

1) 골다공증

뼈의 질량과 밀도의 상실로 특징 지워지는 질환으로, 뼈의 구조적 퇴행으로 뼈가 약해지고 골절이 증가되는데, 골절로 인한 심각한 합병증을 야기할 수 있으므로 각별한 관리가 요구된다.

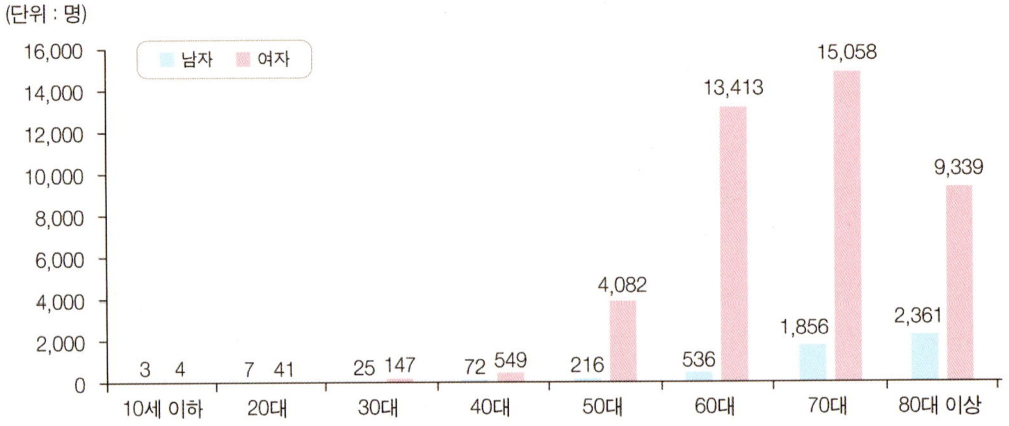

출처 : 골다공증 연령대별 인구 10만 명당 진료인원(2013), 보건복지부(2015) 국내보건복지동향.

[그림 3-10] 남녀 연령대별 골다공증 현황

(1) 위험요인

- 비활동 또는 부동은 뼈를 당겨주는 근육활동의 부족으로 무기질, 특히 칼슘과 인의 소실을 일으킬 수 있기 때문에 특히 석고붕대를 한 사지에 문제가 될 수 있다.
- 쿠싱증후군은 골기질의 형성을 억제하는 것으로 알려져 있고, 갑상선항진증으로 증가된 대사활동은 더 빠른 골교체를 이루고 골 형성에 대한 골 재흡수의 빠른 속도가 골다공증의 원인이 된다. 또한 게실염은 충분한 칼슘양의 흡수를 방해할 수 있으며, 당뇨병의 직접적인 영향에 대해서는 명확하게 밝혀지지 않았지만 골다공증의 진전을 야기할 수 있다.
- 에스트로겐이나 안드로겐의 손실 또는 감소된 생산은 불충분한 뼈칼슘의 원인이 될 수 있고, 폐경 후 여성은 골다공증의 위험성이 높다.
- 골다공증의 원인은 불충분한 칼슘양, 비타민 D, 비타민 C, 단백질 및 다른 영양분이다. 알코올 또는 카페인의 과도한 섭취는 칼슘을 정체시키고 몸의 흡수를 감소시킨다.

- 골다공증의 원인이 되는 것으로는 헤파린(heparin), 이뇨제(furosemide), 갑상선호르몬 보충제, 코르티코 스테로이드(corticosteroid), 항생제(tetracycline)와 마그네슘 및 알루미늄 성분의 제산제이다.

(2) 증상

척추 통증 특히 요추 부위에 통증을 경험할 수 있다. 뼈가 더 쉽게 골절되는 경향이 있으며, 환자는 방사선 촬영 시까지 문제를 인지하지 못하고 증상이 없을 수도 있다.

(3) 치료 및 간호중재

- 충분한 칼슘과 비타민 D를 섭취하고, 특히 단백질과 칼슘이 풍부한 식이를 권장한다.
- 관절가동범위 운동과 보행은 기능을 유지하고 더 심한 손상을 막는데 중요하기 때문에 체중부하운동을 실시하되, 골절을 일으킬 수 있는 무거운 것 들어올리기, 점프, 다른 행동을 피하도록 해야 한다.
- 약물요법 : 골흡수 억제제(칼슘, 에스트로겐, SERM 제제, 칼시토닌, Bisphosphonate), 골형성 촉진제(비타민 D, 부갑상선 호르몬)를 활용할 수 있다.

2) 퇴행성 관절염

(1) 위험 인자

- 55세 이상의 성인에게 영향을 주며 고령일수록 발생률이 높아진다. 남성보다는 여성에게 더 발생하고 노인의 신체적 장애의 주요 원인이다.
- 보통 하나의 관절보다는 여러 관절, 그리고 체중 부하관절에 영향을 주며 특히 무릎, 고관절, 척추, 손가락과 같은 부위에 빈번하게 발생한다.
- 슬관절의 경우는 비만이 위험인자인 것으로 알려져 있고, 오래 서서 일하는 직업, 골밀도, 가족력, 호르몬, 흡연, 운동부족과 스트레스 등도 원인이 될 수 있다.

(2) 증상

- 초기에는 경도의 통증이 흔하나 춥거나 습기가 많은 날씨에 의해 악화되고 쉬면 호전되지만 심해지면 휴식 시에도 통증이 있다. 쉬었다가 움직이기 시작할 때의 관절의 경직과 통증이 특징적이며, 활동하면서 점차 나아진다(비활동 경직). 염발음이 나타나기도 하고 심해지면 관절내에 물이 차기도 한다.

- 관절가동범위의 제한이 발생하고 헤베르덴 결절(Heberden's nodule)과 부체드 결절(Bouchaed's nodule)이 특징적이다. 이환된 관절의 기능장애가 발생하여 손가락에 관절염이 발생하면 악력이 악화되고, 하지에 발생하면 하지관절의 변형과 심한 운동장애, 불안정성과 파행(limping) 등이 나타난다.
- 슬관절, 견관절, 수지관절 등의 표재성 관절에서는 경한 염증 반응으로 국소열, 종창, 압통 등이 있으나 발적은 거의 없으며, 다른 관절염에서와 같은 현저한 염증반응은 없다.

(3) 치료 및 간호중재

- 통증을 조절하기 위해 진통제가 처방될 수 있고, 휴식, 열요법 또는 냉요법, 태극권, 물치료, 초음파, 가벼운 마사지는 관절의 통증을 완화하는데 도움이 된다.
- 침술은 단기간 완화를 가져올 수 있는 것으로 밝혀졌으며 부목, 보조기, 지팡이는 관절 지지와 휴식을 제공한다.
- 어류와 필수지방산이 많은 음식은 항염증 작용이 있으므로 충분히 섭취해야 한다. 비타민 A, B, C, E, 아연, 셀레늄, 니아신아미드, 칼슘, 마그네슘은 증상을 조절하는데 유용한 영양보조제이다.
- 관절 성형술은 기능을 개선하고 통증을 줄이며 관절의 움직임을 회복시킬 수 있다. 어떠한 관절에도 시행할 수 있으나 고관절과 무릎관절 치환술이 가장 흔하다.

3) 골절

노인에 있어서는 치밀골과 해면골의 골량의 진행적 상실로 인해 미미하거나 중정도 손상으로도 골절이 발생될 수 있는데, 특히 골다공증과 관련된 골절은 노인에 있어서 질병이환과 장애의 주요 원인으로 여겨지며, 위험요인으로는 낙상을 들 수 있다. 척추압박 골절과 고관절 골절이 가장 흔하다.

(1) 증상

요통, 작아진 키, 자세의 변화, 이동력의 손상이며 초기증상은 급성통증이다. 비정상적이거나 제한된 사지의 움직임, 부종, 주변조직의 경련, 조직의 변색, 조직을 통한 뼈 돌출 등이다. 고관절 골절은 골절 후 보행불능, 외전, 손상된 사지의 짧아짐, 심한 통증, 골절부위의 압통이 있다.

(2) 치료 및 간호중재

- 퇴행성 관절염 치료는 보존요법과 수술요법 등이 있는데 보존요법은 체중감량, 물리치료, 근력강화, 유산소 운동 등이 포함된다. 골절이 유합될 때까지 절대 안정으로 인해 고령의 골다공증 환자에서는 욕창, 혈전증, 폐렴 등 합병증이 발생하므로 가능한 빨리 거동하도록 해야 한다.
- 수술요법은 척추 성형술과 후만 성형술 등이 있으며, 고관절 골절은 내고정 수술방법과 인공관절 치환술이 있다. 수술 후 합병증과 오랜 침상안정으로 인한 이차적인 문제를 방지하기 위해 조기 거동이 중요하다. 수술 후 약 3개월간은 잠잘 때 다리 사이에 베개를 두도록 하고, 고관절이 90도 이상 굴곡 되는 자세 및 다리를 안쪽으로 모으거나 내회전 되는 것을 피한다. 환자가 누운 상태에서 서서히 세우는 것부터 시작하여 서는 것에 적응을 시도하고, 이후 평행봉에서 걷는 연습, 보조기를 이용한 보행 연습을 실시한다.

VI 노화로 인한 비뇨기계 변화와 사정

1 비뇨기계 변화

정상인에서의 신장 기능은 40세부터 매년 대략 1%씩 감소하며 노년기에 좀 더 가속화되고 20세에서 90세 사이에 신혈류와 사구체여과율이 약 50% 정도 감소하며 사구체여과율은 40세 이후 10년마다 7.5% 감소(0.75ml/min, 1.73m/year)한다. 최대 뇨비중이 중년기에는 1.032인 반면 80세에는 1.024로 저하되고 포도당 재흡수 능력이 감소(단백뇨, 당뇨 약간씩 검출)한다. 뇨중 크레아티닌 배설량과 크레아티닌 청소율이 감소하고 30~40세에 12.9ml/dl인 혈중 뇨질수치가 70세에는 21.2ml/dl에 이르게 된다. 방광 근육은 비대해지고 방광벽이 두꺼워져서 방광의 확장 능력은 감소하게 된다. 방광용적이 감소되어 방광 내 저장할 수 있는 소변량은 350~400ml에서 250~300ml로 저하된다. 또한 배뇨 반사가 지연되어 밤에 요생성이 증가하고 평활근과 탄력조직은 변화한다. 방광아래 요도 부위를 둘러싸고 있는 전립선과 주변 조직의 비후로 인해 요도가 압박되어 좁아지며 이로 인해 요류 저하, 잔뇨가 증가한다.

② 비뇨기계 사정

1) 사정 절차

방광을 촉진한다. 검진 전에 대상자가 소변을 보고 오도록 하고 방광이 촉진되면 치골결합(pubic symphysis)에서 배꼽까지 타진한다. 대상자에게 요실금이 있다면 배뇨 후 잔뇨량도 측정해야 한다.

2) 정상 소견

빈 방광은 촉진되거나 타진되지 않는다. 공급량이 중간 정도일 때, 잔뇨량이 100mL 미만이어야 정상이다.

3) 비정상 소견

가득 찬 방광에서는 둔탁음이 나며 배뇨 후 잔뇨량이 100mL를 넘으면 비정상이다. 방광이 팽창하고 배뇨량이 적다면 일류성요실금일 수 있다.

③ 비뇨기계 건강문제

1) 요실금(urinary incontinence)

자신의 의도와는 관계없이 소변이 요도 밖으로 흘러나오는 증상으로 방광 내 압력이 요도 저항보다 높아지게 될 때 발생하며, 소변을 통제하는 능력이 소실된 것을 말한다. 원인도 다양하고 남녀노소 누구에게나 있을 수 있지만 주로 중년 이후에 여성에게 흔하다. 성인 여성의 30~40%, 40대 여성의 20% 이상이 요실금으로 고민한다.

요실금의 위험요인

- 노화
- 여성
- 요로감염, 질염
- 대변 매복
- 기동력 저하, 불구
- 뇌졸중
- 당뇨
- 비대된 전립선
- 변비
- 만성 기침
- 약물(이뇨제, 수면제 등)

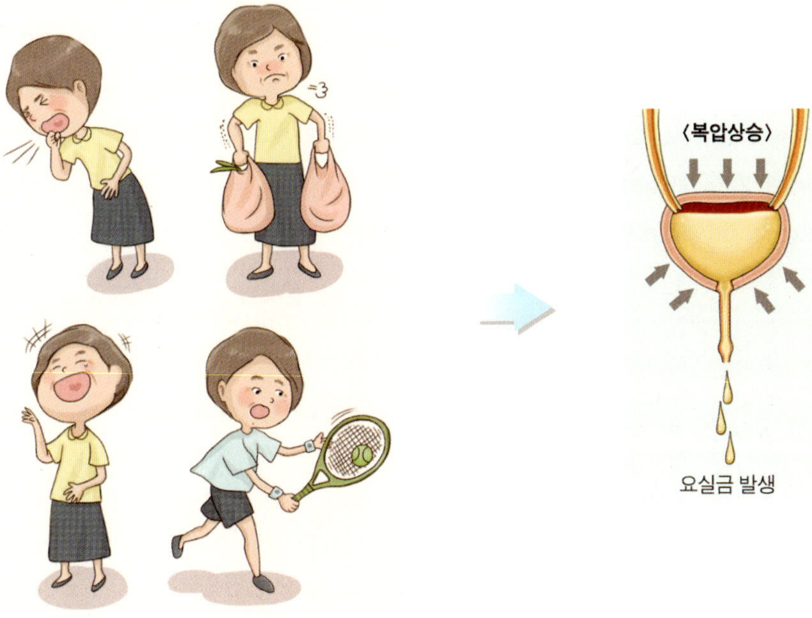

[그림 3-11] 복압성 요실금

(1) 분류

① **일시적 요실금**(Transient incontinence)

건강상태에 따라 일시적으로 소변을 흘리는 증상으로 원인은 약물처방, 비뇨기계 감염, 활동 제한, 심한 변비가 발생될 수 있으나 건강이 회복됨에 따라 자연적으로 증상이 사라질 수 있다.

② **긴박성 요실금**(urge incontinence)

비정상적인 방광의 수축으로 인해 소변보고 싶은 강력한 욕구를 느끼면서 불수의적으로 요를 배설하는 현상이며, 소변이 자주 마렵거나 참기가 힘든 긴박성과 함께 나타나기 때문에 과민성방광 증후군으로 볼 수 있다. 증상으로는 소변이 마려워 참기 어려워 급히 화장실에 가야 하며 화장실에 가는 도중에 소변이 흘러 나와서 속옷을 적시는 경우가 있고, 화장실에 도착하여 옷을 내리다가도 참지 못하고 소변이 흘러내리는 경우도 있다. 밤에도 소변이 마려워서 자주 일어나고 수면 중 이부자리에 소변을 적시거나 2시간을 견디지 못하고 화장실에 가는 경우도 있다.

③ **복압성 요실금**(stress incontinence)

기침을 하거나 웃을 때처럼 배에 힘이 가해지면 나타나는 요실금으로 여성 요실금에서 가장 흔히 발생한다. 소변이 새는 것을 방지하도록 요도를 지탱하는 역할을 하는 골반 근육이 약해져 밑으로 처지거나, 혹은 요도가 닫히는 능력이 떨어진 경우에 발생한다. 원인은 주로 반복되는 출산, 천식 같은 지속적 기침을 유발하는 질환이나 비만, 폐경과 함께 나타나기도 하며 순수한 복압성 요실금의 증상은 대개 간단하다. 증상은 기침을 하거나 웃거나 뛰거나 에어로빅 같은 운동을 할 때, 심한 경우는 무거운 물건을 들거나 걷거나 또는 몸을 뒤척일 때 등과 같이 배에 힘이 들어감에 따라 소변이 흘러나오게 된다.

④ **역류성 요실금**(overflow incontinence)

방광이 과도하게 팽만되어 소량의 소변을 계속 흘리는 것이다. 원인은 전립선 비대, 요도협착, 장기탈출 또는 분변매복으로 인한 기계적 압력, 약물, 당뇨병성 신경증과 같은 신경학적 상태, 수술로 인한 신경손상, 척수하부의 척수신경손상 또는 원인불명의 요인 등이다. 증상은 남성의 전립선 비대로 인하여 요도가 좁아져 방광이 완전히 비어지지 않는 것이며, 배뇨 시 똑똑 떨어짐 또는 긴박성 또는 복압성 요실금의 증상들과 긴급뇨, 빈뇨 등이 포함된다. 여성에게는 드문 증상이나 치료하지 않을 경우에는 신장에 손상이 초래될 수 있다.

⑤ **기능성 요실금**(functional incontinence)

신체적 장애, 장애물이나 정상적인 사고능력에 장애를 겪어 요의를 느끼자마자 화장실에 가기도 전에 참지 못하고 소변을 흘리는 증상으로 사고력의 장애, 기동력 저하, 의사소통 장애, 시각장애, 마비 등으로 인해 화장실에 빨리 도달하지 못하거나 옷을 내리지 못하는 경우로 인해 소변을 흘리는 경우가 있다.

⑥ **혼합성 요실금**(mixed incontinence)

긴박성 요실금과 복압성 요실금이 혼합되어 나타나는 형태를 말하며 여성노인에게서 가장 흔하다.

(2) 치료 및 간호중재

① **방광훈련**

소변보는 횟수를 6~7회 이하로 줄여가거나 또는 배뇨 간격을 3시간 30분~4시간으로 증가시키면서 1회 배뇨량을 350~400ml로 늘려서 방광 용적을 점차로 증가시켜 주는 것이다.

② 골반저부근육운동

골반저부근육을 강화시켜 불수의적 소변 손실을 예방한다.

③ 바이오피드백

바이오피드백 치료는 골반저근육 운동을 효과적으로 하도록 도와준다.

④ 전기자극치료

약한 전류를 골반근육과 방광에 줄 때 요도괄약근이 수축하고, 불수의적인 방광의 수축을 억제한다.

⑤ 약물요법

요실금의 종류에 따라 다른 제제의 약물들이 처방되고 있다. 절박성 요실금인 경우 방광근육의 긴장을 풀어주는 약물을, 복압성 요실금인 경우 요도 괄약근을 조여 주는 약물을 주어 치료하고 있다.

⑥ 수술요법

복압성 요실금의 일반적인 수술은 방광을 정상적인 위치로 복원해주는 것이다. 질이나 복부에 절개를 한 후에 방광을 들어올리고, 그것을 근육, 인대 또는 뼈에 실을 가지고 단단하게 고정한다. 심한 복압성 요실금의 경우에 의사는 슬링(복근막이나 대퇴근막 또는 합성물질을 긴 띠 모양으로 만든 것)을 가지고 방광을 단단히 고정한다. 이것은 방광을 들어 올려줄 뿐만 아니라 방광 밑 부분과 요도의 윗부분을 압박하여 뇨유출을 막는다.

⑦ 기타

요실금을 걱정하여 수분섭취를 제한해서는 안 된다. 수분섭취 부족은 고농축된 소변은 방광을 불수의적으로 수축시켜 요실금을 일으킨다. 하루에 2,000~3,000cc(10컵) 정도의 수분을 섭취하는 것이 좋으며, 노년기에는 갈증 감각이 저하되어 수분을 섭취하고자 하는 욕구가 저하되기 때문에 갈증이 나지 않아도 의식적으로 자주 물을 마시는 것이 필요하다. 또한 감염을 예방하기 위해 대소변을 본 후 휴지로 닦을 때 앞에서 뒤로 향하게 닦는다. 세척과 속옷을 자주 갈아입음으로 회음부 위생이 유지된다. 목욕은 통목욕 보다는 샤워가 좋고 손을 잘 씻는 것도 중요하다. 심각한 만성변비는 요실금을 일으키는 흔한 원인이다. 정체된 대변의 부피가 늘어나면 방광출구를 막고 방광저장 용적을 감소시켜 결과적으로 소변이 정체되어 방광이 팽창되고 빈뇨와 요실금이 발생하므로 이를 예방하는 것은 중요하다.

2) 양성 전립선 비대증(Benign Prostatic Hypertrophy)

전립선 비대증은 악성이 아닌 양성이며 전립선이 커져 다양한 배뇨장애를 경험하게 되는 질병이다. 50세 이상 남성들의 약 50% 정도가 전립선 비대를 경험하며 연령이 높아짐에 따라 그 비율이 점차 증가하여 70세까지는 70%로 증가한다.

(1) 원인

발생원인은 불분명하지만 노인성 퇴행성 변화, 염증, 동맥경화, 남성호르몬의 불균형 등이 거론되고 있다. 종족이나 흡연, 성적활동, 정관절제술과 상관없이 남성에게 영향을 미친다.

(2) 증상

- 저장증상은 소변줄기가 가늘고 배에 힘을 주게 되고, 소변볼 때 주저하거나 소변줄기가 끊어지고 소변을 보고나서도 개운하지 않은 증상이 있다.
- 배뇨증상은 소변을 자주 보거나 밤에도 소변이 급하고 심하면 요실금이 발생한다. 또한 더욱 진행되면 잔뇨가 증가되고 방광출구폐쇄와 관련된 증상을 경험하는데, 배뇨를 시작하는 것이 힘들고 뇨 흐름이 약화되며, 방광의 불완전한 비움, 지연뇨, 긴박뇨, 배뇨 후 똑똑 떨어짐, 빈뇨, 야뇨증이 포함된다.
- 그 외에 요정체, 식욕부진 오심 구토 체중감소 무감동과 같은 증상이 나타난다.

(3) 치료 및 간호중재

- 치료의 목적은 증상완화, 요로폐쇄 해결, 방광의 수축력증진, 요로감염예방과 요로폐색을 피하는 것이다. 치료방법은 약물요법, 수술요법, 비수술요법 등이 포함된다. 먼저 카페인 알코올과 강한 향신료는 증상을 악화하므로 사용을 줄이는 것 등의 생활양식의 변화가 필요하며 소금과 이뇨제의 과다 사용을 피하고 7시 이후에는 수분섭취를 제한한다.
- 방광출구 폐쇄와 관련된 배뇨장애, 뇨 정체, 긴박성 요실금의 문제와 요정체로 인한 요로감염의 위험성을 낮추기 위한 간호가 필수적이다.

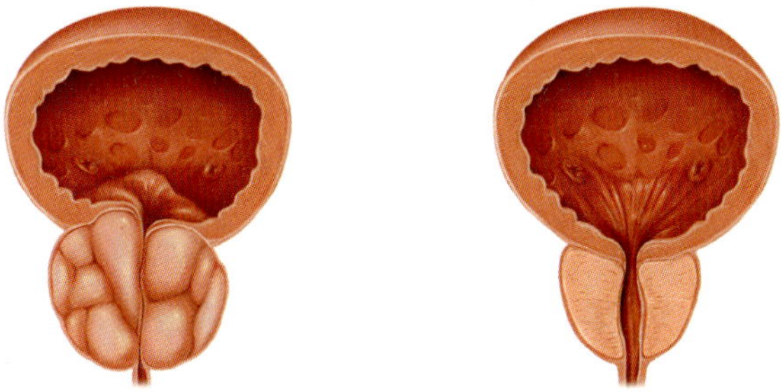

[그림 3-12] 전립선 비대증

VII 노화로 인한 내분비계 변화

1 내분비계 변화

나이가 증가함에 따라 갑상선은 점차적으로 위축되고 갑상선 활동이 저하되면서 기초대사율이 낮아지고 방사성 요오드 흡수가 감소되어 갑상선자극호르몬 분비가 줄어들어 갑상선 자극호르몬의 분비와 방출이 감소된다. 갑상선의 활동은 부신기능이 약해짐으로써 저하될 수 있으나, 이러한 변화에도 불구하고 갑상선 기능은 매일 요구량을 충족시키기 위해 적절하게 유지된다. 부신피질자극호르몬의 분비는 노화에 따라 감소되고 점차로 부신의 분비활동도 저하된다. 부신분비활동이 저하되면서 에스트로겐, 프로게스테론, 안드로겐, 글루코코르티코이드의 분비가 감소한다. 뇌하수체의 용적은 나이의 증가에 따라 감소되면서 성장자극호르몬의 혈액내 수치도 감소할 수 있다. 또한 췌장 안의 β 세포에 의한 인슐린 방출이 충분히 이루어지지 않고 순환하는 인슐린에 대한 조직 민감도가 감소한다.

2 내분비계 건강문제

1) 당뇨

노인에게 발생하는 당뇨병은 거의 대부분 제2형 당뇨병으로 60세 이상 노인의 10～15%를 차지한다. 노인성 당뇨병의 경우 다뇨, 다식, 다음의 전형적 증상이 동반되지 않는 비전형적 형태가 많으며, 효과적으로 혈당을 조절하기 위해서 식이, 운동, 약물요법이 필요하다.

(1) 증상

소변을 자주 보게 되고(다뇨), 그 결과로 몸속의 수분이 부족하게 되어 갈증을 느끼며, 물을 많이 마시게 되는 것이다(다음). 세포가 포도당을 충분히 이용하지 못하기 때문에 자꾸 배가 고파서 음식을 더 많이 섭취하게 되지만(다식), 반대로 체중은 감소하게 된다.

그 밖의 증상으로는 쉽게 피로하고, 기운이 없고, 눈이 침침해지며, 손과 발이 저린다거나 피부나 음부의 가려움증 등이 있다. 그러나 노인 대상자에게는 이러한 전형적 증상이 나타나지 않는 경우가 많으며, 전형적 증상에 수반하여 나타나는 피로감, 체중감소 등과 같은 증상이 나타나지 않을 수도 있다. 임상적 징후와 증상은 자각증상이 없는 수준에서부터 혼수상태까지 다양할 수 있다.

(2) 당뇨의 진단

당뇨병을 진단하기 위한 가장 정확한 검사는 혈장의 포도당 농도를 측정하는 것이다.

[표 3-1] 혈당수치로 본 당뇨병

구분	공복혈당	식후 2시간 혈당
당뇨병	126mg/dL 이상	200mg/dL 이상
내당능 장애	100mg/dL 미만	140~199mg/dL
공복혈당 장애	100~125mg/dL	140mg/dL 미만

당뇨병의 전단계(내당능 장애, 공복혈당 장애)는 제2형 당뇨병으로 진행될 고위험군입니다.
당뇨병의 전단계에서 생활습관의 변화를 통해 제2형 당뇨병을 예방하거나 지연시킬 수 있습니다.

출처 : 당뇨병학회, 2015 당뇨병진료 지침, 2015.

(3) 치료 및 간호중재

① 식이요법

노인 당뇨병환자의 식이요법은 환자 개개인에 맞추어야 하며, 오랫동안 지켜온 식생활습관과 치아상태, 일반적인 건강상태, 교육 정도를 고려하여야 하고, 가능하면 전문 영양사가 개입하여 계획을 세우는 것이 바람직하다.

② 운동요법

운동은 인슐린에 대한 저항성을 완화하여 혈당을 감소시켜 주고, 지질대사를 원활하게 하여 동맥경화증 예방과 스트레스 해소에 도움을 준다. 일주일에 3회 이상 1회당 최소 20분 이상의 산책과 수영 같은 호기성운동을 하도록 격려해야 한다.

③ 발 관리

발을 관리할 때, 마른 수건으로 발가락 사이를 잘 닦고 건조시킨 후 면양말을 신는다. 또한 발을 뜨거운 물에 씻지 않도록 하며, 너무 오랫동안 물에 담그고 있거나 세게 문지르지 않는다.

④ 투약

경구용 혈당강하제(OHAs)는 췌장의 인슐린 생산분비능력을 자극하는 것으로 인슐린에 대한 감수성을 증가시키고 간에서의 포도당 생산을 감소시키는 작용을 한다. 저혈당증은 혈당강하제 요법의 중요한 합병증이므로 환자에 대한 교육이 필요하다. 또한 발진, 소양진, 오심, 구토, 간기능 이상, 빈뇨 등의 부작용에 대해 인식시킨다.

⑤ 장기적 관리

노인 환자의 장기관리계획에는 투약, 영양학적 권장사항, 가정에서 혈당 측정하기, 눈 검진, 매년 인플루엔자 예방접종, 추후계획 등의 내용이 포함되어야 한다. 간호사는 추후 방문 때마다 저혈당증, 자가 측정 혈당치, 최근 투약과 다른 의학적 질병에 관한 건강력을 조사해야 하며 발 검진 및 체중과 혈압을 측정한다.

⑥ 교육

노인 환자는 자가 간호를 격려 받고 합병증 예방을 위한 관리를 효과적으로 수행할 수 있어야 한다. 교육에는 식이, 투약관리, 혈당모니터링에 대한 내용이 포함된다. 환자나 가정에서 간호를 제공하는 사람은 약물의 정확한 용량의 투여와 혈당 측정을 수행하며, 저혈당증의 증상을 인식하고 관리할 수 있어야 한다. 특히, 저혈당증의 관리를 위해서 환자, 간호제공자, 가족에게 저혈당증의 증상과 증후와 관리법에 대한 내용을 교육하는 것이 중요하다.

[표 3-2] 저혈당 수준과 관리

저혈당 수준	증후	관리
경증	배고픔, 발한, 신경질, 빈맥, 창백	탄수화물 10g (120cc의 주스, 설탕 첨가 안 됨)
중간중증	두통, 불안정, 피곤, 복시, 정서변화	탄수화물 10g 반복
중증	반응 없음, 혼동, 혼수, 경련	glucagon, 정맥으로 glucose

VIII 노화로 인한 신경계 변화와 사정

1 신경계 변화

뉴런은 뇌부위의 통합성과 전달능력을 담당하는 부분으로 노화에 따른 대뇌피질의 뉴런의 상실은 운동, 지각, 언어, 사고 등의 기능의 감퇴를 초래한다.

시냅스는 한 뉴런의 축삭돌기 말단과 다음 뉴런의 수상돌기 사이의 연접 부위로 뉴런의 흥분이 시냅스를 거쳐 다른 신경세포에 전해지는 것을 흥분의 전달이라고 한다. 노화에 따른 시냅스의 상실은 신경전달에 변화를 초래한다.

리포푸신은 뇌절편내 세포 안 과립으로 노화지표가 되는 노화색소이다. 신경세포 내에 리포푸신이 축적되면 노인에게 발생되는 공간점유성 병소를 유발하고 신경세포활동에 영향을 미친다.

노화에 따른 물질 대사의 변화로 기초 대사율 저하, 당질 대사능력 저하, 단백질 대사면에서 알부민 합성능 저하, 지질 대사면에서 콜레스테롤, 총지질의 증가, 비타민 대사에서 혈중 비타민 A의 감소, B1의 배출 감소, C의 부족 상태를 보인다. 내분비 기능에서 뇌하수체-부신 피질계 기능의 동요 등이 보여진다. 아울러 죽상 경화의 일부로 뇌혈류변화가 일어나 뇌조직을 보호하는 뇌혈관장벽이 파괴된다. 이러한 대사변화와 혈액순환의 변화로 뇌기능의 변화를 초래한다.

노화에 따른 신경계의 기능적 변화로 반응 시간의 지연 등으로 오는 감각 운동기능 저하, 단기 기억 감퇴, 정보인출의 어려움 등의 인지기능, 판단력, 계산 능력의 저하를 보인다. 아울러 REM 수면양의 감소, 총 낮 수면 시간 증가, 수면 중 깨어남의 빈도 증가를 보인다.

균형 유지 능력, 신체를 바르게 유지하려는 능력, 공간지각 장애가 보인다.

정상적인 노화과정의 경우 정서적 통제력 장애, 솔선감의 감퇴, 위축 등 징후를 암시하므로 뇌기능 장애의 초기 징후를 사정해야 한다.

2 신경계 사정

1) 사정 절차

떨림과 불수의적 운동이 있는지 시진한다. 젊은 사람과 같은 방법으로 통증, 온도, 접촉 위치, 진동에 대한 감각을 검사한다. 롬버그 검사(Romberg's test)를 통해 위치 감각을 사정한다. 걸을 때 보조 장비를 사용해야 하는 대상자는 예외다.

2) 정상 소견

노인은 휴식기의 떨림(진전, tremors)이 증가한다. 뚜렷한 질병 과정이 없다면 이 떨림은 병리적인 것으로 간주하지 않는다. 노화 과정에서 접촉과 진동 감각이 감소하는 것은 정상이다. 휘청거림이 거의 없으며 균형을 상실하지 않는다.

3) 비정상 소견

파킨슨병의 떨림은 휴식기에 발생할 수 있으며 대개 수의적 운동을 하면 감소한다. 주로 손에서 시작되며 몸의 한쪽에서만 발생할 수 있다. 이 떨림에는 근육경직이 동반된다. 좌우 중 한쪽만 감각이 손실되었다면 척수 또는 그보다 상위 경로에 병변이 있다는 뜻이다. 감각이 좌우 대칭으로 소실되었다면 전신질환과 관련된 신경병증일 수 있다. 이러한 경우 현저히 휘청거림과 넘어질 것 같은 느낌이 든다.

3 신경계 건강문제

1) 뇌졸중

뇌졸중(stroke)은 뇌세포의 파괴를 초래하는 뇌 일부분의 허혈이나 출혈로 인해 일어난다. 그 영향으로 뇌가 통제하던 움직임, 감각 또는 감정 기능이 상실되거나 손상된다. 기능상실의 심각성은 뇌의 위치와 범위에 따라 달라진다.

(1) 증상 및 위험인자

뇌졸중의 조절 불가능한 위험요인으로 연령, 성별, 인종, 가족력, 유전이 있다. 뇌졸중 발생 위험은 나이가 들수록 증가한다. 뇌졸중의 발생 위험률이 55세 이후 2배로 증가하고 뇌졸중 발생환자의 2/3가 65세 이상이긴 하지만 어느 연령대나 발생 가능하다. 뇌졸중은 남자에게서 더 흔하지만 뇌졸중으로 인한 사망은 여성이 더 많다. 여성은 남성보다 수명이 길기 때문에 뇌졸중에 걸릴 기회가 더 많다. 뇌졸중의 가족력, 일과성 허혈발작 경력, 뇌졸중 병력 역시 뇌졸중의 위험을 증가시키는 요인들이다. 조절 가능한 위험요인은 생활습관과 의학적 치료를 통해 변화될 수 있는 요인으로 고혈압, 심장병, 흡연, 과도한 음주, 비만, 수면 무호흡, 대사증후군, 운동부족, 불량한 식습관, 약물 남용 등이 있다.

뇌졸중의 증상으로 원인 모르는 두통, 신체 한쪽 부위에서 얼굴, 팔 또는 다리의 저린감 또는 쇠약감, 혼돈, 말하고 이해하는데 어려움, 보고, 걷는데 어려움, 어지러움, 조정능력 상실 등의 "갑자기" 발생하는 초기 증상이 있다. 이때 초기 대응이 앞으로 치료와 간호에 따른 경과호전에 영향을 미친다.

한번 발생한 뇌졸중은 운동기능, 방광 및 장의 배설, 지적 기능, 공간지각 변화, 성격, 정서, 감각, 연하, 의사소통 등 많은 신체 기능에 영향을 미친다. 뇌졸중으로 영향 받는 신체 기능은 영향 받은 동맥이 혈액을 공급하는 뇌조직의 위치와 직접 관련이 있다. 운동 기능장애는 뇌졸중의 가장 명백한 증상으로 운동장애, 호흡 기능장애, 연하장애와 언어장애, 구역반사(gag reflex) 장애, 자가간호 활동장애 등이 포함된다. 뇌로부터 척수를 통해 운동 신경세포로 전달되는 추체로(pyramidal pathway)의 운동신경원(motor neuron)의 파괴로 인해 증상이 발생한다. 운동성 기능장애에는 수의운동장애(akinesia, 무운동증), 통합운동장애, 근육긴장도 변화, 반사장애 등이 포함된다. 대부분의 환자에서 초기에 나타난 반사저하(hyporeflexia)가 과잉반사(hyperreflexia)로 진행한다. 뇌졸중 후 운동장애는 어떤 특수한 형태를 보인다. 추체로가 연수에서 교차하기 때문에 뇌의 한쪽 병소는 몸의 반대편 운동장애로 나타난다. 손상 받은 팔과 다리의 쇠약이나 마비의 정도는 뇌순환의 부위와 정도에 달려있다. 언어장애는 글씨와 말에 대한 표현과 이해를 포함한다. 뇌졸중이 지배적 대뇌반구를 손상시키면 환자는 실어증을 경험한다. 베르니케영역(Wernicke's area)을 침범한 뇌졸중은 말을 이해하지 못하는 수용성 실어증(receptive aphasia)을 초래하고 구두 언어나 문자나 활자화된 문장을 이해하지 못한다. 브로카영역(Broca's area)의 뇌졸중은 표현성 실어증(expressive aphasia)을 초래하는데 말하고 쓰는 능력이 상실된다. 또한 많은 뇌졸중 환자들은 구음장애가 발생하는데 언어를 구사하는 근육 통제능력이 상실되어 발음과 명확성, 발성의 장애를 초래한다. 구음장애는 의사소통의 이해력에 손상을 주지는 않지만 말하는 데 지장이 있다. 어떤 환자는 실어증과 구음장애를 동반하기도 한다. 뇌졸중 환자는 자신의 정서를 통제하는 데 어려움을 겪는다. 정서반응이 과장되거나 예측 불가능하다. 우울증과 신체상 변화 및 기능 상실로 인한 감정변화는 더욱 정서를 악화시킨다. 뇌졸중으로 인해 기억력과 판단력에 문제가 발생한다. 이런 손상은 뇌졸중이 영향을 미치면 뇌의 어느 쪽에서도 발생할 수 있다. 좌측 뇌졸중 환자는 언어에 관련된 기억 문제를 일으킬 가능성이 있고, 대개 판단을 하는 데 있어서 매우 신중하다. 우측 뇌졸중 환자는 매우 충동적이고 성급하게 행동한다. 뇌졸중 환자들은 대개 학습능력에 장애가 온다. 그러나 이를 일반화하기는 어려움이 있다. 공간지각 문제는 4가지가 있는데 좌측 뇌졸중의 경우보다 우측 뇌졸중의 경우 공간지각에 더 문제를 일으킨다. 첫 번째는 자신과 병에 대한 부정확한 지각으로 두정엽(parietal lobe)의 손상으로 인해 발생한다. 환자는 자신의 질병이나 신체 일부분을 부정한다. 두 번째, 환자는 손상된 측으로부터 들어오는 모든 지각을 무시한다. 이러한 증상은 두 눈의 같은 쪽의 반쪽시야가 보이지 않는 동측반맹(homonymous hemianopsia)에 의해 악화된다. 또한 환자는 거리를 판단하는 것과 같은 공간지남력에 어려움을 갖게 된다. 세 번째 장애는 보기, 만지기, 듣기를 통해 사물을 인지할 수 없는 실인증(agnosia)이다. 네 번째는 명령에 따라 일련의 학습된 행동을 수행하지 못하는 실행증(apraxia)이다. 대부분의 방광 및 장의 배설 문제는 뇌졸중 초기에 발생하며 일시적이다. 초기에 환자는 빈뇨, 절박뇨, 요실금을 경험한다. 장의 운동성 조절에 일반적으로 문제가 없어도 환자는 자주 변비가 발생한다. 변비는 부동, 복부근육 쇠약, 탈수, 배변반사 감소와 관련이 있다. 배설 문제는 배설 욕구 표현장애나 옷을 입고 벗는 문제로 발생할 수도 있다.

(2) 치료 및 간호중재

뇌졸중의 내과적 치료법은 식이요법과 운동장애와 마비상태에 적응하도록 돕거나 재활을 위한 재활요법, 뇌졸중의 위험요인을 감소시키기 위한 약물요법을 포함한다. 약물요법으로는 항혈소판제, 벤조디아제핀계 약물, 항경련제, 혈전용해제, 항부정맥제, 항고혈압제, corticosteroids 약물, 진통제를 사용한다. 수술요법에는 뇌졸중 원인과 범위에 따라, 환자는 혈종을 제거하기 위한 개두술, 동맥벽으로 부터 동맥경화반을 제거하기 위한 동맥 내막 절제술, 폐색을 감소시키기 위해 스텐트를 삽입하는 것 또는 막힌 동맥을 우회하여 침범된 영역에 혈류를 확보하는 두개외 우회술을 시행할 수 있다. 뇌실 측로술은 뇌척수액을 배액하기 위해 필요할 수 있다.

뇌졸중 환자의 간호에는 여러 가지가 있지만 다음과 같은 중재를 중심으로 한다.

- 환자 기도와 산소포화도를 유지한다. 조이는 옷은 느슨하게 해주고 환자의 뺨을 살펴본다. 한쪽이 호흡과 함께 풍선같이 부풀면 그쪽이 뇌졸중으로 영향 받는 쪽이다. 만약 의식이 없다면, 환자는 침을 흡입할 수 있기 때문에 배액이 되게 하기 위해서 측위를 취해주거나 흡인을 해준다. 필요하다면 인공기도관을 삽입하고 기계적 환기나 보조적 산소 공급을 시작한다.
- 환자의 활력징후와 신경계 상태를 사정한다. 관찰한 것을 기록하고, 동공 확대의 변화, 두개내압 상승, 그리고 경부 경직 또는 축 늘어짐 같은 중요한 변화는 보고 한다. 혈압, 의식변화 운동 기능(수의적 그리고 불수의적 움직임), 감각, 말하기, 피부 색, 온도를 주의깊게 관찰한다. 혈압이 갑자기 상승하고, 맥박이 빨라지고 튀는 맥박이며 환자가 갑자기 두통을 호소한다면 다음 뇌졸중이 임박하다고 볼 수 있다.

- 흉통, 숨가쁨, 탁한 색, 빈맥, 열 그리고 변화된 감각 중추 같은 폐 색전증 징후와 증상에 대해 주의깊게 살핀다. 체액과 전해질 균형을 유지한다. 환자가 수분을 섭취할 수 있다면 수분이 허용되는 범위에 대해서 자주 얘기해 준다. 처방된다면 정맥으로 수분을 공급한다. 그러나 두개내압을 증가시킬 수 있기 때문에 절대로 다량의 수분을 주어서는 안된다.
- 위장관계 문제를 관리한다. Valsalva maneuver는 복압과 흉압을 증가시켜 두개내압을 증가시킬 수 있으므로 이를 피하도록 한다. 변비를 예방하기 위해 환자의 식이를 바꾸고 처방된다면 대변 완화제를 투여한다. 환자가 오심이 있다면 구토로 인한 흡인을 예방하기 위해 측위를 취해준다. 궤양 형성의 위험을 감소하기 위해 제산제를 제공한다.
- 환자의 구강을 씻어주고 깨끗이 해주고 틀니에서 음식물 찌꺼기를 제거해준다.
- 꼼꼼한 눈 관리를 제공한다. 소독한 생리식염수와 거즈 패드로 분비물을 제거한다. 안약이 처방된다면 점적하고 환자가 눈을 감을 수 없다면 패드로 덮어준다.
- 환자의 자세를 취해준다. 복사뼈까지 오는 스니커, 부목 또는 발판은 발처짐, 구축 예방을 도울 수 있다. 욕창을 예방하기 위해 특수 매트리스를 사용하고 환자 자세를 자주 변경해 준다. 폐렴을 예방하기 위해 최소한 매 2시간마다 환자 자세를 변경하고 체위 부종을 조절하기 위해 영향 받은 쪽 손을 올려준다.
- 환자의 운동을 돕는다. 영향 받은 쪽과 영향 받지 않은 쪽의 관절운동을 시행한다.
  처방된 약을 투여하고 부작용에 대해서 주의해서 관찰한다. 또한, 환자와 의사소통을 계속 한다.
- 환자가 실어증이 있다면 의사소통의 간단한 방법을 마련한다. 반응이 없는 환자도 들을 수 있으므로 환자가 들으면 안되는 얘기는 환자 앞에서 하지 않는다.
- 정서적 지지를 제공하고 라포(rapport)를 형성한다. 환자와 시간을 보내도록 하며 현실 가능한 단기 목표를 세우고 환자 가족이 간호에 참여하도록 권장한다.
- 환자를 평가한다. 환자의 기도, 정상 호흡음, 적절한 움직임, 안정적인 또는 향상된 의식수준 그리고 적절한 영양에 대해 관찰한다. 환자와 가족들이 이 장애에 대처하는 것에 대해서 격려한다.

2) 파킨슨 질환(Parkinson's Disease)

파킨슨 질환은 파킨슨니즘(Parkinsonism)의 한 종류이다. 파킨슨니즘은 동작을 느리게 하는 모든 신경계 질환 전체를 통합한다. 파킨슨 질환은 진행형 신경 퇴행성 질환으로 진전, 손, 팔,

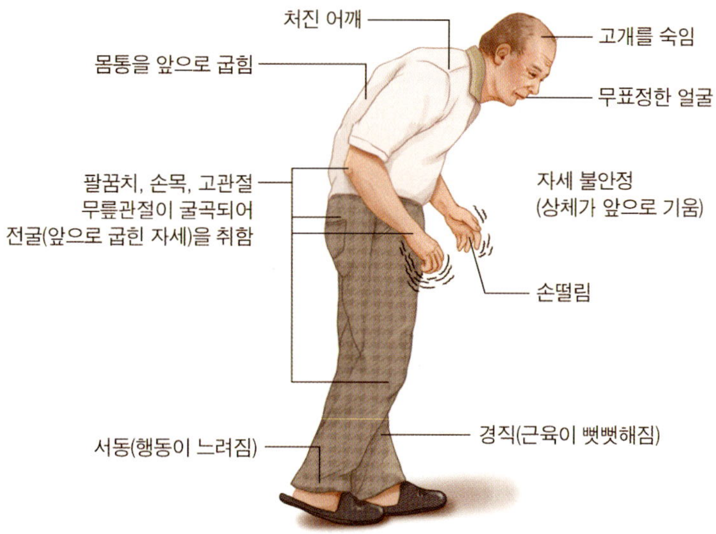

[그림 3-13] 파킨슨 질환의 대표적 증상

다리, 턱, 머리의 떨림, 몸통과 사지의 경직, 느려진 동작과 손상된 균형으로 특징 지워지는 질환이다. 심각한 인식 장애와 미약한 언어 장애도 발생하는데 만성적이고 진행적이다. 이러한 증상들은 서서히 생겨 시간의 경과에 따라 악화된다.

파킨슨 질환의 직접적인 원인은 알려져 있지 않다. 그러나 많은 연구가들이 증상들을 유발하는 요인이 도파민이라는 화학전달물질의 부족으로 나타나는 것이라는 것을 입증하였다. 흑질(substantia nigra)의 불완전한 도파민의 생성 및 작용으로 운동신경 피질의 자극이 감소되어 일어난다. 파킨슨 질환 원인은 뇌세포의 손상, 산화제(oxidants)라고 불리는 자유기의 뇌세포를 손상, 체내 또는 체외 독소들의 도파민을 포함하는 뇌세포의 손상, 가속화된 노화로 인해 도파민 생성의 소실, 유전적인 소인, 약물들의 사용 등이 있다.

(1) 증상

파킨슨 질환의 증상으로는 휴식시 떨림, 느려진 동작, 경직, 질질 끄는 보행, 서동 등이 관찰된다. 다른 신경학적 증상들로는 마스크 같은 얼굴, 기억력 상실, 후각 상실, 변비 증상이 보이고 혈압, 심박동, 땀흘림, 소화에 관여하는 교감신경계 장애가 나타난다.

(2) 치료 및 간호중재

파킨슨 질환 치료는 약물치료, 수술치료, 운동치료가 있는데 이중 약물치료가 주가 된다.

• 파킨슨 질환 환자의 운동 증상 관리 약물은 오늘날 파킨슨 질환 증상 조절을 위해 가장 널리 쓰여지는 Levodopa이다. Dopamine의 전구체인 levodopa는 혈뇌장벽을 통과하고 뇌에서 dopamine으로 전환된다. 그러나 Levodopa의 단독사용은 식욕감, 구토, 오심, 혈압하강, 현기증, 심박동 수 증가 등의 부작용을 초래하여 carbidopa와 사용한다. Levodopa를 사용할 때 carbidopa와 함께 투여하는 것이 보통인데, levodopa와 carbidopa의 혼합체인 sinemet이 사용된다. Carbidopa-levodopa(brand name : Sinemet)는 Levodopa의 부작용을 줄이면서 약물 작용을 증가시키기 위하여 사용된다. 이는 신체 체계가 필요로 하는 비타민 B6의 흡수를 돕고 파킨슨 질환 조절을 위해 필요로 하는 Levodopa의 양을 줄여준다. 초기에는 적은 용량, 즉 sinemet 25/100(carbidopa 25mg, levodopa 100mg)을 하루 세 번 투여로 시작하여 치료 효과와 부작용을 관찰하며 점차 증량하여 대부분 sinemet 25/250을 하루 3~4번 정도 유지하도록 한다. Levodopa를 적은 용량으로 시작하는 것은 후에 나타나는 반응변동(response fluctuation)을 줄이는데 효과적이다. 방출조절형의 sinemet을 사용하는 것도 반응변동 현상의 예방이나 투여 횟수를 줄이는데 효과적이다. Entacapone(brand name; Stalevo)는 최근 파킨슨 질환 치료에 추가된 약물이다. 이는 카테콜-0-메틸 트란스퍼레이스 억제제(Catechol-O-methyl transferase inhibitors)로 효소 3-O-methyldopa의 작용을 억제하여 Levodopa가 뇌에 더 많이 도달할 수 있도록 도와준다. 이는 Levodopa의 작용 시간을 늘려주고 Carbidopa/Levodopa의 양을 줄여주며 off 기간을 조절해준다. Dopamine으로 변형되는 levodopa와는 달리 Dopamine agonists는 도파민의 특성을 모방한 약물이다. 의사들은 이를 levodopa의 장기 사용으로 인한 부작용을 피하기 위해 파킨슨 질환의 초기 약물로 처방한다. 그러나 이 약물들이 부작용 또한 주간졸음, 저하된 혈압, 부종, 악몽, 환상 등이 있어 사용의 제한이 따른다. 구세대 약물 중 Bromocriptine, Pergolide는 이러한 부작용이 많으나 새세대 약물로 Pramipexole과 Ropinirole은 부작용이 적은 약물이다. Monoamine oxidase inhibitors 약물들은 뇌세포간의 신호전달 화학물질인 Monoamine과 상호작용한다. 이들은 도파민의 산화를 억제하여 파킨슨 질환 증상들을 개선한다. 아울러 신경보호자로의 역할을 하여 파킨슨 질환의 진전을 막아 준다. 대표적인 약물은 Selegiline (Zelapar)이다. 이런 약물을 사용할 때 감기약이나 항우울제와 함께 복용하면 serotonin 수준을 높이기 때문에 주의해야 한다. 만약 수술이 계획되어 있다면 Monoamine oxidase inhibitors 복용이 혈압의 급강하시키는 효과가 있기 때문에 주의해야 한다. 아울러 적포도주나 오래 숙성된 치즈를 함께 복용시 비정상적인 혈압을 초래하기 때문에 주의를 요한다.

약물 치료시 주의해야 할 점

- 환자가 약물을 잘 복용하게 하는 것이다.
- 환자가 집에만 거주할 경우 요일별 구분되어 있는 약보관함을 이용하여 복용하도록 교육해야 한다.
- 직장을 다닐 경우 작은 통에 역시 요일별로 담아 가며 복용할 수 있도록 교육한다.
- 섭취하는 모든 약을 주치의에게 알리고 관리될 수 있도록 하며 약국 또한 한곳만 이용하여 여러 약물의 동시 복용으로 나타날 수 있는 부작용을 줄이도록 한다.

- 파킨슨 질환자의 간호로 우선해야 되는 것은 환자의 파킨슨 질환 특성에 대해 수용을 돕는 것이다. 즉 파킨슨 질환이 만성 질환으로 환자 인생의 한부분임을 명심시킨다. 이는 환자가 자신의 병임을 수용하지 않고 거부함으로써 증상을 완화할 수 있는 기회를 잃어버리거나 빨리 이를 수용하여 이에 대한 대처를 조기에 할 경우 증상완화를 늦출 수 있는 기회가 있게 하기 위함이다. 진전하는, 혹은 악화되는 등의 파킨슨 질환의 특성은 환자들로 하여금 두려움에 휩싸이게 한다. 그러나 많은 파킨슨 질환을 진단 받은 환자들이 진단 후 비교적 정상적인 생활을 누릴 수 있었다. 이를 위한 전제 조건은 파킨슨 질환을 어떻게 대처하느냐의 태도와 약물 복용 준수에 달렸다. 이와 같은 파킨슨 질환 대처 관련 내용을 환자에게 교육을 할 필요가 있다.
- 파킨슨 질환 환자의 동작 장애와 관련된 간호로 환자는 낙상의 위험과 낙상에 대한 두려움에 처하게 된다. 이를 위하여 간호사는 환자의 동작을 증진시킬 수 있는 운동 요법을 적용 유지할 수 있도록 환자에게 교육하는 중요한 역할을 지닌다. 파킨슨 질환에 있어 유연성을 증가시키기 위한 운동인 요가, 타이치가 추천된다.
- 파킨슨 질환 환자의 식이 요법과 관련된 간호에서 일반적으로 섭취해야 할 영양소는 탄수화물, 단백질, 지방, 비타민, 미네랄, 섬유질, 수분이다. 식이의 기본은 각 영양소가 골고루 포함된 식사를 규칙적인 식습관을 유지하며 과식, 편식, 결식하지 않고 씹고 삼키기 쉬운 음식 위주로 칼로리는 체중 유지할 수 있도록 충분히 섭취하는 것이다. Levodopa를 복용하는 경우 고단백 낙농제품 섭취를 제한한다. 과일, 야채, 알곡, 콩, 두부, 녹차, 올리브유 등에는 자연상태로 존재하는 항산화제가 함유되어 있는데 이들은 뇌세포의 사멸을 보호하는 작용이 있다. 따라서 위에 열거한 식품의 섭취량을 늘리는 것이 좋다. 변비를 예방하기 위해 푸른 야채와 과일, 섬유질 함유량이 높은 씨리얼, 알곡이 좋다. 서동증이 있는 파킨슨 질환 환자는 운동부족으로 비만이 되기 쉽다. 항상 식욕과 체중을 매일 점검하여 비만을

예방해야 한다. 느린 움직임이나 미세한 운동장애로 인해 저작기능장애가 초래되어 식사를 충분히 할 수가 없을 때는 부드러운 음식으로 식단을 짜는 것이 유리하다. 삼키기 어려운 경우 물보다는 걸쭉한 형태의 유동식을 섭취하도록 한다.

3) 치매(Dementia) · 섬망(Delirium)

치매는 기억 장애, 사고 비약, 추상적 사고, 판단, 성격 변화 등의 증상 특징으로 하는 만성적 비가역적 뇌질환이다.

(1) 증상

초기 치매(1단계 : 평균 1~3년 지속)의 특징은 '최근 기억의 감퇴'가 시작된다. 사회생활이나 직업능력이 다소 상실되더라도 어느 정도 독립적인 생활을 영위할 수 있고, 개인위생을 유지하며, 비교적 사회적인 판단력은 통상적으로 유지된다. 하지만 점차 진행되면서 직업적 기능의 유지, 운전하기, 물건사기, 음식 장만하기 등 일상생활을 하는데 어려움을 보이기 시작하여 주변 사람들의 도움을 필요로 하게 된다. 2단계 치매(2~10년 지속됨)의 특징은 초기단계에서 보였던 기억력 감퇴, 언어능력 등의 증상은 더욱 악화되며, 대체로 사회적 판단에 장애를 겪게 된다. 점차 진행되면서 씻기, 옷 입기 등 일상생활에 필요한 동작에도 어려움을 보여 일상생활을 유지하기 위해 주변사람들이 도와주어야 한다. 3단계 치매(8~10년 사망 전까지 지속)의 특징은 모든 지적능력이 심하게 손상되고, 일상생활의 능력이 감퇴되어 대소변을 가리지 못하며 스스로 식사를 할 수 없게 된다. 또한 팔 다리 등 신체에 장애가 없는데도 걷지 못하게 되어 뇌가 더 이상 신체에게 무엇을 지시할 수 없는 것처럼 보이게 된다. 이 시기에 환자는 기본적인 일상생활을 유지하기 위해 거의 전적으로 주변의 도움에 의존하게 된다.

섬망은 환경 지각 반응의 감소, 주의 집중 및 유지 능력 감소 증상을 특징으로 하는 급성적 가역적 뇌질환이다. 치매와는 달리 가역적인 일시적인 상태이다. 섬망의 증상은 보통 일몰증후

[표 3-3] 치매와 섬망의 감별진단

치 매	섬 망
• 서서히 발병	• 갑자기 발병
• 일반적으로 비가역적	• 보통 가역적
• 지남력 장애가 후기에 나타남	• 발병 초기에 지남력의 장애가 나타남
• 하루 내의 변화가 심하지 않음	• 하루 내에 변화가 심함
• 의식의 장애는 말기에나 관찰됨	• 의식의 장애가 두드러짐

군(sundown syndrome)이라고 불리는 하루 중 늦은 시간에 발생하며 지남력 장애가 나타난다. 아울러 과잉행동으로 부터 과소행동까지의 행동양상의 변화와 혼돈사고, 주의 집중 능력 저하, 시간 장소의 혼돈, 최근 그리고 장기 기억에 대한 손상, 환청, 환각, 공포스러운 망상, 수면 패턴 변화, 공포스러운 꿈, 불안, 공포 등의 인지기능 변화가 나타난다.

(2) 치매 진단

치매 감별 진단 검사 중 신경인지검사의 대표적 검사는 MMSE(Mini Mental State Examination)와 MDS(Minimum Data Set)이다. MMSE는 치매선별검사 중 가장 널리 사용되고 있는 것 중 하나이다. 간단한 인지적인 선별검사로써 시간에 따른 변화를 살펴볼 수 있다는 장점이 있다. MMSE를 우리나라에 맞게 개량한 것이 MMSE-K이다. MMSE-K는 총점이 30점인데, 시간에 대한 지남력 5점, 장소에 대한 지남력 5점, 기억등록능력 3점, 주의집중 및 계산능력 5점, 기억회상능력 3점, 언어능력 8점, 시공간적 구성능력 1점, 검사에 5~15분 정도 소요된다.

최소 데이터 세트(MDS)는 미국 Medicare 또는 Medicaid 인증 요양원의 모든 거주자에 대한 임상 평가를 위한 연방 정부의 위임된 프로세스의 일부로 각 거주자의 기능적 기능에 대한 포괄적인 평가를 제공하고 요양원 직원이 건강상의 문제를 파악하는 데 도움을 주는 평가틀이다. 이는 환자의 전반적인 건강상태를 파악하는데 이용되고 있다.

1. Cognitive patterns (인지 양상)
2. Communication and hearing patterns (의사소통 및 청력 양상)
3. Vision patterns (시력 양상)
4. Physical functioning and structural problems (신체적 기능과 구조적인 문제)
5. Continence (연속성)
6. Psychosocial well-being (정서적 안녕)
7. Mood and behavior patterns (기분 및 행동 패턴)
8. Activity pursuit patterns (활동 추적 패턴)
9. Disease diagnoses (질병 진단)
10. Other health conditions (기타 건강상태)
11. Oral / nutritional status (구강 / 영양상태)
12. Oral / dental status (구강 / 치과상태)
13. Skin condition (피부상태)
14. Medication use (약물 사용)
15. Treatments and procedures (치료 및 절차)

지남력
1. 오늘은 며칠입니까? 5점 □ (년 월 일 요일 계절 각 1점 가산함. 날짜를 음력으로 대답하거나 년을 간지로 대답해도 정답임)
2. 당신의 주소는? (시(도) 구(군) 동(면) 번지) 4점 □
3. 여기는 무엇을 하는 곳입니까? 1점 □ (예 : 거실, 주택, 가정집, 아파트, 노인정 등)
기억 등록
4. 물건 이름 세 가지 (예 : 나무, 자동차, 모자) 3점 □ (기억력에 관한 검사라고 말하고 3개의 단어를 1초 간격으로 정확히 불러주고 따라하게 함. 첫째 시행에서 반복하는 것에 점수를 가산함. 3단어를 완전히 따라할 때까지 6회까지 반복함. 그래도 따라하지 못하면 5번은 수행하지 않음)
기억 회상
5. 3분 내지 5분 뒤에 위의 물건 이름들을 회상 (7번 뒤) 3점 □ (정답에 각각 1점 씩)
주의 집중 및 계산
6. 100-7=93-7=86-7=79-7=72-7=65 5점 □ (또는 삼천리 강산을 거꾸로 말하기) (100에서 7을 계속해서 5회 빼라고 함. 계산을 못하는 경우 삼천리 강산을 거꾸로 말하게 하고 올바른 배열에 있는 글자의 수를 점수로 가산함. 93-80-73-63-56은 3점) - 각 정답에 1점씩 준다. 5번 답을 말하면 정지함
언어 기능
7. 당신이 가지고 있는 물건(연필, 열쇠 등)을 보이며 이름을 다시 묻는다. 2점 □
8. 오른손으로 종이를 집어서 반으로 접어서 무릎 위에 놓기 3점 □ (종이 한 장을 피검자에게 주고 3단계 명령, 단계별로 1점)
9. 5각형 2개를 겹쳐 그리기 1점 □ (검사자가 시범을 보임) (5각이 분명한 2개의 도형과 이것들이 겹쳐지어 4각의 도형을 한 경우에 정답임)
10. '간장 공장 공장장'을 따라하기 (1번만 시행함) 1점 □
이해 및 판단
11. 옷을 왜 빨아(세탁)서 입습니까? 1점 □
12. 길에서 남의 주민등록증을 주웠을 때 어떻게 하면 쉽게 주인에게 되돌려 줄 수 있겠습니까? 1점 □ (우체국에 관계된 대답에만 점수를 가산함. 예를 들어 우체국, 우체통 등은 정답이고, 동사무소, 경찰서 등은 오답임)
총 점수 : / 30

※ 교정방법(무학인 경우)

1. 시간에 대한 지남력(1번)에 +1점　2. 주의 집중 및 계산(6번)에 +1점　3. 언어 기능(7번)에 +1점

(단, 각 부분에 만점을 넘지 않도록 함)

1) 치매노인군 : MMSE-K 점수 20점 미만-전문의의 확진 필요

상기한 점수를 모두 만족시키는 경우에는 간이평가 결과상 치매로 간주할 수 있으나, 전문의의 확진을 필요로 한다.

• 24~20 : 경계영역, 19~15 : 경도, 14~10 : 중등도, 9점 이하 : 고도의 치매

2) 정상 노인군 : MMSE-K 점수 25점 이상

MMSE-K 박종한 등(1990)이 개발한 한국판 간이정신상태검사(Korean version of Mini-Mental State Examination)

(3) 치료 및 간호중재

알츠하이머병을 포함한 치매 환자를 치료하는 첫 번째 과제는 회복이 가능한 부분을 찾아내어 치료하는 것이다. 두 번째 과제는 문제가 되는 행동 증상의 원인을 밝혀내어 완화시키는 것이다. 세 번째 과제는 환자가 원하고 적응이 된다면 기억 등의 인지기능을 회복시켜 줄 수 있는 약제를 투여하거나 신경심리적 재활을 시도한다. 네 번째 과제는 치매 환자를 직접 간호하는 가족이나 간호자를 도와주어야 한다.

- 치매의 약물치료는 치매로 인하여 저하된 시냅스 간극(synaptic cleft)의 아세틸콜린 농도를 증가시켜 환자의 인지기능을 향상시키는 아세틸콜린분해효소억제제(Acetylcholinesterase inhibitor, ACEI) 사용, 글루타메이트(글루타메이트 신경전달물질이 과도하게 활성화되면 학습 및 기억 능력이 저하)와 결합하는 NMDA 수용체를 억제함으로써 알츠하이머병 환자의 학습 및 기억능력을 증진하고 병의 진행을 막을 수 있는 NMDA 수용체 길항제(NMDA receptor antagonist) 사용, 항산화제 약물, 항정신성 약물, 항우울제, 항불안제 사용 등이다.
- 치매 환자들이 나타내는 인지적 손상의 속도는 환경적 자극에 따라 달라질 수 있다. 환경자극이 차단되고 사회적으로 고립된 상태에서는 인지적 손상이 가속화되는 반면, 적절한 지적 자극을 통해 인지기능을 반복적으로 사용하게 되면 인지적 손상이 지연되거나 완화된다는 연구보고가 많다. 따라서 체계적인 지적 활동 프로그램을 통해 치매 환자의 인지적 손상을 방지할 수 있다. 예를 들어, 일상생활에 중요한 정보를 잊지 않도록 반복하여 암기하기, 간단한 지적 과제나 게임하기, 과거경험을 구체적으로 기억해 보기, 가족이나 친척의 이름 외우기, 날짜 확인하기 등과 같은 다양한 지적 활동에 참여하게 하는 일은 증상완화에 도움이 될 수 있다. 아울러 가족이나 주변 사람들과 친밀한 관계를 유지하고 긍정적인 감정을 교류하는 것이 커다란 도움이 된다. 즉 지속적인 정서적 자극과 다양한 감정체험은 치매증상의 악화를 방지하는 효과를 지닐 수 있다. 따라서 치매 환자가 주변 사람들과 원만한 관계를 유지하도록 도울 뿐만 아니라 주변 사람들이 치매 환자를 잘 이해하고 지지적인 태도를 유지하도록 유도하는 것도 치료자의 중요한 과제이다.

IX 노인의 신체적 변화와 관련된 비판적 사고

❶ 사례 1

1) 사례

55세 남자 환자 ○○○님은 지주막하출혈(Subarachnoid hemorrhage)로 뇌졸중을 진단 받은 지 1년 정도 지난 환자이다. 실행증으로 인하여 일상생활동작이 어렵고, 도와주어야 하는 환자이다. 또한 눈 맞추기도 어려우며, 인사도 지시를 해야 가능한 상태였다. 또한 집중력과 기억력이 심하게 손상이 되어 있어 초기에 집중은 가능하나 5분 이상 지속이 어려운 상태이다. 순서개념 역시 손상되어 있어 과제 수행 시 연결이 어려운 모습을 보여 힌트를 주어야 하나의 과제를 끝낼 수 있는 상태이며, 환경을 본인이 활동할 수 있도록 조절하는 능력 역시 저하되어 있어 많은 도움이 필요한 상태였다. 현재 급성기는 지나 요양병원에서 재활치료를 받고 있는 상태이다. 최근 환자는 연하장애를 호소하며 식이 섭취의 어려움을 호소하고 있다. 보호자인 아내는 남편이 전과는 달리 많이 짜증을 내고 일상생활동작도 점점 혼자서 하지 않으려고 한다고 어려움을 호소하고 있다.

2) 비판적으로 사고하기

✓ 위 환자가 당신의 담당 환자이면 우선시 사정할 내용에 대해 말하시오.
✓ 환자에게 내릴 수 있는 우선순위의 3가지 간호진단을 기술하시오.
✓ 환자에게 기대되는 결과 평가 기준은 어떤 것인지 말하시오.

❷ 사례 2

1) 사례

66세 여자 환자는 2년 전 우울, 불안, 불면 증상이 발생하였고, 올해 초부터 진전, 보행장애, 연하장애 등이 발생하여 대학병원 정신과에서 주요우울장애로 진단받고 입원치료 하였다. 정신과 입원 중 신경과 협진으로 파킨슨병으로 진단받고 관련 약물치료를 받았다. 하지만 정신과 입원치료 기간 동안 파킨슨병 관련 약물 복용용량 증가에도 불구하고 우울증 및 파킨슨병 증상이 잘 호전되고 있지 않은 상황이며 현재 가장 불편한 증상은 변비이다.

대상자가 복용하는 약물은 다음과 같다.

- 정신과 약물
  STILNOX 10 MG TAB(Zolpidem) : 0.5정씩 자기 전 복용
- 신경과 약물
  SINEMET-CR TAB(Carbidopa 54mg, Levodopa 200mg) : 1정씩 하루 3회

2) 비판적으로 사고하기

✓ 위 환자가 당신의 담당 환자이면 우선시 사정할 내용에 대해 말하시오.
✓ 환자에게 내릴 수 있는 우선순위의 3가지 간호진단을 기술하시오.
✓ 환자에게 기대되는 결과 평가 기준은 어떤 것인지 말하시오.

③ 사례 3

1) 사례

E씨는 59세 된 가정주부로서 두 아이의 어머니이다. 학교를 다닐 때 문학을 전공하고 결혼 후 전공을 살리지는 못하지만 가끔씩 혼자 습작을 발표하기도 하다. 그녀는 언제부터인가 "기억력이 예전 같지 않다"고 느껴 왔는데, 1년 전부터는 그 정도가 심해져서 방금 들은 이야기를 기억하지 못하게 되었다. 본인이 말을 할 때 하고 싶은 말이 제때 떠오르지 않고 속도가 느려졌다. 그 동안 가까이 어울려 지내던 친구들과 친목 모임을 갖는 것도 대화 내용을 따라가기가 어려워서 부담을 느끼게 되어 자리를 피하게 되었다. 그녀는 친구가 방금 이야기한 내용도 번번이 깜박 깜박 잊어버리게 되곤 하는데, 도중에 주위사람들에게 묻고 싶었지만 그러고 싶지는 않아서 묻지도 못하고, 그로 지나치다가 중요한 약속을 지키지 못하게 되어서 낭패를 당하곤 했다. 집안에서도 건망증으로 인한 실수는 반복되었고, 점차 식구들에게 신경질이 늘어 갔다. 최근 들어서 외출했다가 집을 제대로 찾지 못하는 일이 생기게 되자 가족들에 이끌려 신경정신과 외래에 방문하게 되었다.

2) 비판적으로 사고하기

✓ 위 환자가 외래 방문했을 때 당신이 우선시 사정할 내용에 대해 말하시오.
✓ 환자에게 내릴 수 있는 우선순위의 3가지 간호진단을 기술하시오.

✓ 환자에게 기대되는 결과 평가 기준은 어떤 것인지 말하시오.
✓ 환자와 환자 가족의 안전을 증진 시킬 수 있는 간호중재에 대해 기술하시고, 우선시 되는 4가지에 대해 설명하시오.

4 사례 4

1) 사례

85세 여성이 바이러스성 폐렴과 뇌세포 감염으로 인한 섬망으로 입원하였다. 그녀의 의학적 상태가 눈에 띄게 좋아졌는데도 불구하고 그녀는 야간에 지남력 장애, 혼돈, 기억 상실 등의 증상을 보였다.

2) 비판적으로 사고하기

당신이 그녀의 담당 간호사라는 가정하에 다음의 질문에 대해 답을 하시오.
✓ 당신이 일하는 병동에 상기 환자가 입원하였다고 가정할 때 우선시 사정할 내용에 대해 말하시오.
✓ 환자에게 내릴 수 있는 우선순위의 3가지 간호진단을 기술하시오.
✓ 환자에게 기대되는 결과 평가 기준은 어떤 것인지 말하시오.
✓ 환자와 환자 가족의 안전을 증진 시킬 수 있는 간호중재에 대해 기술하시고, 우선시 되는 4가지에 대해 설명하시오.

04

CHAPTER

사회심리적 변화

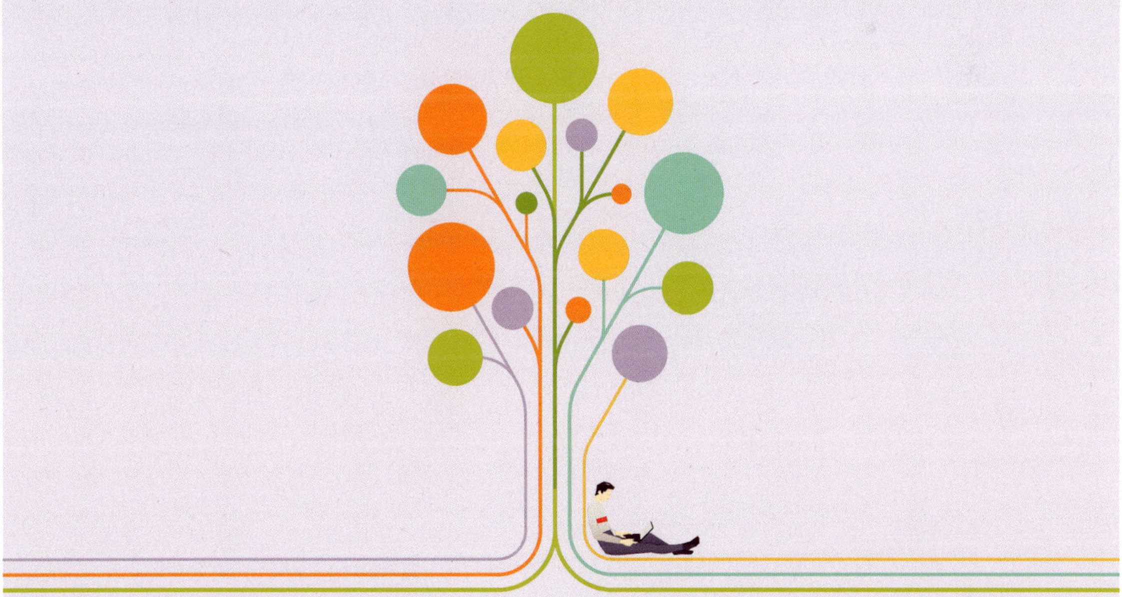

GERONTOLOGICAL NURSING

GERONTOLOGICAL NURSING

CHAPTER 04

사회심리적 변화

학습목표

1. 노화로 인한 심리적 변화를 설명한다.
2. 노화로 인한 사회적 변화를 설명한다.
3. 노년기 역할 변화를 설명한다.
4. 노인의 효과적인 의사소통 전략을 적용한다.
5. 노인 가족의 특성을 설명한다.
6. 노인 가족돌봄자의 역할을 설명한다.
7. 노인 가족돌봄자의 부담감 감소 전략을 계획한다.

I 노화로 인한 심리적 변화

노년기 심리적 변화는 개인의 유전적 요인, 교육정도, 성격, 전반적인 건강상태와 활동능력, 사회적·물리적 환경 변화에 영향을 받을 수 있다. 노화로 인한 감각기계의 변화는 환경에 대처하는 능력뿐만 아니라, 대인관계 및 사회적 관계에도 영향을 줌으로써 심리적인 영향이 매우 크다. 신체적 기능이 저하되고 외모가 변화하며 만성질환 등의 질병에 걸리는 확률이 증가함에 따라 노인은 질병과 죽음에 대한 두려움, 젊음을 잃었다는 구체적인 현실로 인한 상실감, 혹은 의존성 증가 등으로 심리적인 변화를 경험하게 된다. 심리상태에 영향을 끼치는 다양한 요인들로는 성격, 기억, 지능 등 인생전관에 거쳐 삶이 반영되는 변화가 거의 없는 것도 있지만, 노화가 진행됨에 따라 젊었을 때와는 달리 운동지각능력, 기억력, 새로운 것에 대한 학습능력은 쇠퇴양상을 보인다. 간호사는 연령이 증가함에 따라 발생하는 기능의 변화를 인식하면서도 노인이 삶의 과정에서 습득한 지혜와 숙련성 등의 강점이 자산임을 잊지 말고 건강한 노화과정을 도와야 할 것이다.

1 성격의 변화

질환으로 인한 병적인 상태가 아니라면 노인은 대부분 젊었을 때의 성격이 유지되며, 좀 더 성격이 잘 드러나 보인다. 성격이 변한다는 것은 은퇴, 사별, 독립성의 상실, 소득감소, 기능의 손상과 같은 변화에 대하여 자기태도를 바꾸기 위한 반응으로 나타나는 것이라고 할 수 있다. 한 사람의 사기, 태도, 자존감은 생전체를 통해 지속적으로 나타나는 경향이 있다. 노인 전체를 설명할 수 있는 성격 유형은 없다고 본다. 그럼에도 불구하고 다음과 같은 성격의 경향으로 강화된다는 견해도 있다.

1) 내향성, 수동성, 조심성, 경직성 증가

청장년기에는 외향적인 사회생활로 집중되었던 반면, 노년기의 사회적 활동의 감소는 혼자만의 시간이 늘어남에 따라 내면을 들여다보게 되고, 타인과의 만남을 기피할 뿐 아니라 내향적인 성격이 되어간다. 나이가 들수록 일의 결과를 중요하게 생각하다 보니 행동과 의견제시가 조심스러워지고, 감각기능과 지각기능 등 신체적 반사 기능이 감소하다 보니 조심성이 증가하고, 결단이나 행동이 느려지고 매사에 신중해진다. 노인은 익숙한 습관적인 태도나 방법을 고수하고, 새로운 변화에 적응이 느리고, 싫어하며 도전적인 일이나 새로운 기구, 방식으로 일을 처리하는데 저항하게 된다. 노인은 자신 주변의 변하지 않고 일정한 방향성이 유지되고 있는 것에 안도감, 정서적 안정감, 자아정체감을 유지하려는 성향이 있어 오랫동안 사용한 물건이나 친근한 사물에 대한 애착이 강하다. 이러한 애착이 된 사물은 과거에 대한 기억을 떠올리게 하면서 마음의 안정과 평안을 제공하기도 한다.

2) 생에 대한 회고, 시간 전망의 변화

다가오는 죽음을 생각하며 지나온 생에서 가족, 결혼, 직장생활, 부부생활, 신체적 조건, 사회적 역할, 성생활 등을 떠올리면서 감정을 해소하고, 실패와 좌절에 대해 담담해지고 자아통합이 가능해지면서 평온한 마음이 된다. 살아온 세월로 시간을 계산하기 보다는 남은 여생으로 시간을 계산하는 경향이 있다. 삶의 유한성을 인정하게 되면서 살아온 자신의 삶에서 가치를 인정받고자 하며, 다음 세대를 위해 자신의 흔적을 남기고자 한다.

3) 건강에 대한 염려와 의존성 증가

젊었을 때 보다 자신의 신체적 변화에 대해 민감하게 반응을 보인다. 과거 자신의 최고수준의 건강상태와 비교하면서 그것을 유지하려는 욕망에 사로잡히면 건강염려증이 될 수도 있다. 신체적 기능이 떨어지면서 신체적으로, 사회적 역할 상실로 인해 경제적으로, 중추신경조직의 퇴화로 인해 정신적으로도 의존하게 된다. 또한 배우자나 부모형제의 죽음과 같은 의미있는 사람의 상실로 인해 사회적 의존도도 높아지게 된다.

2 정신건강장애

노인들 중 대다수는 신경정신적인 문제를 가지고 있는데, 보통 65세 이상 노인의 정신질환에 대한 이환율은 약 20%로 추정하고 있다. 대부분의 노인들의 정신건강에 대한 증상은 여러 가지 신체적, 심리적, 사회적 요인이 혼합되어 나타나므로 신체적, 정신적 질환이 공존하는 경우 어느 증상이 무슨 질환에 의한 것인지 구분해야 하며, 명확히 증상과 질환을 이해하기 위해서는 축적된 생활 스트레스에 대한 노인의 개인력과 노인의 인지적, 심리적, 사회적 자원의 변화가 미치는 영향, 그리고 정상적인 노화과정과 연관된 변화의 관찰이 고려되어야 한다.

노인에게 있어서 정신건강은 삶의 만족과 흥미를 함축하고 있을 수도 있다. 행동적으로 이것이 침묵으로 반영되어 나올 수도 있고, 질투와 같은 행동에 이르기까지 다양하게 나타난다. 집에 머무는 내성적인 사람이 모든 가능한 지역사회 프로그램에 적극적으로 참여하는 사람보다 정신건강이나 정신능력이 꼭 뒤떨어지는 것은 아니다. 정신건강에 대한 한 가지 프로파일은 없으므로 노인 개인의 정신상태를 어떤 주어진 고정관념에 기반해서 판단하기는 어렵다.

3 절망감과 자아상실

노년기의 심리적 발달단계에 있어, 지금까지의 살아온 삶을 되돌아보고 검토해 보면서 자신의 마지막 인생을 좀 더 보람 있고 아름답게 보내고자 하는 통합적인 사람이 있는가 하면 이제는 모든 것이 끝났구나 하면서 비판적으로 자신의 삶에 절망감을 가지고 노년의 삶을 살아가는 이들도 있다. 이러한 견해 차이를 통해 전체적인 삶을 바라보는 방법이 좌우되게 된다. 노년의 시기는 자신의 삶을 되돌아보거나 검토해 보며 마지막 평가의 시간을 가진다. 개인이 충족감과 만족감으로 자신의 삶을 되돌아보았을 때 스스로 인생의 성공과 실패에 잘 적응해 왔다면 그는 자아 통합을 이루는 삶을 살게 되고 자신의 현재 상황과 과거를 수용할 줄 알고 다가올 죽음에 대해서도 두려움을 가지지 않고 맞이할 수 있게 된다. 그러나 자신이 살아온 삶을 돌아보면서 후회하고 놓쳐버린 기회에 대해 분노하고 좌절감과 증오로 자신의 삶을 돌아본다면 그는 절망과 낙심의 상태로 머물러 있게 된다.

개인의 자아상도 노화에 의해서 영향을 받게 되는데 기억력 상실, 친구나 배우자의 상실, 직업의 상실, 역할의 상실, 소득의 상실, 그리고 의치, 시력의 감소, 탈모, 청력의 감소 등의 신체적인 변화들도 자존감을 상실케 하는데 큰 영향력을 가져올 수 있다. 뿐만 아니라 현대 사회는 산업화, 정보화 시대이며 생산성을 중요시하는 무한경쟁 사회로 생산능력이 높은 노동력만을 중요한 가치로 인정하고 대접한다. 그러므로 노동력이 상실되었거나 노동력이 약한 노인들을 쓸모없는 존재로 취급받을 가능성이 높은 것이다. 이러한 자아상실감은 사소한 일에도 혐오감을 갖게 하고 사람을 증오하게 하며 특정인들에 대한 만성적 불쾌감을 갖게 한다. 뿐만 아니라 자신에 대해서도 스스로 경멸감을 갖게 되어 자아실현의 의지를 끝까지 유지하지 못하고 자기비하감과 심한 우울감과 절망감을 갖게 되는 것이다. 이렇듯 노년의 시기를 맞이하여 상실과 여러 가지 변화로 인한 어려움, 부정적인 사회인식으로 인해서 절망감과 자아상실감을 상실할 수 있다. 그러나 어떻게 자신의 남은 생애를 수용하고 지낼 것인가의 수용 여부에 따라서 안정적인 노년기가 될 수도 있다.

4 우울

노인의 우울증은 정신과 의사가 치료하는 가장 흔한 문제이며, 비록 주요 우울증이 나이에 따라 감소하긴 하지만 경도 우울증은 나이가 들수록 빈도가 증가한다. 지역사회 기반 노인 15~25%, 장기요양 기관 거주 노인의 25% 가 우울증을 나타내고 있다. 너싱홈 거주자 중 또 20~30%는 임상적으로 우울증 진단을 받지 않았음에도 우울 증상을 보인다(Centers for Disease Control and Prevention, 2005). 우울증 에피소드는 어떤 이들에게는 평생의 문제가 될 수 있지만, 일부의 노인에게는 새로운 문제이기도 하다. 실제로 우울증 진단을 받은 노인 대부분은 인생 후반기에 처음 발병한 것이다(Fiske, Wetherell, & Gatz, 2009). 아이들의 독립, 은퇴의 현실화, 심각한 역할 변화나 상실, 만족할 만한 여가활동 추구를 제한하고 기본 욕구를 충족시킬 능력을 제한하는 소득 감소, 변화하는 자아상, 자신의 축소된 여명의 실제를 강화하는 가족과 친구의 죽음, 자신의 가치가 나이에 반비례한다는 사회의 노골적이고 은근한 메시지처럼, 노인이 직면하는 변화와 상실을 고려해 보면 놀랄 일은 아니다. 여기에 더하여 약물은 우울증을 일으키거나 악화시키기도 한다.

1) 징후와 증상

우울증은 복합적 증후군이면서 노인에게 다양한 방식으로 나타난다. 이 문제의 가장 흔한 증상은 생장증상(vegetative symptoms)으로 불면증, 피로, 식욕부진, 체중 감소, 변비, 성욕 감소가 포함된다. 우울증이 있는 사람은 자기비난, 죄책감, 무감동증, 가책, 절망, 무력감, 부담감을 보일 수 있다. 이들은 인간적 관계 및 사회적 상호작용에 문제가 있고 사람들에 대한 흥미를 잃는다. 수면과 정신운동 활동방식의 변화가 두드러질 수 있다. 위생적 수행을 무시할 수 있다. 두통, 소화 불량 같은 신체 증상 호소가 흔하다. 손상된 인지가 나타날 수 있는데 이는 영양 불량이나 우울증의 다른 영향에 기인한다. 우울증의 증상은 치매와 비슷할 수 있으므로 주의 깊은 사정이 오진을 피하는 데 필수적이다. 그러나 지성과 인격의 쇠퇴는 보통 치매를 나타낸다. 우울증은 환자가 쇠퇴하는 지적 능력을 알아차리게 되면서 치매 초기에 발생할 수 있다.

노인의 우울증 유병률과 위험은 평소 건강검진 때 이 문제를 사정해야 할 중요성을 강조한다. 단축형 노인 우울 척도(Geriatric Depression Scale)와 같은 간단한 사정도구가 이 과정에서 도움이 될 수 있다. 우울증과 생애 사건의 관련성은 사정 동안 필수적으로 탐색해야 하는데, 예를 들면 약물의 작용에서 오는 우울증에 대한 접근은 이제 막 미망인이 된 사람의 그것과는 다를 것이기 때문이다. 숨어 있는 기저 문제를 밝혀야 한다. 우울증은 노인에게 더 오래 지속되는 경향이 있지만 즉각적인 치료로 회복이 빠를 수 있다. 치료는 심각하거나 말기 질병과 관련된 우울증의 경우에 철회되어서는 안 된다. 우울증 완화는 개인이 더 효과적으로 대처하는 것을 돕고 다른 건강 문제를 관리하는 데 더 나은 위치에 있을 수 있기 때문이다.

2) 치료

정신치료와 항우울제는 우울증을 완화시킬 수 있다. 전기경련요법(electroconvulsive therapy)은 다른 치료에 반응하지 않는 심각한 우울증이 있는 환자에게 효과적이다. 침요법, 수지침, 지시적 심상법과 광선치료가 정신치료와 병합하여 도움을 주는 것으로 밝혀졌다. 적절한 영양과 규칙적 운동을 포함한 양질의 기본 건강 수칙 또한 기분에 긍정적인 작용을 할 수 있다.

3) 자살 위험

자살은 우울한 사람들에게 실재하면서도 심각한 위험이다. 자살률은 연령이 높을수록 증가하고 백인 노인이 가장 높다. 노인의 모든 자살 위협은 심각하게 받아들여야 한다. 간호사는 명확한 자살 의도를 알아차릴 뿐만 아니라 좀 더 미묘하지만 그만큼 파괴적인 의도도 인지하는 법을 배워야 한다. 약물의 과용량이나 투약 누락 형태에 더하여 약물 오용은 자살 신호가 될 수 있다. 자발적 기아(self-starvation)는 또 다른 신호이면서, 시설 현장에서 직원이 식사 섭취량과 영양 상태를 감시하는 것이 중요하다. 치료적 요구에 반하거나 의학적 문제를 위협하는 행위(예 : 식이 제한을 무시하거나 특정 치료를 거부하는 것)에 몰두하는 것은 죽고자 하는 욕망을 나타낼 수 있다. 위험한 지역을 걷는 것, 음주 운전, 다른 위험에 자신을 몰아넣는 것은 또한 자살 욕망의 신호가 될 수 있다.

[표 4-1] 노인 우울 척도 : 단축형

지난 1주일간 어떻게 느꼈는지 가장 적절한 대답을 고르시오.	예	아니오
1. 당신의 인생에 기본적으로 만족합니까?		
2. 당신의 활동과 관심이 많이 떨어졌습니까?		
3. 당신의 삶이 공허하다고 느낍니까?		
4. 종종 지루해집니까?		
5. 대부분의 시간 동안 좋은 영적 상태에 있습니까?		
6. 당신에게 나쁜 일이 생길 것 같아서 두렵습니까?		
7. 대부분의 시간에 행복하다고 느낍니까?		
8. 무력감을 느낍니까?		
9. 밖에 나가서 새로운 일을 하는 것보다는 집에 있는 것을 좋아합니까?		
10. 기억에 문제가 있다고 느낍니까?		
11. 지금 살아 있는 것이 멋지다고 생각합니까?		
12. 지금 당신의 사는 방식이 아주 무가치하다고 느낍니까?		
13. 충만한 에너지를 느낍니까?		
14. 당신의 상황이 절망적이라고 느낍니까?		
15. 당신보다는 다른 사람들이 더 낫다고 생각합니까?		

- 점수부여 : 예는 1점, 아니오는 2점(단, *1, 5, 7, 13문항은 역산)
- 판단 : 합산하여 총점
- 5점 : 우울 증상이 있을 수 있음(추후 포괄적 사정이 필요함)
- 10점 : 거의 항상 우울증

출처 : Yesavage, J. A., Brink, T. L., Rose, T. L., Lum, O., Huang, V., Adey, M. B., & Leirer, V. O. (1983). Development and validation of a geriatric depression screening scale : A preliminary report. Journal of Psychiatric Research, 17, 37-49. Retrieved from http://www.stanford.edu/%7Eyesavage/GDS.html.

자살 위험은 환자에게 최근의 상실, 삶의 변화, 새롭거나 악화된 건강 문제, 새로운 우울 증상, 변화된 또는 제한된 지지체계, 자살 가족력에 대해 질문함으로써 좀 더 깊이 사정할 수 있다. 자살을 시도한 노인은 주의 깊은 관찰, 세심한 보호, 즉각적인 치료가 필요하다. 환경 차원에서는 자기를 해치는 데 사용될 수 있는 물건을 치움으로써 안전을 확보해야 한다. 간호사는 자살에 대한 생각과 감정을 기꺼이 들어주고 논의할 것임을 전달할 필요가 있다. 간호사에게 자살 생각을 표현하여 도움을 얻을 수 있다면 환자가 인생을 끝내려는 행위를 예방할 수 있을 것이다.

5 관계 상실

인간으로서 충분히 역할을 다하려면 우리는 서로 교제할 수 있고 생각을 교환할 수 있는 사람들을 필요로 한다. 다른 사람들은 우리에게 도전하고 용기를 북돋아 주고 우리가 계속 현실과 접촉하도록 해주고 우리 자신이 쓸모 있다고 느끼도록 해준다. 하지만 많은 노인들에게 있어 그런 사회적 접촉은 무서울 정도로 결여되어 있다. 은퇴는 한 사람을 직업세계에서 고립시킨다. 자신의 배우자를 비롯하여 친구들과 친척들은 종종 죽고 그들의 사기를 떠받쳐 줄 동료들도 없이 살아서 남게 된다. 쇠약해져 가는 건강 때문에 집을 떠날 수 없게 되며 친구들은 거주지를 옮기거나 멀리 떠나 버렸고 성인이 된 자녀들은 때로 너무 바쁘거나 너무 멀리 있으며 혹은 너무 비판적이어서 가까이 하려 하지 않는다. 이 모든 것들이 사회적인 접촉으로부터 노인들을 물러나게 하며 그들이 더 이상 쓸모없거나 필요하지 않다는 느낌을 갖게 한다. 이러한 관계 상실은 때로는 때 아닌 죽음을 일으킬 수 있는 이기주의의 원인이 되기도 한다.

누구에게나 친구관계를 유지하는 것은 매우 중요하다. 깊은 인간관계를 통해서 사람들은 자기의 희로애락을 나누게 되고 그러는 사이에 정서적 만족을 얻게 된다. 특별히 노인에게는 교우관계가 가정생활 못지 않게 중요한 것이다. 그러나 직업에서의 역할 상실과 경제적인 위축으로 노인들의 교우관계는 점점 줄어드는 것이 보통이며 가족이나 친구, 그리고 배우자와의 관계 상실에서 외롭고 고독감을 느끼게 됨으로 인해서 노인은 신체와 정서에 상처를 받게 된다.

II 노화로 인한 사회적 변화

① 노인의 사회적 역할

노년기가 되면 사회적 역할의 변화를 경험하게 된다. 사회적 생활을 하는 인간은 사회에 참여하고, 그 가운데서 가치를 인정받으며 자아정체성이 유지되는 기반을 사회적 역할에서 부여받는다고 할 수 있다. 노년기의 역할 변화는 은퇴를 통해 가장 크게 접하게 되고, 경우에 따라서는 소속된 사회의 산업적 변화로 인해 갑자기 찾아올 수도 있다. 역할의 변화를 편안하게 받아들이는 사람도 있지만, 갑작스런 역할의 상실로 인해 경험할 수 있다. 이러한 변화된 역할에 대한 새로운 기술이나 적응방식, 사회적 관계의 변화로 인해 스트레스를 경험하기도 한다. 노인의 사회적 변화를 초래하는 원인은 역할의 변화로 볼 수 있으며, 이러한 역할의 변화를 초래하는 대표적인 사건은 은퇴, 배우자나 친족의 상실, 자녀의 결혼과 독립, 새로운 역할의 습득 등이 있다. 이로 인한 노인의 역할로는 은퇴자, 창업자, 부모, 조부모, 증조부모, 자원봉사자, 종교인, 동호회원, 서비스 수혜자, 돌봄제공자 등이며, 배우자의 상실과 자녀의 독립으로 가족에서 고립되는 독거형태의 거주가 노인에게 많이 발생하게 되면, 식사, 청결관리, 집안관리 등 가사노동에 대한 역할 부여 또한 노인의 사회적 문제로 볼 수 있다.

② 역할 상실

노인에게 있어 역할 상실에 대한 개념은 불과 몇 백 년 전부터 시작되었다고 볼 수 있다. 이유는 과거 전통 사회에서의 노인들은 그들만의 고유하고 중요한 역할들이 있었기 때문이다. 산업화와 현대화, 도시화는 많은 것을 바꿔 놓았는데 특히 핵가족화로 인한 가족구조의 변화는 노인의 역할 변화에 영향을 미쳐 보조적이며 주변적 역할만을 담당하게 되었다. 자녀의 결혼과 출가에 따른 축소된 부모의 역할, 배우자의 사별로 인한 상실된 배우자 역할, 미비한 조부모 역할이 가정 내 노인의 역할로 남아 있다. 이같이 노인의 역할은 계속 축소되고 있지만 이를 대신할 역할들은 주어지지 않아 노인들은 더욱 무기력해진다.

인간은 사회적 존재이므로 사회 구성원의 역할을 하도록 되어 있다. 하지만 20세기를 기점으로 하여 노령인구는 급격히 증가했으며, 산업화 및 기계화로 인해 더 이상 많은 인력을 사용하지 않아도 되는 사회가 되었다. 따라서 점차적으로 퇴직이라는 제도 하에 노인들은 역할상실을 경험하게 된 것이다. 직업이란 물질적인 측면에서 뿐만 아니라 심리사회적 만족감을 충족시켜 준다. 따라서 퇴직으로 인한 역할상실은 경제적 어려움과 함께 자아 또는 사회적 자아에도 부정적 영향을 미쳐 부정적 자아상을 형성시킬 가능성을 증가시킨다. 무직일 경우 직업이 있는 사람보다 자살률이 높으며, 특히 남성 노인은 여성 노인에 비해 사회적 역할 수행으로 사회화되어 있어 역할 상실에 대한 고통을 더욱 크게 느낀다. 또한 낮은 지위에 속한 직업에 종사하는 노인들의 자살률이 높으며 일에서의 역할상실을 경험한 노인의 경우는 자살할 가능성이 높은 것으로 보고되고 있다.

III 노인 특성에 따른 의사소통

성공적인 의사소통은 노인의 정서적 문제를 해결하는 데 도움을 줄 수 있는 중요한 치료적 도구이다. 무엇보다 노인을 만나는 임상의나 다른 영역의 노인 전문가는 노인과 효과적으로 의사소통할 수 있어야 할 뿐 아니라, 노인이 자신의 문제가 얼마나 고통스러운지를 드러내는 것이 어려울 때조차도 그들이 이야기하려고 하는 것이 무엇인지 정확히 들을 수 있어야 한다.

1 의사소통상의 문제

1) 지각의 문제

전문가와 노인 사이의 의사소통 장애는 생물학적, 정신적, 사회적 영역에서 비롯되는 다양한 문제에서 나타날 수 있다.

노인과의 의사소통을 방해하는 요인

- 노인의 타고난 조심성

  노인은 하나의 질문에 대답하는 데에도 꽤 오랜시간을 소요하고 의도하지 않게 말을 빠뜨리는 경우도 있다.

- 비현실적인 기대감

  노인은 흔히 과거의 경험을 통해 현재의 치료자에 대해 인식하게 된다. 과거에 받았던 치료의 질에 대해 비교하며 예전에 비해 빠르고 정확하게 알아낼 수 있을 정도로 극적으로 향상된 현재 치료는 굳이 시간을 많이 내야 할 필요가 없음에도 노인은 치료 결정이 신중하게 설명되지 못하고 바쁘게 이루어진다고 인식하고 의사가 자신을 제대로 보살피지 못한다고 판단한다.

(1) 신체적인 문제

감각의 상실(청력장애, 시각장애, 뇌와 관련된 질병) : 노인은 점차 감각기관의 기능이 쇠퇴하여 사회 환경에서 오는 다양한 자극을 감지하고 구별하는 데 어려움을 갖게 된다.

2) 주제의 문제

노인 전문가와 노인의 의사소통을 방해하는 다른 문제는 서로 이야기 하려는 '주제'가 다르다는 것이다.

(1) 자신의 몸을 염려하는 노인

노인은 병에 대한 불만을 호소하는데 많은 시간을 들이고 신체적 기능상 나타나는 작은 문제까지도 자세하게 설명하려고 한다. 노인의 몸은 노인의 이야기 상대가 된다.

(2) 노인은 상실에 집중

신체적, 가족의 사별, 친구, 직업이나 자아감, 역할 상실이 자주 경험되면서 '상실'에 익숙하게 되고 상실에 적응하는 성공적인 노화의 과정을 겪는다.

(3) 통제력 상실

노인의 두려움은 배변을 통제하지 못하는 것에서부터 감정을 통제하는 능력이 감소될 때 노인은 당황해하고 부끄러워한다. 또한 다른 사람에게 의지하게 될 때 노인은 사회적 고립을 두려워하게 된다.

(4) 자신의 삶의 의미를 되돌아 볼 필요

노인에게 회상하고 추억하도록 하는 것이 중요한데, 기능이 소멸되고 이전 활동범위에서 관계가 끊기는 것은 노인에게 죽음이 가까워짐을 상기시키며 자신의 과거 삶을 통합하도록 격려하고 자극한다.

(5) 죽음

가족과 전문가에게 죽음은 걱정스러운 장애물이지만 대부분의 노인은 죽음을 두려워하지 않는다. 오히려 그들이 가장 두려워하는 것은 인생의 마지막에 느끼는 외로움이다. 전문가가 진솔하게 마음을 열어 죽음에 대해 이야기하면 노인은 위안을 받을 수 있다.

노인과의 의사소통을 방해하는 사회적 편견

• 편견

노인 전문가의 태도에서 '노화란 상실과 무능력 그리고 자신의 몸에 대해 지속적인 불만을 호소하는 것'으로 생각하는 편견을 갖는다. 노인 전문가는 그들의 욕구나 생각, 인생관에 관심을 가져야 할 뿐 아니라 자신이 느끼는 노화에 대한 개인적인 감정, 노화로 인한 장애, 더 나아가 평생을 통한 인생의 의미 등에 관심을 기울여야 한다.

• 부정적인 태도

노인을 충분히 이해하지 못하는 데에서 비롯되며 노인에게는 노쇠하고 감정적으로 왜곡되어 있으며 무지하고 건강에 대해 지나친 걱정을 한다는 낙인이 찍혀 있다. 노인에 대한 이런 부정적인 태도는 정상적인 노화와 성공적인 노화를 편견 없이 이해함으로써 상쇄될 수 있다. 노인 전문가는 노인의 위치에 자신을 놓고 노인의 눈을 통해 삶을 바라보아야 한다. 교과서에서 쉽게 배울 수 없는 공감을 통해 노인의 삶을 실제 살아가는 상황의 맥락 속에서 그들을 관찰한다면 삶의 성쇠와 활동 그리고 태도에 놀라게 될 것이다.

2 노인과 효과적으로 의사소통하기 위한 방법

1) 감각과 지각의 증대(노인과의 치료적 의사소통을 위한 도구)

- 전자보청기 : 청력을 증대시키는 데에 도움이 된다.
- 안경, 콘택트렌즈 : 시각자극의 수용을 향상시키는 방법.

2) 언어치료

실어증이나 구음장애로 고통을 겪고 있는 노인은 때때로 언어치료사와의 치료를 통해서 도움을 받을 수 있다.

3) 효과적인 상담기술

정서적인 문제를 겪고 있는 노인과 효과적인 상담을 할 수 있는 가장 중요한 통로는 전문가의 능력이다. 많은 상담기술이 진단과 치료를 위한 의사소통에 유용하다.

(1) 노인은 존경과 존엄을 가지고 접근해야 한다.

만약 노인 전문가가 요양원이나 양로원에 있는 노인을 방문하게 된다면 마치 임상의가 환자가 대기 하고 있는 진료실에 들어가기 전에 노크를 하는 것처럼 노인의 방에 들어가기 전에 노크를 해야 한다. 노인이 더 이상 전문직에 있지 않기 때문에 이름을 불러도 된다고 생각하지 말고 서로 친근해져서 이름을 부르도록 허락하는 신호가 올 때까지 기다려야 한다.

(2) 건강관리 전문가는 특별히 노인의 사생활을 침해하지 않도록 조심해야 한다.

노인과 상담하는 동안 노인 전문가는 가능한 한 노인과 가까운 곳에 자리해야 한다. 노인들은 가능한 자신과 가까이에 있는 것을 고마워한다. 상담하는 동안 서 있거나 걸어 다녀서는 안 된다. 노인과 상담하는 동안 전문가는 충분한 시간을 갖도록 해야 한다. 정서적 문제를 가진 노인을 처음 진단할 때 60%는 노인을 위해 40%는 가족을 위해 상담시간을 할애하면 전문가에게서 자신들이 이해받고 있고 내가 자신들이 겪고 있는 문제를 충분히 이해하고 있다고 믿게 되면 치료비를 아까워하지 않을 것이다.

(3) 노인이 이해할 수 있도록 정확하고 천천히 말해야 한다.

(4) 노인이 겪고 있는 정서적 문제를 적극적이고 체계적으로 질문해야 한다.

우울증 노인은 체중감소와 수면장애가 자신의 삶에 대한 부정적 견해와 우울증으로 인한 무기력과 연관이 있다고 생각하지 않는다. 노인 전문가는 노인이 전문가의 질문에만 응답하는 것이 아니라 문제에 대한 자신의 견해를 노인 전문가에게 제대로 이야기하였다는 것을 인지할 수 있을 만큼 충분한 시간을 갖고 상담을 진행해야 한다.

3 비언어적 의사소통에 대한 주의

노인의 치료적 상호작용을 증진시키기 위해 전문가는 비언어적 의사소통에 민감해야 한다. 대화에서 명확하게 드러나지 않던 문제가 얼굴 표정이나 동작 혹은 자세의 변화에서 나타나기 때문이다. 우울증 노인은 우울한 상태를 불평하지 않는다 해도 웅크리고 앉아 있거나 슬픈 표정을 짓고 방 건너편을 응시하고 전문가와의 눈 맞춤을 피할 수 있다.

1) 가벼운 신체 접촉으로 긴장 풀어주기

치료자와의 관계를 원활하게 해주어 더욱 효과적인 의사소통을 가능하게 해준다.

2) 정직

노인은 신체적, 정서적, 문제의 본질에 관하여 현실적이다. 전문가가 노인의 문제를 가볍게 이야기한다면 노인은 전문가가 자신이 겪고 있는 문제의 본질을 이해하려 하지 않는다고 생각하고 그를 더 이상 만나려 하지 않을 것이다.

IV 노인과 가족

1 독거노인

독거노인이란 65세 이상 인구 중 자식이 없거나 자식과 떨어져 혼자 사는 노인으로 가족이 없는 상태를 의미한다. 독거노인의 결혼 상태는 사별, 별거, 이혼, 미혼 등으로 구분될 수 있다. 통계청이 발표한 2003년 고령자 통계에 따르면 독거노인 비율은 1990년 100명당 9명이었으나 10년이 지난 2000년에는 100명당 16명으로 2배 가까이 늘었다. 이미 가족과 분리되어 단독으로 생활하고 있는 노인 단독 가구는 상당한 규모에 이르러 전체적인 노인인구의 증가율보다도 빠르게 진행될 것으로 예상된다. 노인의 자살 생각률 및 자살시도는 배우자가 없는 노인일수록 더 높으며, 노인부부에게 있어 사별은 매우 필수적인 사건이지만 이로 인한 정신적, 환경적 상황은 매우 열악해진다.

우리나라의 노인의 지지체계인 가족, 이웃 등의 비공식적 지지망과 공식적 지지망인 사회복지기관과 같은 민간기관과 사회복지전담 인력을 포함하고 있는 공공기관에서의 지지는 매우 취약한 상태이다. 하지만 일반 노인보다 더욱 소외되고 격리되어 있다고 알려진 독거노인의 경우는 이보다 더 열악하다고 볼 수 있다.

[표 4-2] 독거노인 수 증가 추계 (단위 : 천 명, %)

구 분	2000	2010	2012	2015	2025	2035
노인인구 수 (총인구 중 비율)	3,395 (7.2)	5,452 (11.4)	5,890 (11.8)	6,624 (13.1)	10,331 (19.9)	14,751 (28.4)
독거노인 수 (전체노인 중 비율)	544 (16.0)	1,058 (19.4)	1,187 (19.9)	1,379 (20.8)	2,248 (21.8)	3,430 (23.3)

출처 : 보건복지부, 독거노인 종합지원대책, 2012.

② 시설거주노인

노인을 위한 거주 시설은 장기요양을 요하는 노인이 거주하며 급식, 요양 및 일상생활에 필요한 편의를 제공받는 기관을 말한다. 장기요양은 기능장애나 손상으로 회복이 어려운 대상자에게 장기간에 걸쳐 제공하는 건강 관련 서비스를 의미하며 노인뿐만 아니라 발달장애, 손상으로 인한 영구적 장애, 만성질환이 있는 젊은 사람도 해당되며 대상자의 상태와 그에 따라 제공하는 간호의 복합성과 수준, 양에 따라 다양하다. 이러한 장기요양시설에 입주한 사람은 거주의 개념으로 입소자는 치료, 간호, 식사, 오락, 재활, 사회적·영적 간호를 제공받는다. 노인은 상태가 호전되어 귀가할 수도 있지만, 급성 상태가 되어 병원에 입원하거나 사망할 때까지 머무르는 경우도 있다.

노인이 찾는 장기요양시설은 신체적 손상뿐 아니라 정신적 손상으로 인해 장기간에 걸쳐 기능적으로 의존해야 하는 경우 찾게 되며, 의학적 진단뿐만 아니라 기능 수준이 매우 중요한데 일상생활 활동 이행능력이 낮을 뿐만 아니라 흔히 실금과 인지기능 손상이 동반되어 있다.

대부분의 경우 가족이 장기요양시설 입주를 결정하게 되는데, 입주를 결정할 시점에 가족은 육체적, 정서적, 경제적으로 노인을 돌보기에 많이 지쳐 있는 상황이며, 죄의식과 함께 우울감과 좌절감을 느끼기 쉽다. 이때 노인과 그 가족의 개인적인 특성, 지지체계, 지역사회의 자원 등을 고려하여 적절한 시설을 선택할 수 있도록 돕는 것이 간호사의 중요한 역할이다.

노인요양기관에서는 정신질환을 가진 성인과 치매로 입원한 대상자들도 관리하고 있다. 현재 증가하고 있는 노인요양기관이나 거주시설들은 정신건강을 전문적으로 관리하는 의료기관으로 등록되어 있지는 않지만, 노인요양기관에 거주하는 노인들 중 65~91%가 정신질환을 갖고 있다는 보고가 있으나 노인요양 보호시설이나 거주시설에서 제공하는 정신질환 관리는 아직 표준화 되어 있지 못하며, 정신질환을 가진 노인들을 위한 치료 공간이나 장소가 처음부터 설계되어 있는 곳은 거의 없을 뿐만 아니라 장소가 준비되어 있지 않은 곳이 대부분이다.

시설노인의 정신건강관리 서비스 제공에 장애가 되는 요인은 첫째, 훈련 받은 인력 부족, 둘째, 정신건강관리 서비스에 대한 제한적인 접근성, 셋째, 정신건강 분야 또는 정신질환과 관련 있는 인력을 대상으로 한 훈련 및 교육 부족, 마지막으로 정신건강 서비스에 대한 부적절한 의료비 환급 등이다. 훈련된 인력의 부족은 시설의 관리 수준에 영향을 미치며, 근무하는 간호사에게는 큰 스트레스로 작용할 수 있다.

노인요양기관이나 거주시설을 이용하는 노인의 급증하고 있는 현시점에 적응할 수 있는 새로운 정신건강관리 이론과 전문인력의 양성, 전문인력의 투입과 환원 등이 필요하며, 시설에 거주하는 노인들을 관리하는 일선의 직원들을 대상으로 훈련과 교육이 시급한 실정이다.

3 노인을 돌보는 가족

1) 노인 가족돌봄자의 역할

노화는 가족 전체 구성원에게 있어 함께 발생하면서 진행하는 하나의 가족사이기도 하다. 노인에 대해 가족 구성원들은 돌봄제공의 부담감이 생기며, 이러한 부담감은 노화의 진행으로 인한 임종과 함께 가족들이 함께 감당해야 할 문제이기도 하다. 노령인구의 증가는 가족구성원의 잠재적인 이러한 문제의 발생 가능성이 증가한다는 것을 의미하며, 간호사는 다양한 가족구조, 가족역할, 가족관계 속에서 노인의 건강관리에 미치는 가족역동의 잠재된 문제를 파악하는 것이 중요하다.

가족의 구조에 따른 종류는 생활구조에 따라 부부 가족, 자녀가 있는 부부 가족, 조부모 가족, 형제자매 가족, 공동체 가족, 다세대 가족 등으로 나눌 수 있으며, 가족의 기능을 충실하게 수행하는 사람이 한사람이라도 있으면 그 가족은 기능을 유지하며, 노인의 특별한 요구들을 충족하면서 서로의 역할과 기능을 조정해 나갈 수 있다. 이때 가족 기능 유지를 담당하는 가족구성원이 누구인지 확인하여 노인을 돌보는데 포함을 하여 진행하는 것이 필요한데 정기적으로 노인의 안부를 확인하는 사람, 노인과 함께 장보기가 가능한 사람, 의사나 병원 방문시 노인을 안내하는 사람, 문제해결을 위해 노력하고 협력하는 사람, 노인이 아플 때 돌보는 사람, 의사결정에 도움을 주는 사람이 가족구성원 중에 누구인지 간호사는 확인할 필요가 있다.

노인을 돌보는 가족의 돌봄 유형 형태는 다음과 같다.

- 재정관리
- 운송수단 제공
- 청소 및 청결 유지
- 사회활동 참여기회 제공
- 서비스 협상자
- 투약시간 확인 및 약물보관자
- 치료섭생 이행
- 의사나 병원 방문시 동반자
- 요리 및 식사제공

- 관리 감독 및 보호자
- 개인위생이나 드레싱 교환
- 위관영양주입
- 대소변 관리
- 상담 및 문제해결자

오늘날 노인 돌봄 제공자의 50% 이상이 배우자이며, 그 다음으로 딸이나 며느리 순이다.

2) 노인 가족돌봄자의 부담감

가족관계는 노인에게 긍정적일 수도 있고 부정적인 영향을 미칠 수도 있다. 간호사는 가족의 역동성과 관계 사정을 통해 가족돌봄자의 부담감과 다른 가족의 역할과 기능을 사정할 필요가 있다. 가족 간의 서로에 대한 사랑, 싫음, 인정, 존경에 대한 감정은 어떠한지, 그러한 감정은 서로 얼마나 어떻게 표현하는지, 생활사건을 누구와 의논하고 휴일에 만나고 싶은 가족은 누구인지, 상호작용 양상은 어떠한지, 노인 부모나 배우자를 돌보아야 하는 책임감이나 부담감은 어떠한 감정으로 표현하는지, 영향을 받은 가족 이외의 지역사회 지지체계와 어떠한 방법으로 상호작용 하는지 등을 고려하여 부담감을 사정해야 한다.

노인 가족돌봄자의 건강관리가 매우 중요하다. 가족관계는 일생동안 개인의 체험 중 가장 강력하고 지속적인 연결고리이다. 가족관계를 통해 형성된 결속력은 가족의 삶의 과정에서 경험한 일상에서의 도전에 의해 쌓인 즐거움과 기쁨이다. 이러한 가족관계의 결속력은 대단히 강해보이지만 때로는 매우 약해지기도 하기 때문에 가족 간의 유지와 증진은 노인간호에서 반드시 필요하다.

가족이 정상적인 가족관계를 촉진하기 위해서는 서로 독립적인 생활이 가능하도록 노력할 때이며 노인이 가족돌봄을 받거나 같이 생활할 때, 건강과 역할을 위협하는 문제가 발생하게 되면 노인은 심리적인 충격을 받게 된다. 따라서 간호사는 가족 구성원이 건강을 유지하여 독립적인 생활이 가능하도록 노인을 위한 생활환경의 수정, 재정적 지원처 마련, 식사제공, 기능적 도움, 운송수단제공, 전화안심, 함께 있어주기 등을 지원할 수 있도록 독려해야 한다. 돌봄 제공자가 배우자나 형제일 경우 이해의 폭이 넓어 노인을 잘 보살필 수 있는 좋은 기회가 되며, 자녀인 경우는 자녀 스스로 노인을 경험하게 된다. 돌봄 제공자의 신체, 정서, 사회적 건강은 노인을 돌보는 과정에서 돌봄제공자 자신의 잠재적 위험 노출에 대해 자각하도록 하여, 노인이 요구하는 서비스의 내용을 정기적으로 평가하고 조정 변경하여 돌봄 제공자의 부담감을 조정해 줄 필요가 있다.

노인간호사는 훈련, 학습, 돌봄의 TLC 양식의 절차대로 가족돌봄 제공자에게 휴식과 교육 프로그램을 제공한다.

- T(Training, 훈련) : 돌보는 기술, 안전한 투약, 정상과 비정상의 판별 능력, 가용자원의 활용 방법 등을 훈련
- L(Learning, 학습) : 정상생활을 위한 요구충족과 휴식, 이완을 위한 정기적 평가방법을 학습시키는 활동
- C(Care, 돌봄) : 적절한 수면, 휴식, 운동, 영양, 사회활동, 외로움에 대한 대처방법, 재정지원 등을 관리하는 활동

간호사는 가족돌봄 제공자에게 노인 돌봄에 대해 다음과 같은 조언을 할 수 있다.

① 솔직한 감정표현

노인가족을 돌보는 과정에서 나타나는 가족의 부담이나 책임감은 노인의 노화로 진행되는 과정에서 나타나는 기능의 쇠퇴로 인해 돌봄제공자에게는 죄책감, 분노, 원한, 우울 등의 심리적 반응이 공통적으로 나타나는데 이는 부정적인 것만은 아니라는 사실을 이해하고, 충분히, 솔직하게 자신의 감정을 그때 그때 표현할 수 있도록 한다.

② 욕구충족을 위한 정보제공

장기간 노인을 돌보는 가족돌봄 제공자에게 나타나게 될 심리적, 신체적 위기 상황을 다양한 부정적 시나리오로 작성하여 제공하고 미래에 경험하게 될 상황에 대한 문제해결에 도움이 되도록 가족을 직면하게 한다.

③ 대처를 위한 가족의 역할

돌봄제공자가 직장을 다니는 경우, 부모나 배우자를 돌보기 위해 무단결근이 잦아지는 것보다는 휴직이나 퇴직을 하는 것이 현명한 방법이다. 또한 전문가가 아닌 가족이 돌봄을 제공하는 경우 적절한 돌봄제공을 위해서는 범위를 사정하고 이에 따라 정보를 제공하고 다른 가족도 지도할 수 있도록 노인의 환경과 상황을 객관적으로 파악할 필요가 있다.

V 노인의 사회심리적 변화와 관련된 비판적 사고

1 사례

16년째 노인요양원에 거주하고 있는 89세 황노인은 30년 전 남편과 사별 후 혼자 지내다가 거동이 불편하여 요양원에 입원하였다. 손자들이 일주일에 한 번씩 면회를 오고, 입원하고 계속 복용 중인 혈압약을 계속 복용 중이다. 혈압조절도 잘 되고 있고 가끔 억지를 부리고, 우울해 하며, 방문객이 오면 계속 붙잡고 이야기를 하려고 하고, 새로 입원하는 노인들과 언쟁을 하기도 하며 사소한 문제들을 일으키고 있지만 의료진은 문제가 있을 때만 잠시 관심을 가지고 요구사항을 들어주어 무마하는 정도이다. 황노인이 계속 나이가 들어감에 따라 발생하는 사회심리적인 문제에 대해서는 관심이 없다.

2 비판적으로 사고하기

✓ 황노인이 문제를 일으킬 때 간호사는 무엇을 생각해야 하는가?

✓ 황노인의 노화과정에서 오는 심리적 변화에 대해서 어떤 측면을 살펴볼 필요가 있는가?

✓ 황노인과 효과적인 의사소통을 위한 전략을 모색해 보시오.

05

C·H·A·P·T·E·R

기능적 변화

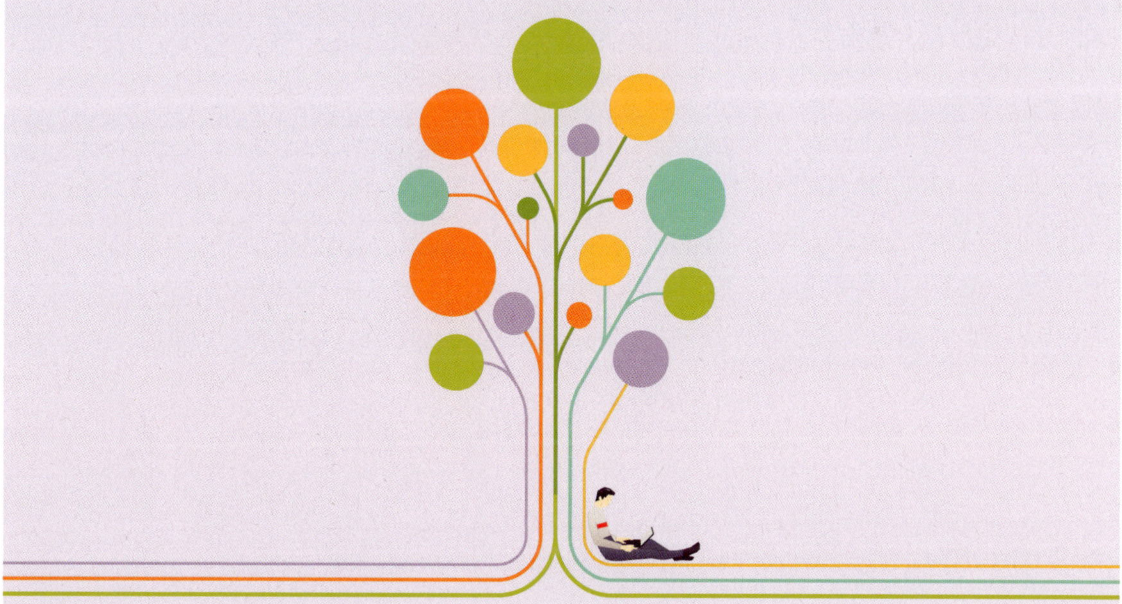

GERONTOLOGICAL NURSING

GERONTOLOGICAL NURSING

CHAPTER 05

기능적 변화

학습목표

1. 포괄적 노인의 기능적 건강사정의 필요성을 설명한다.
2. 노인의 기능적 건강사정의 요소를 설명한다.
3. 노인의 기능적 건강사정을 수행한다.

I 포괄적 노인 건강사정의 필요성

노인의 간호사정은 간호계획과 수행을 위한 기초자료를 제공하는 중요한 기술로서 간호사는 사정을 위한 기술을 습득하는 것이 매우 중요하다. 노화에 따른 신체적, 정신적, 병리적 영향에 대한 포괄적 이해가 필요한데, 정상적인 노화과정은 노인의 건강상태를 예측하는데 방해요인으로 작용한다. 이와 더불어 노화과정은 유전적인 요인, 건강습관, 의학적 문제, 개인생활양식, 환경적 요인, 사회문화적 요인과 함께 진행하는 점진적인 과정으로 개인의 특성에 따라 다양하게 나타난다. 노화를 예측하는데 가장 보편적으로 사용되는 편리한 도구가 역연령(chronological age, 시간적 나이)이기는 하나 반드시 생리적 나이와 일치하지 않음을 염두에 두고 사정해야 한다.

포괄적 노인사정이란 노인의 건강상태는 병력조사 및 신체검진으로는 알아내기 힘들다는 특성을 전제로 노인의 건강문제를 탐구하는 것으로 신체적, 기능적, 심리적, 사회·환경적 평가를 포함하고 있어야 한다. 포괄적 노인사정은 입원환자의 단기사망률 감소, 인지와 삶의 질 개선, 재입원율 감소에 도움이 되고, 낙상과 폐렴 발생에도 영향을 미치는 것으로 나타나고 있다. 따라서 포괄적 노인평가는 노인의 건강과 기능상태에 대한 체계적이고 종합적인 평가를 의미한다고 볼 수 있다. 노인의 문제에 대해 포괄적으로 평가하게 되면 노인의 강점 및 제한점을 찾아내서 기술하고 설명하는 것이 가능할 뿐 아니라, 노인의 현재 혹은 미래에 필요한 문제에 대해 예측할 수 있고 그 해결방안을 결정할 수 있다. 즉 노인의 문제를 찾아내고 우선순위를 규명하여 기능을 유지 증진 시키는데 초점을 둠으로써, 치료뿐 아니라 예방 및 재활에 대한 장단기 계획 수립을 가능하게 하는 기능을 가진다.

❶ 노인 건강사정의 특성

노인을 사정할 때, 노화의 영향으로 인해 질병으로 인한 변화를 구분하기 어렵다. 대부분 만성 및 퇴행성 질환을 복합적으로 가지고 있기 때문에 각각의 질환이 나타내는 증상과 증후, 치료반응은 젊은 성인과는 다르게 나타나는 특징이 있으므로 흔히 노인의 호소나 나타나는 증상에 대해 과소평가하는 경향이 있다. 아울러 노인의 특성상 자신의 증상에 대해 과소 보고하는 경향이 있어, 문제의 심각성을 늦게 발견할 수 있다.

노인은 신체적 질병으로 인한 증상이 혼돈, 허약, 기능적 쇠퇴 등과 같은 비전형적이고 비특이적인 증상으로 존재할 수 있는데 이는 일반적인 건강사정으로는 노인의 건강문제를 찾아내기 어려울 수 있다. 만성질병은 노인에게는 흔히 동반되어 있을 수 있으며, 노인의 만성질병으로 인한 치료 약물의 투여가 노인에게는 특정 부작용을 나타낼 수도 있고, 현재 나타나는 건강문제의 원인이 될 수도 있다. 또한 약물 상호작용으로 인한 증상은 비특이적이거나 마치 다른 질환의 증상과 유사해 보일 수 있어서 노인의 전반적인 기능 사정을 어렵게 만드는 요소가 된다.

❷ 다학제적 접근

이러한 노인의 특성을 고려할 때, 노인 건강에 대한 사정은 다학제적 접근이 동시에 이루어져야 한다. 다학제적 접근은 의사, 노인전문간호사, 정신건강전문가, 지역사회간호사, 사회복지사로서 가능한 여러 전문분야의 인력이 협력을 할 수 있어야 한다. 성공적인 다학제적 사정이 이루어지면 노인의 기능상태, 인지기능, 질환 진단에 있어 효과적인 개선이 이루어지며, 적절한 치료환경을 배치할 수 있으며, 이로 인해 요양시설 이용률과 약물 사용률이 감소하며, 급성기 입원율을 감소시킬 수 있다. 아울러 재가간호서비스 이용이 증가하고, 건강관리비용 절감과 나아가 생명연장의 결과를 가져올 수 있을 것이다.

II 노인의 기능적 건강사정 요소

정상적인 노화의 과정과 더불어 대부분 만성질환이 동반되어 있는 노인은 기능적 요소들의 점진적인 감퇴를 경험하고 있다. 노인 건강에 대한 간호목표는 문제의 치료보다는 기능적 능력과 건강을 최대화하는 데 있다. 이때 간호사는 노인이 수행할 수 있는 행동 혹은 할 수 없는 행동들에 중점을 두고 사정하는 것이 필요하다.

노인의 포괄적인 건강사정은 신체적 기능, 정신적 기능, 사회적 기능 사정이 모두 포함되어야 한다. 일반적인 건강력과 건강 유해요인, 발달, 영적, 환경적 사정과 함께 신체검진을 통해 건강문제를 파악하면서 노인의 신체적 기능, 정신적 기능, 사회적 기능 사정과 함께 포괄적인 기능 사정이 필요하다. 각각의 기능 사정에 포함되는 요소는 다음과 같다.

- 신체적 기능에는 일반적인 신체적 건강상태 사정, 목욕·옷입기·걷기 등과 같은 자가간호에 요구되는 일상 활동 사정, 요리·장보기·세탁과 같은 독립적 생활을 하는데 요구되는 도구적 일상생활 활동에 대한 사정이 포함된다.
- 정신적 기능은 인지기능과 정서상태에 대한 사정이 필요하다.
- 사회적 기능은 사회적 상호작용과 자원 사정, 주관적인 안녕상태 사정, 대처방법 및 환경의 적응능력 사정이 요구된다.

노인의 삶의 질에 많은 영향을 미치는 기능적 안녕상태는 노인의 건강사정을 위해서는 필수적인 요소로써, 노인 개개인의 상태에 초점을 두고 노인이 수행할 수 있는 행동과 할 수 없는 행동을 중점적으로 구분하는 것이다.

기능 사정은 노인의 상태에 따라 자가보고식 방법으로 측정하기에는 어려움이 있다. 가족구성원의 평가 또한 과대 혹은 과소평가하는 경향이 있으며, 의료진의 경우는 약한 정도의 손상을 가족구성원 만큼 미세한 정도까지 알아내지 못하는 경향이 있어, 간호사는 기능 사정 시 관찰이나 보고에 근거를 두면서도 주위 상황이나 그로 인한 노인의 반응에 대해서도 인식하고 있어야 한다. 또한 주관적인 편견을 피하고 평상 시 기능수행 정도가 관찰 당시 잘 실행될 수 있도록 유도해 내는 능력이 필요하다.

III 노인의 기능적 건강사정 도구

노인의 기능 사정 평가도구는 자가보고, 가족구성원, 건강관리제공사 등 평가를 하는 주체 모두에게 적합해야 하는데, 기능 사정도구에 있어서 여러 가지 제한점이 있을 수 있더라도 다른 건강관리자와의 상호 의사소통과 건강관리 방향 설정에 정확한 타당성을 제공하기 위해서 노인 건강상태 사정에 함께 사용하는 것을 추천하고 있다. 사정도구의 선택 시 의도한 목적에 적절한지, 도구의 측정 영역들과 결과의 신뢰성과 타당성에 있어 시간에 따른 변화의 추이를 추적할 수 있는지, 대상자가 사정에 참여하기에 어렵지 않은지, 소요 시간과 사용 인원이 사용하기에 적절한지, 수집한 자료와 도구는 간호계획을 수립하고 노인의 상태를 계속 모니터하고 평가하기에 사용이 용이한지 등을 고려해야 한다.

간호사는 급성기 병원 환경(외래, 입원 등), 장기요양 환경(시설, 병원 등), 재가간호 환경에서 노인의 일상생활을 통해 신체적, 정신적, 사회적 기능 등을 살펴볼 수 있어 포괄적 기능 사정을 위한 유리한 위치에 있다. 전반적인 개인의 특성을 사정하기 위해 다양한 영역의 기능상태에 대해 측정이 가능한 포괄적 기능 사정도구는 도구에 따라 약 1시간 30분까지 검사에 소요되는 시간이 긴 편이고, 사용과 해석을 위해 적절하게 훈련된 요원이 필요하다. 최근에는 효율성을 높이기 위해 단축된 기능 사정도구들이 개발되어 있다.

다음은 각 영역에서 많이 사용되고 있는 포괄적 기능 사정도구들이다.

① OARS(Older Americans Resources and Services) 지역사회 영역에서 사용

신체적 건강, 일상생활동작, 사회적 자원, 경제적 자원, 정신 건강의 5개 영역으로 기능을 사정하는 도구로 미국 듀크 대학에서 개발하였다. 약 1시간 동안 105개의 질문을 통해 기능을 사정하며, 신체검진이나 임상검사 자료 없이 지역사회에서 전반적인 건강상태를 측정하기 위해 가장 널리 사용하고 있는 도구이다.

② FIM(Functional Independence Measure) 독립기능 평가, 재활치료 과정 평가

기능장애를 가지고 있는 대상의 기능적 독립성 사정에 적합한 도구로 장애수준을 정도에 따라 재활치료 과정에서 많이 사용된다. 자가간호, 괄약근조절, 이동능력, 운전, 의사소통, 사회적 인지 등 6개 영역으로 구분되어 있으며, 1점(완전의존, 2인 이상 도움) 판정부터 7점(독립적으로 완전하게 수행)까지 Likert식 척도로 평가하는 18개 문항으로 구성되어 있어 최소 18점에서 최대 126점으로 평가된다. The Uniform Data System for Medical Rehabilitation(UDSMR)에서 개발되었으며, 재활분야에서 주로 사용되는 도구이다.

③ MBI(Modified Barthel Index) 독립기능 평가, 재활치료 결과 판정

주로 뇌손상 장애를 가진 환자들의 장애 중증도를 평가하고 재활의 경과를 평가하는 도구로 요양시설이나 재활센터에서 유용하게 사용되고 있는 일상생활 평가도구이다. 10개의 일상생활 활동 항목으로 구성되어 있으며 도움의 정도에 따라 5단계 Likert식 척도로 평가한다. 항목별 가중치를 두고 있는 것이 특징이며 최소 0점에서 최대 100점으로 분포되며, 재활치료 결과를 판정하는 것이 주목적인 도구이다. Barthel와 Mahoney(1965)가 개발한 Barthel Index를 Shah 등이 수정 보완하여 민감도와 신뢰도를 증진시킨 일상생활 평가도구이다.

④ MDS(Minimum Data Set) 요양시설 입주자 대상 건강상태 사정

미국에서 요양시설 입주하는 거주자를 건강사정과 간호의 질을 심사하기 위해 개발한 도구이다. 입소 당시 사정된 결과를 일정 간격을 두고 각각의 거주자를 대상으로 평가함으로써 기능적, 의학적, 정신적, 정신사회적 건강상태를 사정하도록 체계화 되어 있다. 평가를 통해 거주자를 요양시설의 간호 숙련성에 따라 배치가 적절한가를 판단하고, 새 입소자에 대한 전반적인 건강사정을 제공하기 위한 목적으로 개발되었다.

⑤ RAI-HC(Resident Assessment Instrument-Home Care)

재가노인 기능평가를 통해 개인별 필요한 의료서비스 제공의 근거로 사용된다.

일상생활 수행능력(Activities of daily living, ADL), 도구적 일상생활 수행능력(Instrumental activities of daily living, IADL) 등의 신체적인 기능, 통증, 우울 정도, 인지 양상, 의사소통/청력 양상, 사회적 기능 등 16개 영역으로 구성되어 있다. RAI-HC는 16개 영역의 최소정보군(Minimum Data Set, MDS)과 최소정보군 적용지침(Guidelines), 그리고 문제별 상세평가지침(CAP)으로 구성되어 있으며, 구성은 평가결과에 의해 정해진 알고리즘에 따라 요양자 문제목록이 도출되고, 요양자 문제목록은 대상자의 개별적 문제로써, RAI-HC는 CAPs에 근거하여 문제가 있다고 판단되면 서비스 계획을 수립하는데 도움을 줄 수 있도록 설계되어 있다.

⑥ FSQ(Functional Status Questionnaire) 기능장애 정도 판단

신체적, 정신적, 사회적 기능을 측정하기 위한 도구로 Jette와 Gleary(1987)에 의해 기능 이상을 평가하고 기능수행의 임상적 변화를 감시함으로써 기능수행 손상 정도를 평가하기 위해

개발되었다. 검사지는 약 15분 정도 소요되며, 34개 항목은 6개의 요약점수와 6개의 단일항목 점수로 산출한다.

포괄적 기능 사정의 도구는 신체적, 정신적, 사회적 기능을 포괄하는 여러 도구들로 구성이 되어 있는데 대부분의 포괄적 기능 사정도구에서는 신체적 기능 사정을 위해 ADL과 IADL을 많이 사용하고 있다. 이들 도구는 일상생활 수행과 관련된 항목으로 구성되어 있어 활동과 주거환경이 제한되어 있는 요양시설이나 병원 입원 환자에게는 적용이 제한적일 수 있다.

⑦ ADL(Activities of Daily Living) 일상생활 수행능력 평가

일상생활 수행능력(Activities of daily living, ADL)은 자가간호에 해당되는 옷입기, 목욕하기, 대소변 보기, 이동하기, 음식 먹기, 배변 조절에 필요한 행위가 포함되어 있으며, 각 행위의 수행에 있어 독립적인 기능 정도와 주어진 행위를 수행하는데 필요한 도움의 정도와 종류에 따라 측정된다. 주로 Katz ADL Index(6가지 일상생활 활동 기능)를 많이 사용하며, 5분 정도 자가보고 또는 면담자에 의한 측정으로 총 문항의 점수를 합한 총점이다. 이 도구를 원장원 등(2002)이 우리나라 실정에 맞도록 번안한 한국형 일상생활 활동 측정도구는 7문항 3점 척도로 항목은 수행능력이 독립적이거나 준비하는데 도움을 받은 경우 1점, 부분적으로 도움을 받은 경우 2점, 상당한 도움 또는 전적인 도움을 받은 경우 3점으로 전체 7개 문항의 점수를 합치면 7~21점의 범위를 갖는다. 점수가 클수록 의존도가 높음을 의미하며, 최근 1주일 동안의 활동을 측정한다.

⑧ IADL(Instrumental activities of daily living) 도구적 일상생활동작 수행능력 평가

도구적 일상생활 활동 측정도구는 독립적인 생활을 하는데 필요한 가사, 음식준비, 전화사용, 세탁, 대중교통수단 이용, 약물복용, 금전관리, 쇼핑, 기동력, 집안관리와 같은 활동을 포함한다. Lawton과 Brady(1969)가 개발한 도구를 바탕으로 원장원 등(2002)이 번안한 한국형(K-IADL)은 10개 문항으로 구성되어 있고 각 항목은 수행능력이 완전독립인 경우 1점, 도움을 받는 경우 2점, 완전 의존인 경우 3점으로 구성되어 있으며, 7~10번 항목은 4점으로 구성되어 있다. 점수가 높을수록 의존성이 높음을 의미한다.

또한, 포괄적 기능 사정을 위해 현재 우리나라에서 많이 사용하고 있는 정신적 기능 사정도구는 인지기능에서는 간이정신상태 검사(mini-mental state examination, MMSE)가 있고, 정서기능에 대해서는 노인우울평가(Geriatric Depression Scale)(4장 참조)와 Beck 우울 척도(Back Depression Inventory)가 있다.

⑨ **MMSE(Mini-Mental State Examination) 간이정신상태 검사**

Folstein 등(1975)이 개발한 도구로 5~10분 내의 시간에 간단하게 시행할 수 있는 비교적 적용이 쉬운 도구이다. 표준화된 검사도구로는 한국형 표준화 간이정신상태검사(MMSE-K)와 한국형 치매선별검사(the Korea version of the Consortium to Establish a Registry for Alzheimer's Disease)에 포함되어 있는 MMSE-KC, 보건복지부에서 통일한 MMSE-DS가 있다. MMSE-DS는 지남력 10점, 기억등록 3점, 기억회상 3점, 주의집중 및 계단 5점, 언어기능 7점, 이해 및 판단 2점으로 총점이 30점이며, 학력이 낮을 경우 가산점을 주어 보정한다. 간단한 교육만으로도 쉽게 실시할 수 있는 장점이 있으나, 교육수준, 연령, 문화, 언어의 차이에 따라 많은 영향을 받고, 전두엽 기능을 평가하는 항목이 부족하며, 난이도의 범위가 좁아 증상의 경중을 구별하기는 어렵다는 단점이 있다.

포괄적 기능 사정도구의 활용은 노인의 건강사정에 포함되어야 하는 중요한 항목이다. 그러나 한번의 기능 사정으로는 그 의미가 크게 있다고 보기 어렵다. 개별 대상자별로 기능의 최대치와 최소치의 연속선 상에서 대상자의 기능상태를 지속적으로 평가함으로써 상태의 변화를 알 수 있다. 이를 위해서는 지역사회에 거주하는 65세 이상의 노인의 경우는 적어도 3년에 한 번씩은 지속적인 면담을 통한 일상생활 활동과 정서 기능에 대한 평가가 필요하며, 75세 이상된 재가노인이나 65세 이상의 요양시설 노인에서는 부가적으로 MMSE(간이정신상태 검사)도 기본적인 평가와 함께 이루어져야 할 것이다. 또한 연령에 관계없이 신체장애나 치매가 의심되는 모든 노인에게서는 포괄적 기능 사정의 모든 평가가 수행되어야 할 것이다.

우리나라는 장기요양보험법이 2007년에 제정됨에 따라 만 65세 이상 또는 만 65세 미만으로 노인성 질병을 가진 자를 대상으로 장기요양인정을 신청한 대상자에 한해 '장기요양인정조사표'에 따라 간호사, 사회복지사, 물리치료사 등으로 구성된 공단 소속장기요양 직원의 방문심사를 통해 심신 기능상태를 사정하여 등급에 반영하고 있다(2장 참조). 장기요양인정조사표는 신체기능, 인지기능, 행동변화, 간호처지, 재활간호 5가지 영역에 52개 항목으로 구성된 포괄적 기능 사정도구이다. 간호사는 신청대상 노인의 생활환경을 방문하여 항목에 따라 노인의 포괄적 기능에 대하여 조사를 실시한다. 장기요양인정조사표에 의한 조사사항은 90여 가지에 이르지만 점수화 되는 항목은 52개 항목이며 조사결과는 전산으로 입력되어 환산점수 처리되어 점수화 된다.

[표 5-1] 장기요양인정조사표에 나타난 포괄적 기능평가 조사 항목

영역	항목	기능자립정도			증상여부		운동장애 정도			관절제한 정도		
		완전 자립	부분 자립	완전 도움	예	아니오	운동 장애 없음	불완전 운동 장애	완전 운동 장애	제한 없음	한쪽 관절 제한	양관절 제한
신체 기능 (12항목)	옷 벗고 입기	1	2	3								
	세수하기	1	2	3								
	양치질하기	1	2	3								
	식사하기	1	2	3								
	목욕하기	1	2	3								
	체위변경하기	1	2	3								
	일어나 앉기	1	2	3								
	옮겨 앉기	1	2	3								
	방밖으로 나오기	1	2	3								
	화장실 사용하기	1	2	3								
	대변 조절하기	1	2	3								
	소변 조절하기	1	2	3								
인지 기능 (7항목)	단기 기억장애				1	0						
	지시불인지				1	0						
	날짜불인지				1	0						
	상황 판단력 감퇴				1	0						
	장소불인지				1	0						
	의사소통, 전달장애				1	0						
	나이, 생년월일 불일치				1	0						
행동 변화 (14항목)	망상				1	0						
	서성거림, 안절부절 못함				1	0						
	물건 망가트리기				1	0						
	환각, 환청				1	0						
	길을 잃음				1	0						
	돈/물건 감추기				1	0						
	슬픈 상태, 울기도 함				1	0						
	폭언, 위협행동				1	0						

(계속)

영역	항목	기능자립정도			증상여부		운동장애 정도			관절제한 정도		
		완전자립	부분자립	완전도움	예	아니오	운동장애없음	불완전운동장애	완전운동장애	제한없음	한쪽관절제한	양관절제한
행동변화(14항목)	부적절한 옷입기				1	0						
	불규칙 수면, 주야혼돈				1	0						
	밖으로 나가려함				1	0						
	대/소변 불결행위				1	0						
	도움에 저항				1	0						
	의미없거나 부적절한 행동				1	0						
간호처치(9항목)	기관지 절개관 간호				1	0						
	경관영양				1	0						
	도뇨관리				1	0						
	흡인				1	0						
	욕창간호				1	0						
	장루간호				1	0						
	산소요법				1	0						
	암성통증간호				1	0						
	투석간호						1	2	3			
재활(10항목)	우측상지						1	2	3			
	우측하지						1	2	3			
	좌측상지						1	2	3			
	좌측하지						1	2	3			
	어깨관절									1	2	3
	팔꿈치관절									1	2	3
	손목 및 수지관절									1	2	3
	고관절									1	2	3
	무릎관절									1	2	3
	발목관절									1	2	3

출처 : 노인장기요양보험법 시행규칙 〈개정 2013.6.10.〉

GERONTOLOGICAL NURSING

3

P·A·R·T

노인의 건강증진

GERONTOLOGICAL NURSING

06

CHAPTER

영 양

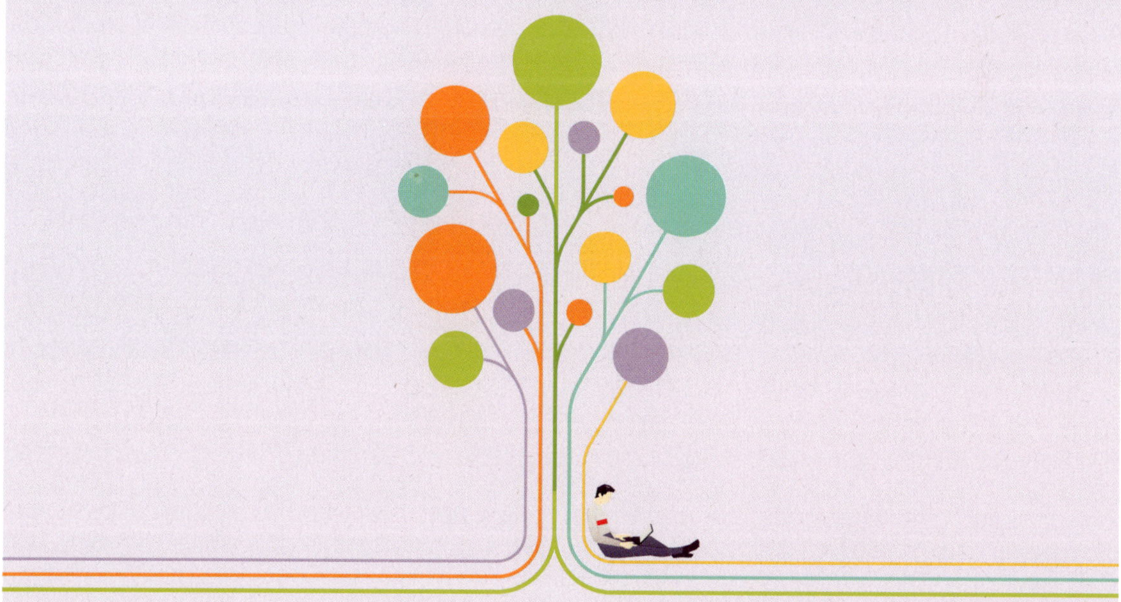

CHAPTER 06

GERONTOLOGICAL NURSING

영 양

학습목표

1. 노화와 관련된 영양 상태 변화를 서술한다.
2. 노인들의 영양 상태에 영향을 미치는 개인적, 경제적, 사회적, 생리적 요소를 설명한다.
3. 영양에 관련된 노인문제를 규명한다.

I 노인과 영양

1 노화와 영양

영양요구는 일생을 통해 변화한다. 다른 요구와 마찬가지로 노인의 영양요구는 젊은이와 다르다. 노인의 영양요구를 이해하는 것이 올바른 간호를 제공하기 위해 필수적이다. 영양이 적절한지 사정하고 좋은 영양 상태를 유지, 증진시키는 간호를 선택하기 위해서는 기본적인 영양과 식이요법에 대해 알아야 한다.

1) 칼로리

칼로리는 섭취한 음식으로 발생할 수 있는 에너지를 측정하는데 사용되는 열의 단위이다. 사람마다 에너지 요구량은 다르므로 그들이 요구하는 칼로리의 양도 서로 다를 것이다. 얼마나 많은 칼로리가 사용될 것인지는 많은 요소들, 예를 들어 활동유형, 성별, 체형, 나이, 체온, 감정상태, 기후 등에 의해 영향을 받는다. 일반적으로 칼로리 섭취가 신체의 에너지 요구와 균형이 이루어질 때 체중은 일정하게 유지될 것이다. 칼로리 섭취가 필요한 에너지 섭취량을 초과했을 때 남는 양은 지방으로 전환되어 저장되고 체중이 늘게 된다. 에너지 요구량보다 칼로리 섭취가 적으면 체중이 줄어든다.

영양소마다 각각 다른 칼로리를 제공한다. 식물성 원료(예 : 동물성 마아가린) 또는 동물성 원료(butter)에서 오는 지방은 그램당 9칼로리를 낸다. 단백질과 탄수화물은 그램당 4칼로리를 낸다. 비타민, 미네랄, 물은 칼로리를 내지 못하고 알코올은 아무 영양가 없이 그램당 7칼로리를 낸다.

건강한 사람의 칼로리 요구량은 나이가 들면서 감소하는데 55~75세 사이에는 10년마다 약 5%의 비율로 감소하고 75세 이후가 되면 10년마다 약 7%의 비율로 감소한다. 몸의 근육은 나이가 들어감에 따라 줄어들고, 지방 조직은 늘어난다. 지방과 근육의 비율이 변하므로 기초 대사량(칼로리를 사용하는 몸의 비율)은 줄어든다. 노화로 인한 신체 활동의 감소는 칼로리 소모율을 느리게 한다. 건강한 개인은 운동 등의 활동적인 생활 패턴으로 칼로리 섭취를 유지한다. 비활동적인 사람은 칼로리 섭취를 제한해야 한다. 하루에 권장되는 적절한 섭취의 최소량은 1,200kcal이다.

칼로리 섭취량의 적절성을 결정할 때 질병의 진행을 염두에 두어야 한다. 기동성 장애와 신체적 활동의 감소를 초래하는 질병은 칼로리 요구를 감소시킬 것이다(예 : 관절염, 뇌졸중). 감염이나 다양한 암 같은 질병의 경과는 칼로리 요구를 증가시킬 것이다. 당뇨병을 가지고 있는 사람은 의사에게 처방 받은 특별한 식단이 필요하다. 식이요법은 당뇨병의 의학적 관리에서 중요한 역할을 하며, 질병을 통제하고 처치하기 위해 이용된다. 기초 대사량과 활동량을 포함하여 노인의 에너지 권장량은 31kcal/kg이다. 일반적으로 칼로리 필요량은 65세 이상의 남자는 2,000kcal, 여자는 1,600kcal를 권장한다.

2) 영양소

나이가 들어감에 따라 칼로리 요구량은 줄어들지만, 다양한 영양소를 골고루 포함해야 한다. 따라서 신체가 얻는 영양소의 양을 최대화하기 위해 영양적 가치가 높고 칼로리가 적은 음식을 선택하여야 한다. 모든 사람에게 필요한 필수 영양소는 탄수화물, 단백질, 지방, 비타민, 무기질, 그리고 물을 포함한다. 사람들의 식단과 영양 섭취의 적절성은 표준 섭취량과 비교함으로써 결정될 수 있다. 식단계획의 균형을 측정하는 기준은 음식 피라미드(food pyramid)이고, 식단의 영양적 적절성을 측정하는 기준은 일일 영양 권장량(Recommended Daily Allow-RDA)이다.

[표 6-1] 노인의 표준 체중, 신장과 BMI

성별	연령(세)	체중(kg)	신장(cm)	BMI(kg/m²)
남자	50~64	63.8	168.4	22.5
	65~75	61.2	164.9	22.5
	75 이상	60.0	163.3	22.5
여자	50~64	51.9	155.4	21.5
	65~75	49.7	152.1	21.5
	75 이상	46.5	147.1	21.5

출처 : 보건복지부, 2015.

[표 6-2] 한국인 영양소 섭취기준

연 령(세)	남자			여자		
	50~64	65~75	75 이상	50~64	65~75	75 이상
에너지(kcal)	2,200	2,000	2,000	1,800	1,600	1,600
단백질(g)	60	55	55	50	45	45
비타민A(㎍)	750	700	700	600	550	550
비타민D(mg)	10	15	15	10	15	15
비타민E(mgα-TE)	12	12	12	12	12	12
비타민K(㎍)	75	75	75	65	65	65
비타민C(mg)	100	100	100	100	100	100
비티민B_1(mg)	1.2	1.2	1.2	1.1	1.1	1.1
비타민B_2(mg)	1.5	1.5	1.5	1.2	1.2	1.2
니아신(mg NE)	35	35	35	35	35	35
비타민B_6(mg)	1.5	1.5	1.5	1.4	1.4	1.4
나트륨(mg)	1,500	1,300	1,100	1,500	1,300	1,100
칼슘(mg)	750	700	700	800	800	800
인(mg)	700	700	700	700	700	700
철(mg)	10	9	9	8	8	7
아연(mg)	9	9	9	7	7	7

출처 : 보건복지부, 2015.

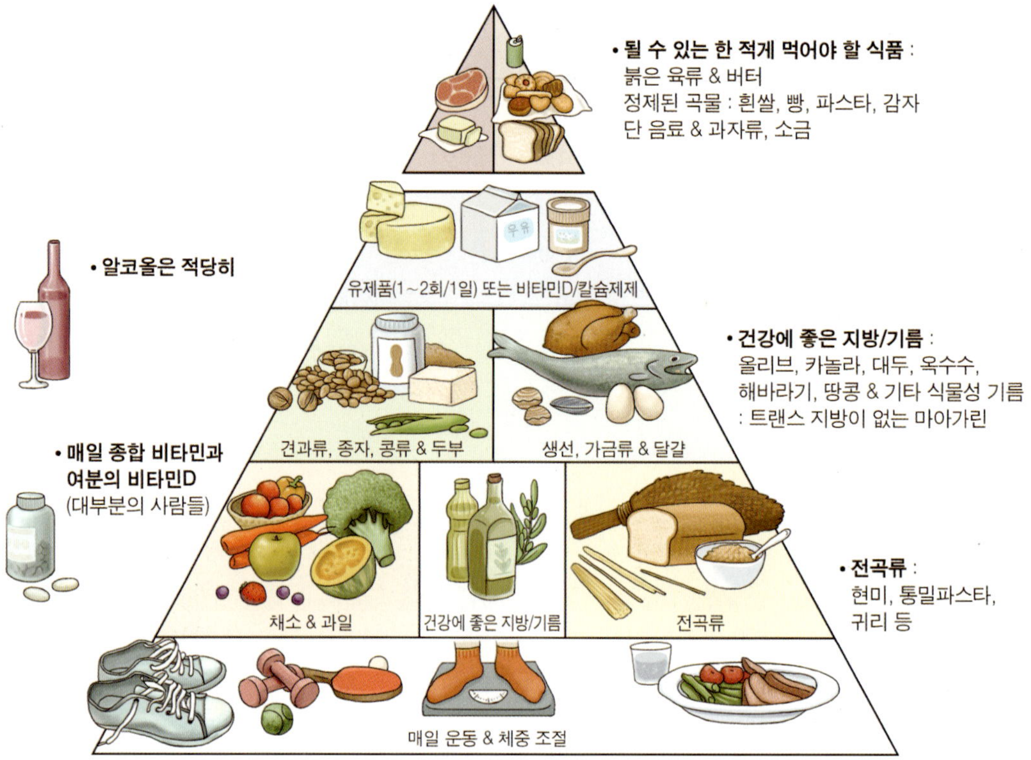

[그림 6-1] 하버드 대학의 음식피라미드

(1) 탄수화물

설탕류와 녹말을 포함하는 탄수화물은 표준 식단의 약 반을 구성한다. 에너지의 원천으로서 탄수화물은 보통 단당류(simple)와 다당류(complex)로 분류된다. 단당류는 그들의 연결고리가 쉽게 끊어지기 때문에, 가장 많이 이용된다. 설탕, 꿀, 시럽 그리고 사탕 등이 단당류의 예이다. 다당류는 몸에서 쓰이기 전에 단당류로 부서져야 한다. 야채나 곡물, 그리고 과일 등은 다당류로 이루어져 있다. 다당류를 포함하는 음식은 다른 영양소도 포함하며(예 : 무기질, 비타민) 단당류를 포함하는 음식보다 훨씬 영양가가 높다.

뿐만 아니라 다당류는 장배설을 돕는 수용성 섬유소를 많이 포함하고 있다. 칼로리의 55~60%는 탄수화물에서 흡수하는 것이 좋다.

다당류가 많은 식단은 많은 질병의 호전을 위해 추천된다. 다당류에서의 수용성 섬유소는 혈액의 콜레스테롤 수치를 낮게 하고, 이는 관상동맥질환의 위험이 있는 사람들에게 도움을 준다. 다당류는 또한 당뇨의 조절에도 중요한 역할을 하는데, 왜냐하면 그들은 단당류처럼 혈중 glucose 수준을 급속히 높이지 않고도 에너지 요구를 충족시키기 때문이다.

(2) 단백질

단백질은 아미노산으로 구성되어 있는데 이는 조직의 재생과 치유를 위해 필수적이다. 단백질의 필요는 나이가 들어감에 따라 허약한 신체조직의 상실을 보상하기 위해 요구량이 일정하게 유지되거나 조금씩 증가할 수 있다. 국제건강영양조사(International Health and Nutrition Survey)에서 나온 자료를 보면 55세 이상된 여성의 10~25%가 하루에 필요한 단백질량의 반도 섭취하지 못한다.

조직의 재생과 치유는 일생동안 지속된다. 통합성이 손상되는 어떤 상황(수술이나 욕창)에서든 조직 재생을 위해 필요한 단백질의 양은 증가한다. 고기, 생선, 달걀 등은 완전 단백질의 중요한 원천이 될 수 있는데 이 완전 단백질(complete protein)은 조직을 만들고 치유하기 위해 필요한 모든 아미노산을 포함한다. 콩류(완두콩, 강낭콩) 같은 식물성 음식과 곡식(모든 곡물과 쌀)은 적은 양의 불완전아미노산을 함유하고 있는데, 이것은 필수 아미노산의 모두를 함유하고 있지는 않다. 불완전 단백질은 단백질의 요구를 충족시키기 위해 조심스럽게 복합되어야 한다.

스테이크나 햄, 내장고기, 계란, 치즈 등은 많은 지방을 포함한다. 고지방과 함께 단백질의 과도한 섭취는 혈중 콜레스테롤 수치를 높일 수 있고 이는 혈관의 죽상경화와 플라그 형성을 일으킬 수 있다. 혈관의 죽상경화는 흔히 고혈압과 심장질환을 초래한다. 이런 이유 때문에 많은 의사와 영양사들이 고지방 음식을 제한한다. 지방제한식이를 하는 사람은 강낭콩이나 완두콩 같은 식물성 단백질뿐만 아니라 생선이나 마른 조류 같은 저지방 단백질을 섭취해야 한다.

(3) 지방

매일의 칼로리 섭취에서 지방은 25~30gm/일로 제한된다. 이 권장량은 나이가 들어도 변하지 않는다. 어느 정도의 지방은 지용성 비타민의 흡수를 돕고 적절한 양의 필수 지방산을 제공하기 위해 필요하다. 지방은 음식에 향을 제공하고 복부의 충만감을 제공하기 때문에 바람직하다.

음식에서 지방의 흡수를 고려할 때 소화되는 지방의 유형을 보는 것이 중요하다. 신체는 lipoprotein(지단백)이라 불리는 물질로 지방을 분해하는데 이는 콜레스테롤과 단백질을 갖고 있다. 지단백에는 복합지질, 유도지질, 단순지질의 세 가지 주요 유형이 있다. 유도지질은 콜레스테롤로 구성되어 있고, 혈관 질병의 원인이 된다. 단순지질은 트리글리세라이드로 주로 구성되어 있으며, 혈관벽 질병의 원인이 되지만 유도지질보다는 덜 하다. 복합지질은 주로 단백질로 구성되어 있고, 혈관벽이 질병에 걸리지 않도록 보호해 주는 역할을 한다.

(4) 비타민

비타민은 음식에서 자연적으로 발견되는 유기물의 합성이다. 비타민은 다양한 대사와 생리적 과정을 위해 필요하다. 비타민은 지용성비타민과 수용성비타민으로 분류되는데, 지용성비타민은 비타민 A, D, E, K를 포함하며, 비타민 B 복합체와 그 외 비타민은 수용성비타민이다.

산화방지 비타민이 세포 손실을 막을 수 있고, 암이나 심장병을 예방할 수 있다는 연구들이 보고되고 있지만 많은 전문가들은 아직도 노화방지 비타민의 효과를 확신하지 않고 있으므로 작용, 복용량, 그리고 장기 효과에 대해 적절하게 이해해야 한다.

비타민 결핍은 노인들로 하여금 다양한 문제들을 경험하게 한다. 비타민 D 결핍은 비타민을 합성할 수 있는 피부 용적이 적고 음식 섭취가 적으며 태양에 노출이 덜 되는 노인에게 흔히 일어난다. 비타민 D는 칼슘 흡수를 위해 필요하기 때문에 이것의 결핍은 골다공증을 유발할 수 있다. 비타민 B_{12}의 결핍은 단백질의 부적절한 섭취와 소화과정에서의 생리적 변화와 관련된다. 정상적인 노화 현상이 진행됨에 따라 단백질 소화에 필요한 위액과 펩신의 생산이 감소하게 된다. 단백질이 소화가 안 될 때 비타민 B_{12}가 흡수를 위해 필요하다. 비타민 B_{12} 결핍은 감각, 균형, 기억에 영향을 주는 신경학적 변화를 초래할 수 있다. 또한 비타민 B_6 결핍은 신경학적이고 면역학적인 문제를 가져오는 것으로 알려져 있다.

비타민 E는 노인의 면역기능에 중요한 역할을 하는 것으로 보이며 최근에 알츠하이머병의 증상을 늦추는 것으로 알려졌다. 최대효과를 얻기 위한 복용량에 대해서는 연구 중이다.

균형잡힌 식이를 섭취하는 노인들에게는 비타민 보충이 필요하지 않다. 위장관계 문제나 부적절한 영양을 섭취하는 경우 선택적 비타민 보충이 도움된다. 비타민 보충은 의사나 영양사의 지시하에 조심스럽게 이루어져야 한다. 과도한 양의 수용성 비타민은 즉시 제거되어 위험이 거의 없지만, 과도한 양의 지용성 비타민(A, D, E, K)은 지방조직에 정체되어 간에 쌓인다. 이러한 비타민의 과잉 섭취는 독성 반응과 심지어는 간의 영구적 손상을 초래할 수 있다.

(5) 무기질

무기질은 다양한 신체기능을 위해 필요한 무기 화학 성분이다. 무기질은 체중의 작은 부분만을 구성하지만, 무기질의 작은 불균형만으로도 심각한 영향을 초래할 수 있다.

몸에서 가장 풍부한 무기질인 칼슘(calcium)은 뼈와 치아의 형성, 신경충격전달, 근수축(심기능 포함), 혈액응고과정에 필요하다. 주요 음식 공급원은 우유와 섬유성 식품이다. 칼슘은 정상적으로 뼈에 정체가 되고, 적은 양(1%)만이 조직과 혈액에서 발견된다. 노화와 부동이 증가하

[표 6-3] 필수 비타민

지용성 비타민	비타민 A	• 우유, 버터, 치즈, 강화된 마아가린, 간, 녹황색 채소, 과일에 포함. • 건강을 증진시킴, 어두운 빛을 보는 능력, 정상적인 점액 형태. 비타민 A가 부족한 노인은 담낭 질병과 대장염 같은 지방 흡수를 방해하는 만성질환을 가지고 있음.
	비타민 D	• 강화된 우유와 마아가린, 지방질이 많은 생선, 달걀에 포함. 칼슘의 소화를 증진시킴. • 나이가 들면서 골격의 변화 초래.
	비타민 E	• 옥수수와 그것에서 뽑은 기름, 마아가린, 씨앗, 호두, 잎이 무성한 녹색채소에 포함. • 백혈구의 생성을 증가시킴.
	비타민 K	• 잎이 무성한 녹색 채소와 간, 결장의 박테리아에 의해 합성됨. • 프로트롬빈의 형성에 필수이며 혈액 응고를 위해서 필요함.
수용성 비타민	비타민 B_1 (thiamine hydrochloride)	• 냉장고기, 돼지고기, 콩류, 모든 곡류에 포함. • 탄수화물 대사에 필수적임.
	비타민 B_2 (riboflavin)	• 우유, 치즈, 달걀, 내장고기, 콩류, 잎이 무성한 녹색 채소에 포함. • 정상적인 조직 형성과 눈물 생산에 필수적임.
	나이아신	• 기름기 없는 고기, 간, 모든 곡류, 콩류에 포함. • 지방, 탄수화물, 단백질의 에너지 방출에 필수임.
	비타민 B_6 (pyridoxine hydrochloride)	• 모든 곡류, 야채, 콩류, 고기, 그리고 바나나에 포함. • 단백질 조합 과정과 아미노산 대사의 과정에 필요.
	엽산 (folic acid)	• 모든 밀, 콩류, 녹색 채소에 포함. 헤모글로빈의 합성과 아미노산대사 중요함. • 노인들에게 보통 부족함.
	비타민 B_{12} (cyanocobalamin)	• 근육 안에 있고, 냉장고기, 달걀, 조개 등에 포함. 위에서 생산되는 효소의 흡수 능력을 돕기 위해 필요함. 부적절한 흡수는 치명적인 빈혈증을 야기 시킴, 적혈구의 생성을 위해 필요, 보통 부족하면 엽산 부족으로 보여짐.
	비타민 C (ascorbic acid)	• 감귤류 과일, 토마토, 양배추, 메론, 딸기, 녹색 고추, 그리고 잎이 무성한 녹색 채소에 포함. • 조직을 연결하는 교원질 형성의 유지와 구성에 중요함. 모세혈관벽의 치료와 탄력을 증진시킴.

게 되면 뼈는 칼슘을 잃고, 골다공증이 생기게 된다. 어떤 경우는 칼슘의 비정상적인 양이 뼈를 떠나 혈액으로 들어가서 과칼슘혈증(hypercalcemia)을 초래하는데, 그것은 혈액중의 칼슘양의 상승을 의미한다. 과칼슘혈증은 부갑상선 기능항진, 위축, 대사성 골종양, 비타민 D 과잉

등과 함께 나타난다.

과칼슘혈증을 경험하는 노인은 혼돈, 복통, 근육통증, 허약, 식욕부진을 나타낸다. 이런 증상은 노인에게 있어서 간과하기 쉬운데 이는 노인들의 상황이 워낙 다양하고 애매하고 흔하기 때문이다. 혈중 칼슘의 과도한 상승은 쇽이나 신부전, 사망까지도 초래할 수 있다. 신장이 과도한 양의 칼슘을 제거하려 할 때, 소변에서도 칼슘이 상승할 수 있고(hyper-calciuria), 요로결석(신결석)의 위험이 증가한다.

적절한 칼슘 섭취는 일생을 거쳐 중요한데, 특히 폐경 후 여성 같은 골다공증의 위험이 있는 사람에게 중요하다. 칼슘은 골다공증 예방에 도움이 될 것이다. 비타민 D는 칼슘의 흡수를 돕기 때문에 유제품과 마아가린을 통해 보충한다.

인(phosphorus)은 정상적인 뼈와 치아 합성, 비타민 B의 활성화, 정상적인 신경 근육계 기능, 탄수화물의 대사, 산 염기 균형의 유지, 다른 생리적 과정에 필요하다. 부적절한 인의 섭취는 체중감소와 빈혈을 유발한다. 인의 음식 공급원은 고기, 달걀 노른자, 완두콩, 강낭콩, 호두와 모든 곡류 등이다. 인의 요구량을 만족시키는 것은 특별히 제한된 식이를 하지 않는 한 문제가 되지 않는다.

철분(iron)은 헤모글로빈 구조의 중앙에서 발견된다. 헤모글로빈은 산소를 운반하고 세포로부터 이산화탄소를 제거하는 적혈구에 위치한다. 헤모글로빈이 정상 수치보다 낮아지면 빈혈이 발생한다. 빈혈로 고통받는 사람들은 증상의 심각성에 따라 다양한 증상을 호소하는데, 피

[표 6-4] 노인에게 적합한 영양관련 검사치

진단검사	정상 범위
hemoglobin	14~18g/dl(남자) 12~16g/dl(여자)
hematocrit	40~51%(남자) 38~44%(여자)
blood urea nitrogen	10~30mg/dl
creatine	0.5~1.0mg/dl
albumin	3.5~5.0g/dl
calcium	9~11mg/dl
folic acid	3~25mg/dl
glucose(fasting)	70~120mg/dl

로나 호흡곤란, 빈맥, 심계항진, 두통, 불면, 현운, 창백(특히 점막), 손발의 차가움 등이 그것이다. 노화와 관련된 정상적인 변화나 다른 질병과정이 이와 유사해서 빈혈의 인식을 어렵게 한다. 헤모글로빈 수준을 확인하는 임상 검사가 빈혈을 결정짓기 위해 필요하다. 노인에게 흔히 나타나는 빈혈의 두 가지 유형은 철분 결핍성 빈혈과 악성 빈혈이다.

철분 결핍성 빈혈은 부적절한 철분섭취로부터 기인된다. 철분이 풍부한 음식은 간과 같은 내장고기, 조개, 달걀 노른자, 푸른 잎 채소, 그리고 마른 과일 등이다. 고기는 비싸고 충분히 조리되지 않으면 노인들이 씹기가 불편하다. 대부분의 사람들은 간과 같은 내장고기의 맛을 싫어하기 때문에, 먹으려 하지 않는다. 내장고기 뿐만 아니라, 달걀 노른자는 콜레스테롤이 높아서 식단에 반영하지 않으려 한다.

악성 빈혈은 위에서 분비되는 내재인자의 결핍에 의해 초래된다. 이것이 없으면 골수 안에서 혈구의 생성을 위해 요구되는 비타민 B_{12}가 흡수되지 못한다. 뿐만 아니라 백혈구의 감소와 세포의 변화가 있다. 악성 빈혈을 앓고 있는 사람은 허약감, 무딤, 사지의 통증, 식욕감퇴, 체중감소 등을 호소한다. 치료는 전형적으로 cyanocobalamin을 계속 섭취하고, 엽산의 구강투여와 철분섭취를 증가시키는 것이다.

구강으로 투여되는 철분제제(액체나 고체)는 위장관계를 자극할 수 있다는 것을 기억해야 한다. 위장관계 자극을 최소화하기 위해 철분보충은 식사 직후나 식사 중에 이루어져야 한다. 또한 철분 용액은 치아에 얼룩을 남길 수 있기 때문에 빨대를 사용해야 한다. 철분이 주사로 처방된다면, 근육 깊숙이 들어가도록 한다. 비타민 C가 풍부한 음식은 철분 흡수를 위해 함께 이용되어야 한다. 환자들은 철분이 변의 색을 까맣게 변화시킬 수 있다는 정보를 들어야 하며, 간호사는 철분보충을 받는 환자의 변을 사정할 때 이 사항을 기억해야 한다. 철분의 과다보충은 설사를 유발할 수 있다.

나트륨(sodium)은 몸의 중요한 원소 중의 하나이다. 나트륨 이온은 산염기 균형, 수분균형, 신경자극 전달, 근육 수축과 관련이 있다. 나트륨은 대부분 세포외액에서 발견되며, 나트륨 수준은 몸의 욕구에 따라 정체하거나 배설을 시키는 신장의 기능에 의해 조절된다. 나트륨은 모든 세포막에서 칼륨과 상호작용을 한다. 나트륨은 많은 음식에서 발견되는데 가장 흔하고 친근한 형태는 소금(sodium chloride)이다. 이것은 음식의 맛을 내고 보존하기 위해 사용된다. 대부분의 노인들은 음식의 맛을 잘 느끼지 못하기 때문에 과도한 양의 소금을 이용한다. 혈중 나트륨 수준이 과도할 경우 수분 정체를 일으킬 수 있으며 이것은 체조직의 부종으로 나타난다. 고혈압이나 신부전, 심장 문제를 갖고 있는 사람은 나트륨 제한 식이를 처방받게 된다. 많은 사람들이(특히 노인들) 나트륨이 적게 들어간 음식은 맛이 없다고 한다.

칼륨(Potassium)은 몸의 주요 세포내액이다. 칼륨은 산염기 균형, 체액과 전해질 균형, 정상적인 신경 근육 기능에 있어서 중요한 역할을 한다. 칼륨은 다른 무기질처럼 노인들의 식사에서 풍부하지 못하다. 음식 공급원은 감귤류의 과일, 우유, 바나나, 사과 주스 등이다. 칼륨결핍은 노인에게 흔하다. 이뇨제와 항고혈압 약물은 체내 칼륨을 고갈시킨다. 저칼륨혈증의 주요 증상은 근육 허약, 식욕부진, 예민함, 졸림, 우울, 방향감각 상실 등이다. 심각한 근육 위축은 칼륨 수준 감소와 관련되어 가장 흔히 발견되는 문제 중의 하나이다. 저칼륨 혈증은 종종 심부정맥의 원인이 된다. 낮은 칼륨 수준을 갖고 있는 환자들 모두가 관찰 가능한 증상을 갖고 있는 것이 아니기 때문에 간호사는 전해질 수준을 입증하기 위해 임상검사치를 확인해야 한다. 보충제가 혈중 칼륨 수준을 증가시키기 위해 자주 이용된다.

아연(Zinc)은 단백질 합성에 중요한 역할을 하는 광물질이다. 어른들에게 아연이 불충분할 경우 상처 치유가 지연되고 후각이나 미각 그리고 식욕이 감소한다. 간경화증이나 신질환, 양성 종양, 알콜리즘 같은 노인에게 흔한 상황들은 아연 결핍을 초래할 수 있다. 아연의 음식 공급원은 고기, 조개, 견과류이다.

마그네슘이나 구리, 요오드, 불소, 크로뮴, 셀레늄, 니켈, 그리고 황 같은 미량의 원소들은 정상적인 신체 기능을 위해 소량 필요하다. 셀레늄은 산화방지제로써 중요성을 인정받고 있고, 암을 예방하고 조직 탄력성을 증가시킨다.

(6) 물

물은 생명에 필수적이다. 사람은 음식 없이는 많은 날을 살 수 있지만, 물 없이는 살 수 없다. 물은 정상적인 신체 기능에서 중요한 역할을 한다. 물은 눈물, 땀, 침을 포함한 많은 분비물의 형성에 필요하다. 물은 소화작용과 전해질과 영양소의 수송을 돕는다. 물은 노폐물 배설을 용이하게 하고 체온유지에 중요한 역할을 한다.

성인은 몸의 약 60%가 물로 이루어져 있는데, 남자는 여자보다 약간 더 높다. 전형적으로 노인들은 젊은이들보다 수분을 적게 갖고 있다. 체내 수분의 양은 노인이 되면 약 8%가 줄어든다. 혈류에서 물의 양은 나이가 들어도 비교적 일정하게 유지되지만 노인들은 젊은이들보다 세포 내와 세포 사이의 공간에 더 적은 수분을 가지려 하는 경향이 있다. 이런 수분감소는 피부 수축력 감소와 노인에게 흔히 주름을 나타내게 한다. 수분감소는 탈수 같은 수분 불균형의 위험을 증가시킨다. 대부분의 노인은 매일 2,000～3,000ml의 물을 필요로 한다. 이것의 대부분은 물이나 차, 커피, 주스 같은 음료로 섭취된다.

물은 정상적으로 소변과 발한, 호흡, 배변을 통해 배설된다. 비정상적인 수분 손실은 설사, 구토, 발한, 위흡인, 상처 배액을 통해 이루어지며 이때 주요 무기질도 함께 소실된다. 신체 내로 들어가는 수분량은 신체로부터 배설되는 양과 균형을 이루어야 한다. 이것을 수분균형(fluid balance)이라 일컫는다.

2 노인의 영양요구

노인들의 대부분이 영양소는 좋은 건강을 위해 중요하다고 믿지만 그들이 항상 좋은 영양습관을 따르지는 않는다. National Council on Aging에 의하면 노인들은 영양 부족이 될 위험 요소를 많이 갖고 있는데 이것은 그들의 건강에 부정적인 영향을 끼친다. 실제로 영양 부족이나 결핍인 노인인구는 15%에서 50%에 이른다.

1) 노인의 영양 상태에 영향을 미치는 요소

노인들의 영양 상태는 개인적, 경제적, 사회적, 생리적 요소에 의해 영향을 받는다. 음식의 비용이나 이용 가능성, 노인들의 음식 상표를 읽는 능력, 수송, 음식의 준비와 저장의 어려움들이 노인의 영양 상태를 사정할 때 고려되어야 할 요인들이다.

(1) 개인적 요소

영양 상태에 영향을 주는 개인적인 요소는 일반적인 건강상태, 치아상태, 그리고 정서적인 상태를 포함한다. 건강하다고 느끼지 못하는 사람들은 효과적으로 씹을 수 없고 우울함이나 인식의 변화를 경험하는 사람들은 식욕이 없다. 이런 상태가 계속되면 모든 영양 상태에 영향을 미치게 될 것이다.

또한 음식을 준비해야 하는 문제가 있다. 음식을 만들기 위해 들어가는 노력 때문에 노인들은 식사를 샌드위치나 부적절한 음식으로 때울 수 있다. 가정에서도 노인과 함께 생활할 때는 음식과 관련된 요인들이 고려되어야 한다.

[표 6-5] 영양불량의 위험요소 점검표

영양불량의 경고 증상이 종종 나타난다. 만약 영양학적 위험상태에 있다면 이 점검표를 사용하여 체크해 보라.
아래의 진술을 읽고, 동의하는 것에 ○표를 쳐라.
칸 안에 '예'라고 대답한 것의 숫자를 합산하라. 이것이 당신의 영양수치이다.
건강상태를 확인해라.

점검내용	예
나는 병이 있거나 내가 먹는 음식의 양과 종류를 변화시키고 있다.	
나는 매일 두끼보다 적게 먹는다.	
나는 과일이나 야채, 우유 제품을 거의 먹지 않는다.	
나는 맥주나 알코올, 그 밖의 술을 거의 매일 또는 3회 이상 마신다.	
나는 음식을 먹기 어려울 정도의 치아나 입의 문제를 가지고 있다.	
나는 내가 필요한 음식을 살 돈이 부족하다.	
나는 거의 혼자 먹는다.	
나는 의사의 처방된 약을 하루에 3번 이상 먹는다.	
나는 원하지 않았는데도 최근 6개월 동안 몸무게가 5kg 늘거나 빠졌다.	
나는 때로 물건을 사거나 요리하거나 음식을 먹기 위하여 움직이는 것이 불가능하다.	
합 계	

당신의 영양 합계 점수가 만약,

- 0~2 : 영양상태 양호, 6개월 안에 다시 체크해 보라.
- 3~5 : 당신은 영양 위험 수위선에 있다.
  음식 습관과 스타일을 개선시킬 수 있도록 할 수 있는 것이 무엇인지 찾기 위하여 더 나은 영양 프로그램, 더 나은 시민 센터, 도와줄 수 있는 건강 분야 전문가가 있는지 살펴보라. 3개월 안에 다시 체크해 보라.
- 6 이상 : 고위험 영양불량상태
  의사나 영양사 다른 건강 상담원이나 사회 봉사 전문가에게 갈 때 이 점검표를 가져가라. 그들과 당신이 가진 문제들을 얘기해 보라. 당신의 영양학적인 건강을 개선시킬 수 있는 방법을 확인하라.

출처 : 미국 노인영양프로그램(Elderly Nutrition Program of the Older American Act)

(2) 경제적 요소

고기나 낙농식품 같은 단백질이 풍부한 음식은 비싼 경향이 있다. 비타민과 무기질이 풍부한 과일과 신선한 야채는 계절과 지역에 따라 값이 정해질 것이다. 많은 노인들은 수입이 제한되기 때문에, 음식의 영양적 가치와 중요성을 알고 있다 하더라도 비싼 품목은 구입을 쉽게 하지 못할 것이다.

음식 조달이 가능하다고 해도 여기에는 비용과 접근성의 문제가 있다. 비용은 고정된 수입을 가지고 살아가는 노인들에게 현실적인 요인이 된다. 수입은 비용이 많이 드는 약이나 필요한 생활용품을 사고 그 외에 남은 돈이 음식 구입에 사용된다. 노인들은 음식이나 식사배달서비스들이 제공됨에도 불구하고 그것들을 잘 모르고 있거나 비용 때문에 그런 도움을 잘 받아들이려 하질 않는다.

(3) 사회적 요소

혼자 사는 노인이나 노인부부에게는 충분한 양과 다양한 종류의 음식을 구입하는 것이 어렵다. 대부분의 음식은 4인 이상의 가족 단위의 양에 맞게 포장이 되어 있다. 몇몇 제조회사는 혼자 사는 노인들을 위해 작은 양을 포장해서 팔지만 비용은 더 비싸다. 혼자 사는 노인은 검소하게 살 것인가 다양한 음식을 살 것인지를 결정하는 것이 중요하다.

한 명이나 두 명을 위한 음식을 준비하는 것도 어렵다. 대부분의 조리법은 4인, 6인, 8인을 위해 만들어졌다. 이렇게 조리를 하면 음식은 다 먹어치워져야 하거나 버려야 한다. 어떤 현명한 노인은 다양한 음식을 먹고 낭비하는 것을 버리기 위해 음식을 포장해서 얼려 놓는다. 불행히도 모두가 냉장고를 갖고 있는 것도 아니고 모든 음식이 얼려질 수는 없다.

혼자 사는 노인은 부가적인 문제에 직면한다. 가게에 가는 간단한 행동이 어려울 수가 있다. 대형의 체인점이 생기면서 이웃의 작은 가게들은 문을 닫았고, 대형 체인점은 집에서 먼 곳에 위치해 있다. 가까운 근처에 식료품점이 있다 하더라도 그것의 가격은 비쌀 것이다. 차 없이는 식료품이나 약이나 다른 필요한 물건을 구입하기 어렵다. 대부분의 경우는 가족 중 한 사람이나 친구가 노인을 가게에 데려다 줄 것이다. 바쁜 사람들이나 노인들에 대한 예의로 점점 많은 가게들이 돈을 더 받고 배달 서비스나 call-in 서비스를 하고 있다. 어떤 동네는 노인들을 위해 집에서부터 가게까지 운행하는 셔틀버스를 가지고 있다. 또 어떤 동네는 자원봉사자에게 노인을 맡기고 있다.

쇼핑은 육체적 노력을 요한다. 젊고 건강한 사람들이 힘들다고 생각하지 않는 높은 선반에서 병을 꺼내고 복도 주변에서 무언가를 찾는 행동, 가게의 안팎을 돌아다니는 것 같은 행동은 허약한 사람과 노인에게 육체적인 곤란을 가져오게 한다. 비록 가게 주인이나 다른 구매자들이 이런 활동을 도울 수 있지만 노인들은 종종 너무 당황하여 도움을 청하기가 쉽지 않다.

영양결핍과 관련된 문제는 지역사회의 재가노인에게만 나타나는 문제는 아니다. 기관, 시설에 있는 노인에게도 영양 문제는 관심영역이 될 수 있다. 대부분의 시설은 영양사의 감독 하에 영양과를 두고 있지만, 노인들은 그들에게 적합한 영양을 섭취하고 있지 못하다. 이것은 다양한 외적, 개인적 요인에 기인한 것일 수 있다. 영양에 영향을 미치는 외적요인으로는 시설 식사메뉴의 되풀이 되는 속성과 많은 사람들에게 공급하는 동안 음식의 외양과 온도를 유지하면서 나타나는 문제, 주위 환경의 문제, 특정한 문화적 선호도나 많은 사람들의 음식기호를 충족시키는 능력을 시설이 갖추고 있지 못하는 것 등을 들 수 있다.

(4) 생리적 요소

고기, 우유, 그리고 신선한 생산품은 손상되기 쉽고, 일정 시간 안에 적당히 냉각시키거나 요리하거나 먹어치워야 한다. 감각과 미각, 후각이 변하는 노인들은 식품의 변질을 감지할 수가 없다. 만약 상한 음식을 먹었다면, 위장관계의 감염이나 복통의 위험이 증가된다.

상표에 붙어 있는 작은 글씨를 읽는 것도 제한된 시력을 갖고 있는 노인에게는 어렵다. 캔을 따고 항아리를 열고, 음식의 플라스틱 포장을 뜯는 일도 노인에게는 장애가 될 수 있다. 건강하고 젊은 사람이 포장하는 것을 생각해 보고 그 다음에 근육의 힘이 약해지고, 관절염이나 다른 관련된 문제를 가진 사람이 행하는 것을 상상해 보라.

시력의 저하는 또한 노인들의 음식을 준비하기 위한 장보기(shopping)를 더욱 어렵게 한다. 간단한 조리법조차도 읽기 힘들어지기 때문에 요리를 하기가 더욱 힘들게 된다. 음식의 모양 또한 식욕에 영향을 준다. 이 때문에 고급식당에서는 맛을 돋구기 위해 음식의 모양을 보기 좋게 한다. 미각과 후각은 60세 정도가 되면서부터 서서히 떨어지기 시작하며 나이가 들수록 더욱 확연해진다. 노인들은 보통의 성인들보다 세 번 중에 두 번은 맛을 보는 데 어려움을 느낀다. 이런 변화들은 음식에 대한 식욕을 떨어뜨리고 살을 찌우게 하지 못한다. 노인들은 맛을 느끼기 위해 비교적 영양분이 적은 염분, 당분, 기름기가 많은 초과된 양의 음식을 구매하게 된다. 음식의 맛을 좋게 하는 MSG(글루타민산소다, 화학조미료)의 사용은 노인들에게 식욕을 돋구는 방법으로 알려져 있었다. 그러나 MSG는 알레르기를 일으키는 사람들도 있기 때문에 주의해서 사용해야 한다.

혼돈이나 치매 같은 인지능력의 변화도 영양 섭취에 영향을 준다. 심각한 상태의 노인들에게는 식사준비에 대한 많은 도움이 필요하다. 그들은 이런 도움이 없다면 굶주리거나 영양실조에 직면하게 될 것이다. 식욕의 변화는 빈번하고 예측할 수가 없다. 심각한 혼란 상태에 빠져 있는 노인들은 음식이 제공되는 한은 좋은 식욕을 유지하지만 그렇지 못하다면 식욕을 잃게 될 것이다.

허약하거나 활동의 내성을 가진 노인에게는 영양실조의 위험이 더 증가된다. 음식을 위해 장을 보는 것은 보통 노인들이 가지고 있는 신체적 능력보다 더 많은 노력을 필요로 하게 된다. 심혈관이나 폐질환 또는 심각한 관절염을 가지고 있는 노인들은 그들의 제한된 육체적 능력 때문에 매우 큰 위험에 처할 수 있다.

우울증이나 다른 정신적인 스트레스는 식욕을 잃게 만든다. 이것은 특히 다른 요인들로 이미 식욕이 감소된 노인들에게 그렇다. 혼자서 하는 식사나 시설에서 낯선 사람과 함께 식사를 하는 것은 좋은 식욕을 불러일으키지 못한다. 쾌적한 환경과 여럿이 모여서 하는 식사는 노인들의 기분을 상승시켜 식욕을 좋게 만들 것이다.

약물은 식욕에 중대한 영향을 끼친다. 여러 약물들이 음식의 맛을 생소하거나 딱딱하게 만들어 버린다. 어떤 약물들은 식욕을 억제시키며 어떤 약물은 침 분비를 줄어들게 해서 보통 때보다 씹기를 더 어렵게 만든다. 올바른 구강 위생과 인공침의 사용은 이런 문제들을 경감시킨다.

II 노인의 영양 문제

1 영양 상태의 변화

체중의 변화는 노인들에게 가장 먼저 나타나는 현실적, 잠재적 영양 문제이다. 현재의 체중을 표준 신장·체중 목록과 비교하여 신장에 바람직한 체중을 찾는다[표 6-1]. 이 때 신장은 노화에 따른 신장 변화나 그들의 젊었을 때의 것이 아니라 현재의 신장을 사용해야 한다. 만약 그들의 모습에 균형이 잡혀 있다거나 몸무게가 권장치 정도라면, 그들은 아마도 적당한 칼로리를 섭취하고 있다는 뜻일 것이다. 몸무게가 천천히 증가 혹은 감소하는 것은 칼로리 섭취와 에너지 소모 사이에 불균형이 있다는 것을 나타낸다. 고정된 칼로리 섭취를 하면서 활동량은 적어진다면 보통 지속적인 몸무게의 증가가 나타날 것이고 반대로 활동량이 많아진다면 몸무게가 줄어들 것이다. 간호사는 몸무게를 변화시키는 영양 섭취와 활동 상태의 변화를 사정해야 한다.

충분한 칼로리 섭취만으로는 영양은 부족하다. 노인들은 충분한 양의 필수 영양소를 섭취하는 것이 중요하다. 이러한 필수 영양소를 섭취하는 데는 더 많은 자료수집이 필요하다.

임상결과는 다른 사항의 진단에 도움을 줄 수 있다. 헤모글로빈(Hgb)과 헤마토크릿(Hct), 적혈구(Red Blood Cell; RBC)와 혈중요소질소(Blood Urea Nitrogen; BUN), 크레아티닌(creatinin)

과 알부민(albumin)의 수치, 그리고 다른 영양분의 수치들은 어떤 영양소가 특히 부족한지 알 수 있게 해 준다. 이 측정치들은 노화에 따라 항상 일정하게 변하는 것은 아니기 때문에 노인이나 그보다 젊은 사람들에게도 각각의 신체의 건강상태를 평가하는 데 도움을 준다**[표 6-4]**.

헤모글로빈은 혈관에서 산소와 이산화탄소의 운반을 맡고 있는 복잡한 단백질–철 분자이다. 충분한 철분이 없다면 헤모글로빈과 적혈구의 수치가 표준 이하로 떨어지게 된다. 낮은 헤모글로빈 수치는 빈혈이나 혈액의 손실을 유발한다. 빈혈의 일반적인 형태에는 철분결핍성 빈혈과 악성 빈혈이 있다. 철분결핍성 빈혈은 혈액의 손실로 나타난다. 노인에게 있어 잦은 코피나 수술 같은 과다 출혈은 드물게 일어난다. 위 또는 십이지장궤양, 게실, 종양 혹은 위장계질환 등은 적은 양의 혈액 손실을 가져오는 일반적인 경우이다.

건강한 사람의 혈당량은 하루 중에도 계속 변화한다. 음식을 먹지 않았을 때에는 낮은 수치이지만 식사를 하면 증가하게 되며 식후 약 30~60분 후에 최고치를 보인다. 3시간 안에 표준치인 80~120mg/dl로 돌아온다. 스테로이드치료나 비경구적 영양 섭취 또는 많은 스트레스를 받는 당뇨병을 앓고 있는 사람들은 혈당량 조절의 문제를 겪기 쉽다.

전해질의 불균형은 전해질의 잘못된 섭취나 과도한 손실에 의한 결과이다. 일반적인 경우로 칼슘이나 나트륨, 칼륨의 과부족이 있다. 음식을 섭취할 때는 올바른 전해질의 섭취를 가능하게 하는지 평가가 이루어져야 한다. 전해질을 감소시키는 약물들도 고려해야 한다. 구토와 설사, 위경련 등도 전해질 불균형을 일으킨다.

노인의 영양 섭취에 관한 위험 요인을 나타낸 목록을 참고한다.

[표 6-6] 노인의 영양 섭취와 관련된 위험 요인

- 신진대사 장애(당뇨, 갑상선 장애)
- 음식의 준비, 섭취, 연하작용을 방해하는 신경학적 또는 근골격구조의 문제
- 위장관 장애
- 음식 구매를 위한 자원 부족
- 약물 사용과 출혈, 구토, 설사로 인한 영양 손실
- 생활 방식이나 질병의 진행으로 생기는 에너지의 과부족
- 혼자 사는 것
- 문화나 습관에 따른 편식
- 슬픔이나 다른 감정적인 문제들

❷ 체내 수분량의 변화

수분의 균형이 건강한 성인에게는 문제가 되질 않는다. 그러나 체내 수분량의 갑작스런 변화가 있다면 노인들은 젊은 사람들보다 눈에 띄는 문제들을 겪게 된다. 수분 불균형 관련 일반적인 작은 문제들이라도 노인들에게는 심각한 문제가 되어 버린다. 탈수증은 발견하여 치료하지 않으면 쉽게 심각한 문제가 되어버려 나중엔 사망까지도 이르게 한다. 탈수증은 나이가 많고, 남자인 경우에서 더 쉽게 경험하게 된다.

노인들은 수분 공급을 적절히 받는다고 하더라도, 젊은 사람들보다 체내 수분량의 비율(약 45% 이하)이 적다. 제한된 식사로 적절한 수분의 섭취가 안되거나 몸의 수분을 과도하게 잃어버리게 되는 것은 탈수증의 위험을 증가시키게 된다.

일반적인 위험 요소에는 1) 갈증저하, 2) 소변을 모으는 신장의 능력 저하, 3) 알도스테론의 분비 감소, 레닌 효소 활동의 감소 같은 호르몬의 변화, 4) 약물의 부작용, 5) 정신 활동 수준의 변화, 6) 기능적 수행능력의 변화, 그리고 7) 요실금에 대한 두려움과 부적절한 수분 억제를 가져오는 통증 등이 있다.

남성노인들은 젊은 시절에는 여성들보다 체내 수분의 비율이 더 높다. 신장의 능력이 줄어들게 되어 체내 수분량에 따른 신체의 능력도 줄어들게 된다. 노인들은 신체 수분량의 변화에 대해 빠르게 대처하기가 어렵다. 수분균형에 영향을 주는 질병들에 노화에 따른 변화가 더해지면 수분의 균형을 유지하는 시스템에 위협을 받게 된다.

체액은 크게 세포내액과 세포외액, 두 부분으로 나눌 수 있다. 세포내액은 세포 내에서 볼 수 있으며 체액의 약 2/3를 차지한다. 세포외액은 체액의 약 1/3을 차지한다. 세포외액은 혈관 내 혈장과 간질액으로 분류된다. 세포외액은 끊임없이 몸 구석구석을 돌아다니며 세포로 영양분을 운반하고 노폐물을 밖으로 배설하는 역할을 한다. 체액의 이동은 전해질의 수치와 다양한 단백질에 의해 영향을 받는다. 혈관 내 수분을 적절한 수준으로 유지해 주는 중요한 혈장 단백질인 알부민이 종종 부족하게 되어 조직의 부종이나 직립성 저혈압을 유발하기도 한다.

신체에서 수분의 불균형을 겪게 되면 세포내액은 영향을 받게 되고, 세포외액은 빠르게 드러나는 변화를 보이게 된다. 세포외액 부족, 체액의 부족은 혈량 감소나 탈수증을 유발하게 된다. 세포외액 과다, 체액의 과다는 혈량 과다(순환량 과다)나 부종(간질액 증가) 등을 유발한다.

노인에게 체내 수분량 변화를 야기시키는 위험요소 목록을 참고한다.

[표 6-7] 노인에게 체내 수분량 부족을 야기시키는 위험 요소

- 심각한 위험에 빠지게 할 정도의 연하능력의 변화
- 오심, 먹거나 마실 때의 거리낌이 빈번해짐
- 갑작스러운 정서적 장애, 인간의 기본 욕구에 대한 관심결여
- 보호자 없이는 적절한 수분을 섭취할 능력이 없음(누워서만 지내야 하는 환자)
- 인지능력의 변화(알츠하이머, 치매), 수분의 필요성에 대한 인식의 결여
- 상처 배액, 개방 창상, 궤양
- 이뇨제
- 신장질환
- 저나트륨식
- 삽관 영양

[표 6-8] 노인에게 체내 수분량 과다를 야기시키는 위험 요소

- 수분의 섭취 증가에 따른 나트륨의 섭취 과다, 고혈당증, 약물 치료
- 억지로 마시는 물
- 소변 배출량 감소에 따른 신장 기능 장애
- 심부전
- 불충분한 단백질의 섭취 또는 과다한 단백질의 손실
- 스테로이드 치료
- 알코올 중독이나 간질환 병력
- 신장질환
- 발한요법
- 간헐적인 혹은 지속적인 구토
- 간헐적인 혹은 지속적인 설사

1) 체내 수분량 부족

체내 수분량의 부족은 적절하지 못한 수분섭취나 과다 손실로 인해 발생한다. 노인의 체내 수분 부족에 영향을 미치는 매우 다양한 요인들이 있다.

수분 부족인 사람들은 건조한 점막, 갈증, 피부 긴장도 감소, 빠른 체중 손실, 허약, 소변의 양이 줄어들거나 자주 보게 되는 일들을 겪게 된다. 활력징후에도 영향을 미친다. 심박수의 증가나 혈압의 감소는 체내 수분량이 감소했다는 것을 말해 준다. 저혈압, 특히 직립성 저혈압은 일반적인 경우이다. 체온의 상승은 탈수증을 의미하게 된다. 혈액에 관한 검사 수치는 체내 수분량 부족으로 인해 변화할 수 있다. 보통 헤마토크릿은 혈장 수치가 감소하게 되면 증가한다. 전해질 수치, 크레아티닌, 그리고 혈중요소질소 등이 변화하게 된다.

2) 체내 수분량 과다

체내 수분량 과다는 과다한 섭취와 수분 배설의 부족으로 일어난다.

체내 수분량 과다로 우선적으로 나타나는 증상에는 사지와 복부 둘레의 증가 같은 부종이 있다. 폐부종은 짧아진 호흡, 호흡 곤란, 호흡으로 인한 꾸르륵 소리, 그리고 거품이 많은 침 등을 가져온다. 수분의 배출량 보다 섭취량이 과다하게 되면 갑작스런 체중의 증가를 보이게 된다. 체중의 양은 수분의 보유량을 그대로 반영한다. 1리터의 수분은 1kg의 체중이 늘게 한다. 부종이 있는 부위의 피부는 번들거리고 팽팽해진다. 소변의 생산·농축과 소변의 양은 체내 수분이 과다하게 되면 변화한다. 혈장의 수치가 증가하게 되면 헤마토크릿은 보통 감소하게 된다. 전해질의 수치, 크레아티닌, 그리고 혈중요소질소 또한 변화하게 된다. 그렇게 되면 노인들은 침착하지 못하게 되거나 불안 같은 행동의 변화를 경험하게 된다.

3 연하곤란

씹는 것과 삼키는 것은 구강, 인두, 후두, 식도의 상호 움직임이 복잡하게 얽혀 있는 과정이다. 이런 상호 작용을 제대로 할 수 없는 노인들은 연하곤란(dysphagia)을 겪게 된다. 연하곤란은 근위축, 세균 감염, 조직의 상처, 암, 혹은 치아 상태의 비정상적인 변화를 야기시킨다. 먹는 것과 관련해 특히 탈수증, 영양실조, 역류 등을 유발하는 연하의 문제가 심각하게 여겨진다.

신경학적인 손상은 질병, 혹은 뇌신경이나 얼굴 근육의 변화로 인한 연하곤란으로 생긴 쇼크 등에 의해 나타나게 된다. 노인들은 또한 변화된 의식과 심한 피로 등의 증상으로 더 위험에 처할 수 있다. 노인들은 삼킬 수 있는 능력이 있어도 식욕 부진이나 인후에 무엇이 걸려 질식할 뻔했던 일에 대한 두려움으로 주저하게 될 것이다.

노인의 연하 곤란과 관련된 위험 요소들의 목록을 참고한다.

[표 6-9] 노인의 연하 곤란에 관한 위험 요소

- 마비 또는 얼굴, 입, 인후의 약해짐으로 인한 신경학적 문제
- 변화된 의식 수준, 인지, 감각능력 변화
- 기관 내 삽관 혹은 비위관 등 기계적 장치
- 인두, 식도의 좁아짐이나 폐색
- 과도한 피로

4 역류 위험성

고체, 액체의 음식물이 위에서 다시 기도 쪽으로 올라오는 것을 말하는 역류는 허약해진 많은 노인들에게 매우 심각한 문제이다. 위식도 역류와 함께 역류와 관련된 문제는 최근 많이 증가하고 있다.

노인의 역류와 관련된 위험 요소 목록을 참고한다.

[표 6-10] 노인의 역류와 관련된 위험 요소

- 신경학적 문제, 특히 기침이나 연하반사능력에 영향을 주는 문제
- 의식수준의 저하
- 지속되는 앙와위 자세
- 기관절개술로 인한 삽관
- 위관영양
- 위의 운동성 저하, 위 내용물 또는 가스의 양 과다

III 노인의 영양 간호

영양 섭취는 건강 유지와 회복, 질병의 예방과 치료에 중요한 역할을 한다.

영양에 관련된 문제를 다루게 될 때에 노인들을 돌보는 간호사들은 다음과 같은 사항들을 고려해야 한다. 1) 노화에 따른 생리적 변화에 대응하여 영양 필요량을 어떻게 조절해야 하는가, 2) 노화에 따른 생리적 변화가 영양분의 섭취와 배설에 어떤 장애를 가져오는가, 3) 노화에서 쉽게 보여지는 질병이 영양 필요량에 어떤 영향을 미치는가, 4) 노화에 따른 정신 사회적 변화가 식습관에 어떤 영향을 끼치는가.

1 영양 상태의 변화

병원이나 노인요양시설에서 수행되어야 할 영양 간호는 다음과 같다.

(1) 보통 하루에 한 번씩 체중을 측정한다.

간호사들은 문제의 범위와 유형에 관하여 다양한 방법으로 접근해야 한다.

영양의 섭취와 관계되는 체중 변화는 수분의 불균형처럼 빠르게 나타나지는 않는다. 흔히 매일매일 체중을 점검하기도 한다.

경우에 따라, 노인에게 너무 자주 체중을 측정하게 하는 것이 지장을 가져올 수도 있다. 따라서 일주일에 한번 체중을 점검하는 것이 더 좋은 결과를 가져올 때도 있다. 이에 대해서는 특별한 지시에 따르도록 한다.

(2) 섭취하는 음식의 양, 종류, 빈도를 기록하고 지속적으로 점검한다.

주의 깊은 기록은 간호사와 노인들에게 문제의 영역을 결정하는데 도움을 주며, 간호사와 영양사에게 원하는 결과를 이끌어 내는 계획을 세우는 데에도 도움을 주게 될 것이다. 가능하다면 노인들이 이런 기록을 능동적으로 하도록 하는 것이 좋다.

(3) 건강 혹은 질병상태를 치료하는데 있어서 영양의 중요성을 강조한다.

많은 노인들이 개개인에게 필요한 영양에 대해 이미 인식하고 있다. 노화나 습관의 교정이 필요한 변화를 겪고 있다면 노인들에게 그 이유를 자세히 설명해 주는 것이 중요하다. 만약 노인들이 식습관 교정의 근본적인 이유를 이해하고 있다면 그들은 새로운 계획에 대해 더 잘 협조할 수 있을 것이다.

(4) 좋아하는 음식, 싫어하는 음식을 결정하게 한다.

사람들은 좋아하는 것을 찾고 싫어하는 것은 피하는 경향이 있다. 음식 선호에 관한 지식은 노인들에게 아직 받아들이지 못한 음식을 고르는 데 유용할 것이다. 많은 노인들은 아무리 노인이라도 바꾸고 싫어하지 않는 선호하는 음식과 싫어하는 음식이 있다.

(5) 임상검사 결과를 체크한다.

적혈구, 헤마토크릿, 헤모글로빈의 수치는 철분의 섭취가 적당한지 그렇지 않은지에 대해 도움을 준다. 전해질의 수준은 그들이 정상 범위 내에 있는지에 대해 판단할 수 있다.

(6) 피부, 머리카락, 손·발톱 그리고 점막의 상태를 평가한다.

올바른 영양 섭취는 피부손상의 예방 요인 중 가장 중요한 부분이다. 영양과 신진대사의 변화가 쉽게 나타나는 곳에는 피부와 점막, 머리카락과 손·발톱이 있다. 이런 것들은 노인들의 영양 상태와 수분의 균형변화를 평가할 수 있게 한다. 영양 과부족의 증세로는 입술 끝의 갈라짐, 혀의 모양 변화나 손상 또는 탈모와 조직 회복의 지연 등이 있다.

(7) 영양사에게 의뢰한다.

영양사들은 영양 필요량을 평가하는 전문 교육을 받는다.

그리고 음식의 영양 가치에 대한 심도 깊은 지식을 가지고 있다. 어떤 노인이 심각한 영양 문제를 가지고 있거나 영양과 밀접한 관련이 있는 의학적인 병적 상태에 놓여 있다면, 영양사들의 식이 보충 계획이 필수적이다.

(8) 영양 섭취를 증가 또는 감소시키기 위한 교육을 제공한다.

① 섭취량을 증가시키기 위해

영양분을 많이 함유한 식품의 선택을 제공한다. 간호사는 노인들에게 가장 필요한 영양분이 무엇인지 파악하여 공급되도록 해야 한다. 많은 기관, 특히 시설들에서는 각 식사에 대한 제한된 식단표만을 가지고 있다. 제공되는 식사가 노인들에게 흥미를 끌지 못한다면 그들은 매우 적게 먹게 될 것이다. 따라서 개개인의 선택권을 파악하는 것은 간호사의 의무이다.

영양분이 많은 간단한 식사로 음식 섭취를 보충한다. 하루의 기본적인 세끼 식사로는 노인들에게 적당한 칼로리와 영양을 공급하기가 어렵다. 지시된 식사법에 한해서 칼로리와 영양분이 많은 간식(예 : 바나나, 보리로 만든 크래커, 밀크쉐이크)을 정규 식사 사이에 제공하도록 한다. 이런 간식은 노인의 정규 식사에 대한 식욕을 떨어뜨리지 않도록 올바르게 조절되어야 한다. 많은 노인들이 이런 간식거리들을 침대 옆 탁자나 벽장 속에 챙겨 놓기도 한다. 간호사들은 음식이 상하거나 벌레가 생기는 것을 막기 위해 간식들을 따로 챙겨 놓지 않도록 해야 한다. 어떤 간식이든 바로 먹지 않고 놓아둔 것은 치워버린다.

환자의 가족들로 하여금 환자가 좋아하는 음식을 집에서 가져오도록 요청한다. 가족들이 좋아하는 것들이 시설의 식단에는 없는 것들이 많다. 노인들은 특히 좋은 기억을 가지고 있는 음식들을 잘 먹는다. 하지만 가족들이 음식을 가져오기 전에 그 음식이 시설의 식사 계획에 잘 맞거나 허용된 것인지 알아볼 필요가 있다. 가족의 각별한 노력에도 그 음식이 시설에서 제한되는 것이라면 가족들은 실망을 하게 될 것이다.

좀 더 식욕을 돋우는 식사를 제공한다. 잘 준비된 음식과 방법으로 제공되는 식사는 식욕을 더욱 좋게 할 것이다. 정갈하게 준비된 접시와 컵 받침, 식사 매트, 장식용 꽃 등은 식사의 환경을 더욱 나아 보이게 한다. 장식이 된 접시에 담긴 음식이나 특별한 찻잔의 사용, 시설의 음식이라는 성질을 보이지 않게 하려는 노력 등은 노인의 식욕을 증진시킬 수 있다. 식사는 항상 신선하고 알맞은 온도로 제공되어야 한다.

식당에서 식사를 하는 노인들에게 사회적인 환경을 제공한다. 식사는 원래 사회적인 것이다. 노인들은 홀로 식사를 할 때보다 여러 사람들과 함께 할 때 더 나은 식욕을 보인다. 개개인의 노인을 다른 비슷한 사람들과 모임을 이루도록 한다. 혼란스런 환자에게서 나오는 소리나 주의의 흐트러짐은 방해를 받게 되거나 식욕을 떨어뜨릴 수 있다. 분리된 침대나 방은 개개인에게 필요한 최적의 환경을 제공할 수 있다. 많은 노인들로 하여금 시설에 거주하면서 그들을 특정한 자리에 앉게 만드는 친구를 사귀도록 한다. 노인에게 식당에서 다른 사람의 방해 없이 서로 맘에 맞는 자리를 찾을 수 있는 기회를 주도록 한다. 만약 누군가 식사시간에 나타나는 특별한 사람이 있다면 그들은 그 사람과 같이 식사를 하고 싶어할 것이다. 어떤 시설들은 싼값으로 노인을 위한 식사를 제공하기도 한다.

포장 뜯기, 버터 미리 발라 두기 또는 어떤 사전 준비를 해야 노인들이 쉽게 먹을 수 있는지에 대해 먼저 점검한다. 음식을 차리는 데 생기는 문제는 노인들로 하여금 포장을 뜯어야 먹을 수 있는 것들은 아예 뜯기를 포기해 버리거나 안 먹게 만드는 경우가 있다는 것이다. 많은 포장 용기들이 어른도 어려움을 느낄 만큼 개봉이 어려운 경우가 많다. 이런 것들은 노인들에게 도움이 필요하지 않도록 미리 뜯어놓도록 한다. 노인 식사의 보조자는 드러나지 않게 고기를 잘라 놓거나 빵에 미리 버터를 발라놓아 노인들이 먹기 좋게 해야 한다.

식사를 급하게 하는 것은 피하도록 한다. 노인이 너무 빠르게 식사를 한다면 소화불량, 흉통, 구토 등이 나타나게 된다. 그리고 천천히 먹을 때보다 빠르게 배를 부르게 해서 먹는 것을 피하게 한다. 노인 자신의 평소 먹는 속도대로 먹도록 한다.

제공될 음식의 형태가 노인들이 씹는데 어려움을 느끼는 것이라면 조정을 요구하도록 한다. 어떤 음식들은 노인들이 씹기 어려운 것들이 있는데, 특히 육류나 조리가 안 된 야채들이 그렇다. 잘게 썰거나 갈아서 만든 고기는 틀니를 쓰거나 빠진 이가 있는 노인들이 더 먹기 쉽게 한다. 어떤 지시가 필요하다면 의사와 상의해야 한다. 적개심이 많은 노인이라면 단순한 음식을 유아식과 비슷하다는 이유로 거부하게(씹는데 심각한 문제를 가지고 있지 않다면) 될 것이다. 야채류가 문제가 된다면 썰거나 조리방법을 선택하는 것이 도움이 된다. 문제가 발견된다면 영양사와 상의를 해야 한다.

가장자리가 높은 접시, 잡는데 편한 수저·컵 같은 보조 기구들을 제공한다. 대부분의 노인들은 어디서든 가능하다면 스스로 음식을 먹을 수 있도록 한다. 직업 치료사들과 상의하여 큰 어려움 없이 노인들이 식사를 할 수 있는 기구들을 선택한다.

식사 전 구강 위생을 제공한다. 노화에 따른 타액분비의 저하는 맛을 떨어지게 하는 정상 변화이다. 타액분비의 저하는 입안의 청결을 떨어뜨리고, 음식 맛의 변화나 식욕을 감소시키는 찌꺼기나 미생물들을 쌓이게 한다. 올바른 구강 위생은 입안을 신선하게 하고 음식의 맛을 더 좋게 한다.

노인들이 식사 전 화장실을 다녀올 수 있도록 도움을 준다. 많은 노인들이 배설의 느낌을 잘 알아차리기 어렵다. 식사 중에 화장실에 다녀와야 한다면, 노인들은 주의가 흐트러지고 식욕이 떨어지게 될 것이다.

처방된 지시가 있다면 위관 영양을 제공한다. 비위를 통해서 위에 영양분을 넣는 위관 영양은 구강으로는 적절한 영양분을 섭취할 수 없는 노인들에게 사용된다. 이러한 위관 영양시 먼저 구강 섭취를 어느 정도 해 본 후에 시도하도록 한다. 비위를 통한 삽관 영양 방법이 필요하다면, 모든 안전 예방(관의 설치와 위치의 점검)을 하도록 한다.

약물이 식사에 방해가 되지 않도록 적절하게 투여 시간을 조절한다. 어떤 약물은 입안에 나쁜 맛을 남기거나 노인들을 혼란케 한다. 가능하다면, 이런 약물들은 정규 식사시간에는 피하도록 한다.

식욕에 방해가 되는 정서적 어려움을 가지고 있는 노인은 특별 상담을 하도록 한다. 극도로 심한 슬픔이나 정서적 장애가 있는 노인에게는 특별한 접근이 요구된다. 더욱 영향력 있는 방법들을 선택하기 위해 섭취 장애를 잘 다루는 훈련된 전문 치료사와 상담하도록 한다.

② 섭취량을 감소시키기 위해

저칼로리 음식을 선택하도록 도움을 준다. 저칼로리 음식의 섭취는 환자의 체중을 줄인다. 신선한 과일, 야채 같은 부피가 크고 칼로리가 적은 음식들은 부족감이 없이 포만감을 가져다 줄 것이다.

일상 정규 식사 프로그램에 저칼로리의 간단한 식단을 계획한다. 계획된 식사를 하도록 하고 그것이 노인들의 식습관에 한 부분이 된다면 식사 중에 과식과 고칼로리의 섭취를 막아 줄 것이다.

관심을 돌릴 수 있는 활동을 많이 하도록 하여 잦은 식사를 감소시킨다. 어떤 사람들은 그들이 지루할 때 무언가를 먹게 된다고 한다. 손을 써야 하는 활동은 먹고 싶은 생각을 줄어들게 할 것이다.

활동 수준을 증가시키도록 도와준다. 더 많은 활동은 칼로리를 소비하는데 도움을 준다. 걷는 것은 노인들이 가장 하기 쉽고 체중을 줄이는데 영향을 끼치는 운동이다.

(9) 사정, 중재, 의뢰, 환자의 반응 등을 포함하는 영양 상태와 관련된 자료를 철저하게 보고한다.

재가노인에게 수행되어야 할 간호중재는 다음과 같다.

(1) 노인이 도우미, 구매 서비스 등과 같은 자원의 정보를 얻을 수 있도록 도움을 준다.

많은 사회 단체와 프로그램 등에서 노인들이 필요한 영양정보를 얻는데 도움이 되는 것들을 개발해 왔다. 간호사는 이런 프로그램들의 필요성을 명확하게 설명하여 노인들이나 그들의 가족이 기구들과 연결될 수 있도록 한다.

(2) 가족들이 쇼핑과 식사 계획에 참여하도록 한다.

노인들이 타인의 도움없이 스스로 자신에게 필요한 영양분을 공급할 수 없다면 가족들이 도움을 줄 수가 있다. 그러나 노인들은 심지어 가족들이라 할지라도 누군가에게 도움을 받는 것을 꺼리는 경우가 있다. 간호사의 도움이 함께 있다면 노인들은 이런 보조를 받아들일 수 있을 것이다. 가족들은 상점까지의 교통수단을 제공할 수도 있고 상품의 라벨을 읽어 줄 수도 있으며, 음식 준비를 도울 수도 있다. 가족들의 집에 있는 음식재료들로 노인들에게 다양한 음식 준비를 할 수 있도록 도울 수도 있다. 물론 가족들은 노인들이 음식을 통해 더 좋아지고 위험한 상태에 빠지지 않도록 하기 위해 사전에 노인에게 제한된 음식에 관한 정보들을 알아두어야 한다.

(3) 지역사회에서 이용할 수 있는 여러 노인 식사 프로그램들을 확인하도록 한다.

교회나 노인복지센터 같은 많은 사회 단체들이 노인을 위한 식사를 제공한다. 이 식사들은 노인영양에 대해 잘 숙달된 영양사들에 의해 준비된다. 이런 싼값에 공급되는 식사는 사회적 상호작용의 기회를 제공한다.

(4) 필요 시 병원이나 노인요양시설에서 사용되는 적절한 간호중재를 제공한다.

② 체내 수분량의 변화

병원이나 노인요양시설에서 수행되어야 할 간호중재는 다음과 같다.

(1) 정확하게 사정한다.

정확한 사정은 수분 섭취와 관련된 문제들의 실제와 심각성을 결정하는데 필요하다.

(2) 활력징후를 평가한다.

활력징후는 체내 배설량 변화에 반응하여 변화한다. 직립성 저혈압은 적절치 못하게 수분 섭취를 하는 사람들에게 가장 잘 나타나는 증상이다.

(3) 섭취량과 배설량을 체크한다.

체내 수분량 불균형에 직접적인 영향을 주는 것은 섭취량과 배설량(Intake and Output, I&O)이다. 1일 섭취량을 계산하여 그 전의 양과 비교한다. 이를 위해서 개인은 섭취한 양과 배설한 양을 어떻게 해야 정확하게 측정할 수 있는지 알아야 한다. 모든 간호사들은 노인의 모든 수분량을 기록하기 위해 섭취량과 배설량을 측정해야 한다는 사실을 잘 인식하고 있어야 한다. 노인에게 음식을 제공하는 보호자가 따로 있다면 그들도 섭취량을 기록하는 방법을 알고 있어야 한다. 섭취량과 배설량을 기록하는 표를 편리한 곳에 보관하여 언제든지 즉시 기록할 수 있도록 한다.

(4) 임상 검사 결과치를 점검한다.

수분의 불균형을 가져오기 전 혹은 불균형이 야기된 상황에서의 헤모글로빈, 헤마토크릿, 혈중요소질소, 크레아티닌, 알부민 또는 전해질의 변화를 잘 살핀다. 이런 변화들은 그때 그때 기록되어야 한다.

(5) 아침식사 전에 환자의 체중을 측정한다.

하루 중 같은 시간에 체중을 측정하는 것은 정확한 비교를 하는데 도움이 된다. 체중을 잴 때에는 항상 같은 옷을 입도록 한다. 같은 체중계를 지속적으로 쓰고 정확한 측정을 위해 같은 시간 간격을 두고 측정하도록 한다. 같은 척도를 가지고 지속적으로 측정하는 것은 오류를 없애는데 도움을 준다. 매일 측정된 체중은 즉시 기록하도록 한다.

(6) 다리나 복부 같은 몸의 살찐 부분의 둘레를 측정한다.

매일의 측정은 항상 같은 곳을 측정하도록 한다. 다른 사람이 측정할 때도 같은 곳을 할 수 있도록 작은 표시를 해둔다. 부종은 몸의 둘레를 늘어나게 하며, 수분의 손실은 둘레를 줄어들게 할 것이다.

(7) 적절한 수분 섭취를 유지하도록 한다.

① 섭취량을 증가시키기 위해

적은 양의 수분을 자주 공급한다. 적은 양의 수분을 자주 섭취하는 것은 수분의 섭취를 특히 더해 준다. 수분은 하루동안 30~60분 사이에 한 번씩 마시도록 제공한다.

선호하는 음료를 침대 곁에 두도록 한다. 많은 노인들이 음료의 온도와 종류에 따라 선호하는 것이 다르다. 사람들은 대부분의 자신이 좋아하는 음식이나 음료를 찾기 때문에 간호사는 노인이 무엇을 선호하는지 알아야 한다.

음료를 마실 컵이나 약을 마실 용기 등은 작은 것을 사용한다. 작은 용기는 큰 용기를 쓸 때보다 덜 부담스러울 것이다. 노인에게 약을 먹일 때에는 큰 용기에 가득 있는 것보다 4~5컵(120~150ml)에 나눠 마시게 하는 것이 훨씬 수월하다.

노인들이 그들의 방에 있지 않을 때에도 어느 곳에서든 마실 음료를 준비한다(예 : 거실, 자주 쓰는 방, 휴게실 또는 다른 일정한 장소). 저나트륨, 무가당 음료들은 질병으로 인해 제한식이가 필요한 노인들에게 아주 좋다. 음료에 쉽게 접근할 수 있도록 배려하는 것은 노인들로 하여금 마시는 것을 용이하게 할 것이다. 여러 노인들이 모여 있는 곳에 다채로운 음료를 제공하는 것은 모여 있는 사람들에게 사회적인 교류를 넓이고 상호 도움을 줄 수가 있는 곳으로 만든다.

과일, 채소, 스프, 곡물 같은 수분이 많이 함유된 음식들을 섭취하게 한다. 이런 음식들에는 많은 양의 수분이 들어 있다. 음료를 마시는 어려움을 가진 노인에게는 다른 대체물로 수분을 섭취할 수 있도록 한다.

의사의 지시가 있다면 비위관, 위관삽관 또는 비경구적 방법으로 수분을 공급한다.

마시는 것으로는 적절한 수분을 섭취할 수 없을 때에는 다른 방법을 통한 공급이 필요하다. 위 또는 비경구적 방법을 통한 수분 공급을 할 때에도 수분의 섭취가 제대로 이루어지는지 살피도록 한다.

② 섭취량을 감소시키기 위해

침대 곁에 음료를 두지 않는다. 음료가 구하기 쉽다면 노인들은 너무 많은 양을 섭취하게 된다.

구강위생을 자주 제공한다. 수분의 제한이 있다면, 타액의 생산이 줄어들고 점막이 마르는 것을 느끼며 불편을 느끼기도 한다. 정기적으로 제거해 주지 않으면 두껍고 끈끈한 분비물들이 입안에 쌓이게 된다. 구강 위생을 자주 해 주는 것은 입안의 수분 부족과 타액 생산의 감소를 보충하기 위해서 꼭 필요하다.

각설탕 또는 사탕을 제공한다. 단단한 각설탕을 빨아먹는 것은 타액의 생산을 자극한다. 사탕이나 각설탕은 삼키거나 질식할 위험이 없는 사람에게만 주도록 한다. 당분 섭취의 식사 제한이 있는지도 미리 확인한다.

하루동안 공급할 수분의 양을 어떻게 분배할 것인지 계획을 세운다. 하루동안 섭취되어야 할 전체량의 계획은 미리 처방된 제한 양 내에서 세우도록 한다. 전체량을 시간 간격을 두고 적당량으로 나누어 하루동안 공급하도록 한다. 예를 들어, 600ml가 제한 양이라면 오전 8시부터 오후 8시까지 한 시간 간격으로 50ml씩 제공한다. 이런 방법들은 환자가 제한 양을 너무 일찍 섭취해 버려 갈증을 오랜 시간 견뎌야 하는 것을 방지해 준다.

수분 함량이 많은 음식을 제한한다. 수분을 함유하고 있는 음식들은 체내 수분량의 과다나 부종을 유발한다. 신선한 과일이나 채소류는 수분이 많이 들어 있지만, 빵이나 마른 과일, 조리된 고기 등은 수분이 적게 들어 있다.

(8) 의사에 의해 처방된 약물을 사용한다.

수분 불균형을 가지고 있는 환자들은 이 문제를 고치거나 예방할 수 있는 약물 치료를 받게 된다. 간호사는 이런 약물들이 제 시간에 주어지는지, 환자의 반응은 어떠한지 확인을 해야 한다.

(9) 필요하다면 영양사에게 의뢰하도록 한다.

과도한 수분 손실이나 수분의 정체 같은 의학적 상태를 가지고 있는 환자에게는 좀 더 세밀하고 특별한 식이가 필요하게 된다. 이런 부분은 전문가에게 의뢰하는 것이 좋은 방법이다. 간호사들도 이런 지식을 보강하도록 한다.

(10) 적절한 피부 간호를 제공한다.

수분의 과부족 상태에 있는 환자들은 청결한 위생이 요구된다. 건조하거나 갈라지기 쉬운 피부, 부종이 있는 조직은 파손의 위험성이 높다. 환자의 체위는 자주 바꿔주는 것이 좋다. 이동할 때나 피부를 다룰 때에는 보조를 해 주도록 한다.

(11) 특이한 증상을 발견하면 즉시 적어놓거나 보고하도록 한다.

체내 수분량의 변화와 관련된 문제에 대한 증상은 갑자기 나타나게 된다. 하지만 발견했을 때에는 이미 증세가 오랜 시간 진행된 경우가 많다. 간호사는 모든 변화 상태를 즉시 적어놓도록 하고, 담당의사에게도 보고하도록 한다.

재가에서 수행되어야 할 간호중재는 다음과 같다.

(1) 정확한 사정을 한다.

정확한 사정은 어떤 문제의 실제와 심각성을 결정하는 데 필요하다. 체중계와 측정 테이프, 혈압계 등을 가정에 비치하는 것은 올바른 평가를 하기에 좋다.

(2) 노인과 가족들에게 수분섭취 관리방법에 대해 교육한다.

노인과 가족들은 수분의 섭취와 상실 과정에서 수분을 유지하기 위한 방법들을 알아야 한다. 가족들은 집안의 용기들로 수분의 섭취량 측정법을 배우도록 하고, 용기의 수분량을 알 수 있는 눈금 보는 법도 배우도록 한다. 누워있는 노인에게는 밀리미터의 눈금이 측정하기에 더 편하다. 소변 배출량을 정확하게 측정하기 위하여 검출용기를 제공하도록 한다.

(3) 노인에게 개별적으로 지시된 식이요법과 수분 섭취량을 이해시켜 건강을 증진시킨다.

노인에게 어떤 음식이나 음료에 대해 먹어야 될 것과 피해야 할 것의 이유를 이해시키는 것은 중요한 일이다. 적절한 수분 섭취의 필요성은 특히 스트레스를 많이 받는 더운 날씨에 나타난다. 다른 급성의 문제가 없는 사람들은 보통 하루에 적어도 2,000ml의 수분을 섭취해야 한다. 혼자 사는 노인들에게는 이 만큼의 양을 마시도록 하는 것이 필요하다. 수분 섭취를 하도록 하는 것은 특히 땀으로 인한 수분 손실이 증가하는 더운 날씨에 더 필요하게 된다.

(4) 수분 섭취량을 증가, 감소시킬 수 있는 방법을 교육한다.

① 수분 섭취량을 증가시키기 위해

수분 섭취를 위한 일정표를 만들도록 한다. 시간을 써넣은 계획된 일정표는 노인들, 그들의 배우자나 돌보아주는 사람들이 제 시간에 수분 섭취를 할 수 있도록 할 것이다. 또한 그것은 얼마나 되는 수분을 섭취하였는지도 알 수 있게 해 줄 것이다. 계획이 어떻게 진행되어 가는지를 인식할 수 있게 현재까지의 섭취량 등을 써넣도록 한다.

주방이나 다른 방에 어떤 방법을 동원하든 알림을 써 놓아 수분을 섭취해야 함을 생각나게 한다. 이렇게 하는 것은 노인들에게 적절한 양의 수분 섭취가 중요하다는 것을 기억나게 할 것이다.

노인들이 친구들이나 가족들과 함께 음료를 나눠 마실 수 있도록 한다. 사회적인 교류를 할 수 있도록 커피, 주스 같은 음료를 자연스럽게 나누는 것이 좋다. 이런 것은 사회적 상호작용과 수분의 섭취를 동시에 증진시키는데 알맞은 방법이다.

과일이나 수분의 함량이 많은 음식을 섭취할 수 있도록 한다.

② 섭취량을 감소시키기 위해

하루 동안 제한된 양의 음식을 나누어 섭취하도록 일정표를 만든다.

입안이 마르지 않도록 사탕이나 각설탕을 사용하도록 한다.

구강 위생을 자주 하도록 권장한다.

수분이 많은 음식을 피해야 하는 것의 중요성에 대해 교육한다.

(5) 의사에게 즉시 알려야 하는 증상과 증후에 대해 알려 준다.

수분의 불균형은 복잡한 문제가 되며 입원을 하게 한다. 이것은 특히 수분 불균형에 대한 약물 치료를 받고 있는 노인들에게 중요한 문제이다. 노인들은 어떤 증상이나 증후가 중요한 것인지를 알아야 한다. 노인들에게 자신의 특이한 증상의 목록 등을 써주어 알고 있도록 한다.

(6) 필요 시 병원이나 노인요양시설에서 사용되는 적절한 간호중재를 제공한다.

❸ 연하곤란

병원이나 노인요양시설에서 수행되어야 할 간호중재는 다음과 같다.

(1) 노인 개인의 독특한 문제와 욕구를 사정한다.

모든 연하장애가 똑같은 것은 아니다. 개인의 특성에 따른 문제와 욕구를 기초로 다양한 접근을 하여야 한다.

(2) 연하곤란의 치료를 위해 언어치료사, 작업치료사, 영양사 등에게 의뢰한다.

이런 전문가들은 다양한 연하장애에 적합한 기술과 방법을 다룰 수 있는 독특한 지식을 가지고 있다. 간호사들이 영양 공급을 위한 계획을 만들 때 이런 전문가들의 의견을 반영하는 것은 매우 중요한 일이다. 특별히 제작된 기구(예 : 특수 수저)는 노인들로 하여금 삼키기에 수월한 인후 근처까지 음식을 가져가는 데 도움을 줄 수 있는 기구이다. 노인들이 머리를 기울이지 않고도 쉽게 마실 수 있는 특수 컵 등을 자주 사용하도록 한다.

(3) 틀니가 잘 맞는지 확인하고 청결한 구강 위생을 유지한다.

잘 맞지 않는 틀니는 입안에서 빠지기가 쉽고, 연하문제를 가중시킬 수 있다. 이런 문제가 있다면 치과 의사와 상의한다. 올바른 구강 위생과 연하시 장애물인 오래된 음식이나 다른 물질들을 제거하여 식욕을 증진시킨다.

(4) 환자의 머리는 위로 향하게 하고 턱은 약간 앞으로 나오게 해서 삼키는 데 어려움이 없도록 하고 필요하다면 머리를 움직이는 것을 도와준다.

가능하다면 어디에서든 의자에 앉아서 식사를 하도록 한다. 그들이 침대에 계속 있어야 한다면, 머리 쪽 침대를 가능한 한 최고로 올리고 침대용 식탁을 사용한다. 머리의 위치가 좋지 않으면 삼키는 데 장애를 가져오게 된다. 과도하게 구부리거나 목을 너무 많이 빼게 하는 것은 인두를 통해 식도로 음식이 들어가는 것을 방해하게 된다. 자세를 잡는데 베개를 쓴다면, 연하작용을 방해하는 머리 뒤쪽이 아닌 어깨 뒤쪽에 놓도록 한다. 연하장애를 가지고 있는 노인은 식사 후에 역류의 가능성을 줄이기 위해 적어도 30분 동안은 머리를 위로하고 있도록 한다.

(5) 식사 전 휴식 시간을 갖도록 한다.

연하장애를 가지고 있는 노인에게 식사는 많은 노력을 필요로 한다. 식사 전 휴식 시간을 갖도록 하는 것은 체력을 증강시키고, 에너지의 양을 증가시키는데 도움을 줄 것이다.

(6) 식사하기에 충분한 시간을 주도록 한다.

식사를 급하게 하는 것은 역류의 위험을 증가시키게 된다. 삼키는데 어려움을 가지고 있는 노인들이 더군다나 빠르게 음식물을 넘기려고 한다면 더욱 큰 문제를 일으키기 쉽다.

(7) 식사는 적은 양의 음식과 농축된 음료로 시작한다.

연하장애가 있는 노인들은 적당량의 음식(한 번에 약 15~20ml)을 주도록 한다. 이 정도가 노인들이 음식의 존재를 알 수 있게 하고 먹는 데에 큰 어려움이 없는 양이다. 연하장애가 있는 노인들은 음료를 마시거나 통제하는데 큰 어려움을 가지고 있다. 그러므로 수분의 함유량이 많은 음식이 적절한 수분 섭취를 위해 필요한 것이다. 많은 도구들이 음료에 향을 더하고 농축시켜서 연하장애를 가지고 있는 사람들이 쉽게 먹을 수 있는 형태인 젤라틴 모양으로 만들 수 있게 하였다. 연하장애가 있는 사람들에게는 보통 물은 주지 않는다. 왜냐하면 물은 특질과 맛이 없기 때문에, 사람들이 입안에서 물의 존재를 느끼지 못해 토해 버리게 된다.

(8) 입 안 중에서 맛을 더 강하게 느낄 수 있는 쪽에 음식을 넣어 주도록 한다.

이런 쪽에서 음식을 더 쉽게 느낄 수 있다.

(9) 식욕을 촉진하는 방법으로 음식을 준비한다.

음식의 모양은 식욕에 영향을 끼친다. 음식의 모양이 변하게 되더라도(갈아지거나 단순하게 바뀜), 가능한 기분 좋게 제공되도록 한다. 음식은 함께 섞어 보기 싫게 합쳐놓지 않도록 한다. 각각의 음식을 알아볼 수 있게 하고 노인이 선호하는 방식으로 제공하도록 한다.

(10) 맛, 특성, 온도, 수분 함량을 기초로 해서 음식을 선택한다.

연하장애를 가지고 있는 노인들은 맛, 특성, 온도에 대해서 변화된 감각을 가지게 된다. 사과소스처럼 구분되는 향과 특성을 가지고 있는 음식은 정체를 알 수 없거나 단순해진 음식들 보다 더욱 빠르게 받아들여진다. 조미료와 향신료는 음식의 향을 좋게 할 때 사용된다. 음식은 그 모양을 유지하는 것도 있지만 씹어서 먹는 것을 권하지 않는 음식도 있다. 음식은 입안의 점막이 데지 않도록 온도를 맞추어서 제공하도록 한다. 연하장애가 있는 많은 노인들이 정확한 온도를 감지하지 못한다. 다양한 온도는 환자가 음식의 존재를 더 인식할 수 있도록 할 것이다.

(11) 약간의 압력과 자극을 줄 수 있게 입술을 다물도록 한다.

입을 열어놓은 채로 음식을 삼키기란 거의 불가능하다. 역류를 방지하기 위해서 인위적으로 입을 닫는 것이 필요하다.

(12) 목의 옆부분을 자극해서 연하작용을 촉진하도록 하고, 가능하다면 약한 쪽을 지지한다.

목을 자극하는 것은 연하작용을 원활하게 한다. 목이 영향을 받는 쪽의 근육을 지지하는 것은 연하작용을 한층 더 수월하게 한다.

(13) 자주 말로 자극을 준다.

연하장애가 있는 노인들은 음식이 입안에 있을 때 삼키는 것을 잊기도 한다. 어떤 노인들은 그들이 어떻게 해야 하는지를 생각나게 알려준다면 삼킬 수 있게 된다.

(14) 주의를 산만하게 하는 요인을 감소시킨다.

먹는 과정은 노인과 보호자에게 많은 집중을 요하는 일이다. 텔레비전이나 방문객은 주의를 흐트러뜨리고 문제를 증가시켜 식사에 방해가 되게 할 것이다.

(15) 흡인기를 설치하여 문제 발생시 즉시 사용할 수 있도록 한다.

연하장애가 있는 사람에게 입을 통해 음식을 공급할 때에는 근처에 흡인기를 설치하는 것이 좋다. 이런 사람들의 대부분은 메스꺼움이나 기침 같은 방어적 반응의 문제들도 가지고 있다. 그들은 기도폐색 같은 장애를 제거하기가 힘들게 된다. 흡인기는 역류나 더 심각한 결과를 가져오는 것을 방지하기 위해 항상 준비가 되어 있는 것이 좋다.

(16) 식사 전과 후에 구강 위생을 제공한다.

연하장애를 가지고 있는 노인들은 입안에 작은 음식들이 남겨지게 되며, 이것들은 변화된 맛을 느끼게 한다. 식사 전과 후의 올바른 구강위생은 찌꺼기나 끈적끈적한 침을 없애 주고 환자의 식욕을 증진시켜 줄 것이다.

(17) 의사에게서 입으로는 적절한 섭취를 할 수 없다고 진단을 받은 노인에게는 삽관을 통한 영양을 공급한다.

연하장애를 가지고 있는 노인은 먹는 것만으로는 필요한 영양을 섭취할 수 없는 경우가 있다. 이런 환자에게는 비위관 혹은 위관영양 공급이 요구된다. 위내 삽관 영양은 필요한 영양분을 알맞게 공급하거나 수분이나 칼로리가 더 필요하게 될 때 쓰여진다. 영양의 보충이 필요하다면, 입을 통한 공급을 최대한 시도한 후에 삽관 영양을 실시하도록 한다. 그러나 이런 방법들이 구강을 통한 영양 공급을 대신하는 시간 절약의 방법을 의미하지는 않는다.

재가에서 수행되어야 할 간호중재는 다음과 같다.

(1) 필요 시 병원이나 노인요양시설에서 사용되는 적절한 간호중재를 제공한다.

4 역류 위험성

병원이나 노인요양시설에서 수행되어야 할 간호중재는 다음과 같다.

(1) 노인이 적절한 자세를 취하도록 한다.

노인이 식사 때나 위관 영양시 그 전에 좌위(환자 침대의 머리 부분을 50cm 정도 들어올리는 것)나 반좌위를 취하도록 한다. 이 자세는 식사 후 적어도 30~45분 정도까지는 유지되도록 한다. 위로 음식물이 잘 흘러 들어가고 역류의 가능성을 줄이기 위해 머리를 들어 올리도록 한다. 노인이 꼭 누워있어야 한다면, 뒤로 누워 있는 것보다는 옆으로 누워 있도록 하는 것이 낫다.

(2) 위의 팽창여부를 살펴본다.

위의 팽창은 위가 늦게 비워지는 것을 가리키며, 이것은 구토나 역류를 일으키게 된다. 노인에게서 위의 꽉 찬 느낌과 과도한 가스를 호소하는 것이 지속된다면 주의 깊게 살피고 보고하도록 한다. 이런 문제가 지속된다면 영양 공급의 양이나 방법을 바꿀 필요가 있다.

(3) 빠른 식사를 피한다.

음식물의 빠른 섭취는 구토나 역류의 가능성을 증가시킨다. 구강 영양은 씹는 것과 삼키는 것에 대한 충분한 시간을 허락하여 천천히 먹을 수 있도록 한다.

(4) 유동식과 단순한 음식을 피한다.

반고체의 음식은 유동식이거나 단순한 음식보다 역류를 일으킬 가능성이 더 적다. 영양사는 액체음식을 다른 방법으로 교정하여 제공하도록 한다.

(5) 호흡시에 나는 잡음과 호흡수를 살펴보고, 생산되는 객담의 양과 형태를 관찰한다.

음식물의 역류는 기침, 질식, 호흡곤란, 그리고 호흡기계의 허탈증상을 가져온다. 거품이 많은 객담의 증가도 잘 살피도록 한다. 노인이 기관절개술을 받았다면 영양 공급 시에 푸른색으로 색깔을 들여 공급하도록 한다. 호흡기계의 흡인으로 분비물을 제거할 때 푸른 색깔이 나타난다면 역류가 일어났던 것이다.

(6) 흡인기를 설치한다.

역류는 호흡기계의 허탈로 생기게 된다. 흡인기는 역류의 위험이 있는 노인들에게 언제든지 사용될 수 있게 준비하도록 한다.

(7) 언어치료사나 영양사 같은 전문가에게 의뢰한다.

여러 사람이 함께 협력하여 연하장애나 역류의 문제가 발생할 가능성을 줄이도록 한다. 언어치료사는 연하장애와 식습관의 교정 제안에 대해 특별히 전문과정을 이수한 사람이다. 영양사는 역류의 위험이 있는 노인에게 필요한 영양과 건강한 식사로의 영양학적 교정에 대해 특별히 전문가 과정을 이수한 사람이다.

삽관 영양을 받는 노인을 위해

(8) 승인된 방법으로 비위관이 설치되어 있는지 점검한다.

비위관은 폐 부위에서 잘못 위치할 수가 있으며, 이것은 역류를 일으키게 된다. 비위관은 어떤 영양이든 공급되기 전에 반드시 그 위치를 확인하도록 한다. 이것은 기관의 방침에 따라 규칙적으로 시행한다.

(9) 영양 공급 전에 위의 내용물을 측정하고 나서 영양 공급을 시도한다.

위가 비워진 상태 시간의 감소와 관련된 위의 팽창은 구토와 역류의 위험을 증가시킨다. 가능하다면, 위관 영양을 제공하기 전에 위 내용물의 양을 측정한다. 이 때 작은 구경의 관을 사용한다면 측정이 불가능하게 된다. 위의 내용물 양이 50~100ml를 초과한다면, 의사에게 알려 영양 공급을 보류하도록 한다. 위의 내용물은 전해질의 균형을 유지하기 위해 관을 통해 교체되도록 한다.

재가에서 수행되어야 할 간호중재는 다음과 같다.

(1) 안전지침들을 노인과 가족, 돌보는 사람에게 설명한다.

더 나은 자세와 식사의 양, 그리고 음식의 조화를 위한 교정의 중요성을 설명해 주는 것은 역류의 가능성을 줄일 수 있다.

(2) 하임리히법(Heimlich maneuver)이나 심폐소생술(CPR) 같은 가정에서 대처할 수 안전교육 강의에 등록하여 교육을 받도록 한다.

이물질로 인한 역류는 하임리히법의 사용으로 호전될 수 있다. 역류를 일으키는 호흡기계의 허탈은 119가 도착하기 전까지는 응급처치가 필요하게 된다. 집안에서 노인들을 돌보고 있다면 가족들은 이런 응급처치법들을 알아두도록 한다.

(3) 병원이나 노인요양시설에서 사용되는 적절한 간호중재를 제공한다.

IV 노인의 영양과 관련된 비판적 사고

1 사례

최○○님은 최근에 발작을 경험한 74세의 노인 남성이다. 그의 의식수준은 저하되었으며, 연하반사능력은 보이지 않고, 그의 얼굴 왼편에서 약간의 마비 증세가 보인다. 그의 의사는 비위관을 통한 영양으로 간헐적 영양 공급(4시간마다)을 지시했다.

2 비판적으로 사고하기

- ✓ 위의 사례에서 의미있는 자료는 무엇인가?
- ✓ 간호목표/기대되는 결과를 서술하시오.
- ✓ 노인에게 역류 위험성을 감소시키기 위한 간호계획을 수립하시오.

07

CHAPTER

운 동

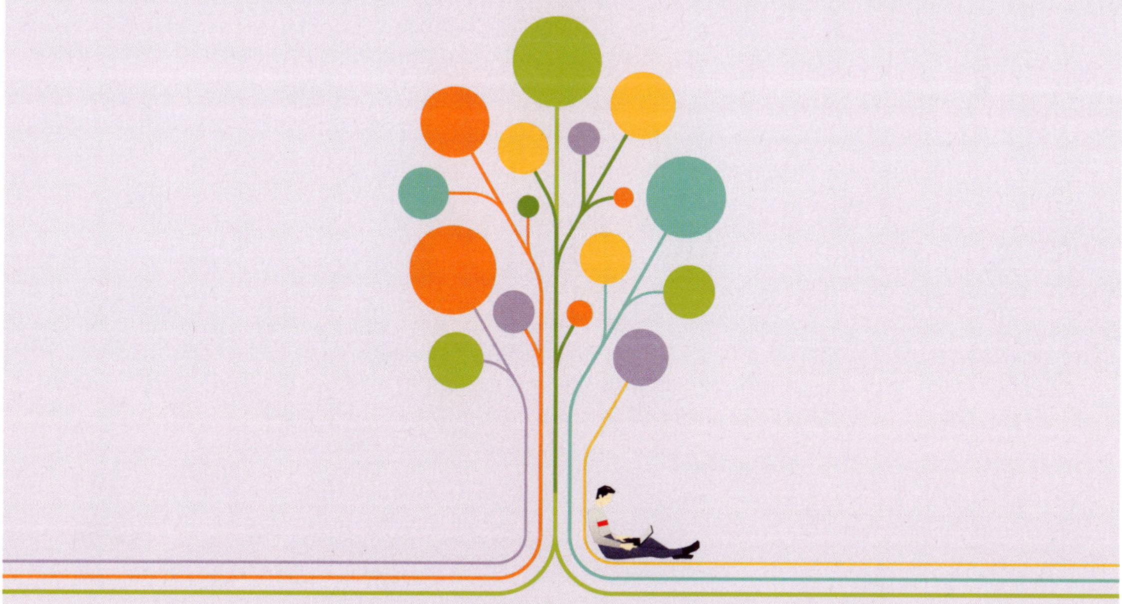

GERONTOLOGICAL NURSING

CHAPTER 07

GERONTOLOGICAL NURSING

운 동

학습목표

1. 정상적인 활동과 운동양상을 설명한다.
2. 노화에 따라 활동과 운동양상이 어떻게 변화하는지 설명한다.
3. 질병과정이 운동과 활동 수행능력에 미치는 영향에 대해 논한다.
4. 운동과 활동 수행능력의 변화를 사정할 수 있는 방법을 설명한다.
5. 운동과 활동에 관련된 문제를 경험하고 있는 고위험 노인을 규명한다.

I 노인과 활동

운동–활동의 건강양상은 운동, 활동(여가, 오락 포함)과 관련된 행동으로 다루어져야 한다. 간호사는 활동이라는 일반적인 용어에 해당되는 양상들에 속한 광범위한 행동의 범주를 고려해야 한다. 활동은 에너지의 소비를 필요로 하는 것이다. 어떤 활동들은 에너지의 소비가 적게 필요하지만 다른 것들은 에너지가 많이 필요하기도 하다.

호흡, 체온조절, 대사 같은 기본적인 신체의 기능들은 최소량의 에너지만을 소비한다. 앉고, 휴식하고, 텔레비전을 보는 것, 화투 게임을 하는 것은 에너지가 거의 필요하지 않은 앉아서 하는 단순한 활동들이다. 옷을 입고, 몸치장을 하고, 먹고, 목욕하고, 화장실에 가는 것은 많은 에너지 소비가 필요하다. 요리하고, 청소하고, 운전하고, 쇼핑하는 것은 보다 많은 노력과 에너지의 소비가 필요하다. 걷는 것은 속도에 따라 경미하거나 활기 있는 활동일 수 있다. 뛰는 것, 수영, 춤, 에어로빅과 다른 형태의 활동적인 운동들은 최대의 에너지 소비가 요구된다. 개인이 수행하는 운동의 양과 형태가 수명을 바꿀지라도 운동과 활동은 삶의 본질적인 부분으로 존재한다. 청년기에 육체적으로 활동적이지 못했던 사람들은 나이가 들어도 육체적으로 활동적으로 될 것 같지 않다. 건강한 활동과 운동양상은 이런 행동들이 습관이 되어 노년기에도 수행할 수 있도록 인생의 초반부터 다져져야 한다.

육체적인 활동은 정상 관절의 움직임과 근육의 강도를 유지하는데 필요하다. 사람들이 규칙적인 활동에 참여하지 않을 때 모든 신체기관은 고통을 경험한다. 움직임의 문제를 사전에 예방하는 것은 문제가 나타났을 때 이를 극복하는 것보다 훨씬 쉽다. 노인들은 가능한 활동적이고 독립적이 되도록 격려되어야 한다. 기존의 의학적 상태는 활동을 제한하기 때문에 간호사들은 노인들이 활동에 참여할 수 있는 능력에 영향을 줄 수 있는 문제를 인식해야 한다. 노인들은 허용하는 범위만큼 활동이 지지되어야 한다.

많은 노인들은 육체적으로 활동적이다. 오늘날 60대, 70대, 80대의 노인들은 활동적이고, 자기 충만한 삶을 살고 있다. 노화는 노인들이 더 이상 영원히 흔들의자나 안락의자에 앉아 있거나 하는 일없이 지내는 것을 강요할 수 없다. 모든 사람들이 할 수 있는 일은 공원이나 쇼핑몰을 아침 일찍 방문하는 것이며, 그 곳은 많은 노인들이 그들의 건강을 위해 걸을 수 있는 장소이다. 활동은 나이를 불문하고 사람들에게 유익해야 한다. 노화는 활동의 참여 형태와 횟수를 변화시킬 수 있지만 많은 사람들에게 넓고 다양한 활동은 높은 수준의 기능을 유지하는 최상의 방법임을 깨달아야 한다.

신체적 활동은 일차적으로 신경계, 근골격계, 심맥관계, 호흡기계 등의 생리 과정들과의 복잡한 상호작용이다. 이런 기관들의 통합을 방해하는 어떤 것들이 신체적 활동의 참여능력을 변화시킬 수 있다.

나이가 들면서 대부분의 사람들은 활동을 수행하거나 인내할 수 있는 능력에 약간의 변화를 경험하고 이러한 수행 능력의 변화는 노인들 사이에서 일반적이다. 일반적으로 활동적이었던 사람일수록 노인이 되어도 활동적인 상태를 유지한다.

대부분 노인에게 나타나는 운동−활동 양상의 변화는 활동의 비율과 활동 속도의 감소이다. 과거에는 재빨리 처리할 수 있었던 일들이 이제는 시간이 오래 걸린다. 많은 노인들은 예전보다 옷 입고, 쇼핑하고, 다른 단순한 일들을 하는데 훨씬 더 오래 걸린다. 정상적인 노화는 신경자극의 전달을 방해하지 않지만 신경전달의 속도를 지연시킨다.

II 노인의 운동-활동 요구

노화로 인해 노인의 활동능력은 변화를 가져올 수밖에 없다. 노화와 더불어 만일 노인이 신체기관에 위기를 주는 건강문제를 갖고 있다면 활동의 참여능력은 더욱 손상된다.

기질적 뇌 증후군인 **알츠하이머병과 중풍**은 고차원의 사고기능과 뇌의 운동기능에 영향을 미친다. 이런 중증의 질환으로 고생하는 사람들은 움직이고, 먹고, 옷을 입고, 목욕하고 화장실 가는 것 같은 가장 기본적인 욕구를 깨닫지 못할 수도 있다. 그들이 이런 욕구를 깨닫지 못하는 것도 있지만, 변화된 운동기능 또한 기본적인 욕구에 도달하는 것을 방해할 수 있다.

머리외상, 감염, 퇴행성 질환, 파킨슨병, 약물중독 같은 신경학적인 장애는 정상적인 신경자극의 전달을 방해한다. 이런 상태로 고생하는 노인들은 이제는 자연스럽게 활동할 수 없다는 것을 깨닫고 마지못해 수행한다. 신경계는 근육들이 활동을 수행할 수 있도록 근육에 적절한 메시지를 전달할 수도 없다. 따라서 비정상적인 신경전달은 움직임을 더욱 어렵게 하고, 정상적인 활동 또한 더욱 제한하는 조정되지 않는 근육활동을 가져오게 한다.

근골격계의 질환과 손상은 활동 수행능력을 방해할 수 있다. 골절은 제한된 기동성을 가져오게 하고 신체의 일부분을 의지하게 만들거나 혹은 신체 전반부에 걸쳐 영향을 미친다. 대퇴 같은 큰 뼈의 골절은 기동성을 심하게 제한한다. 골절은 환자에게 제한된 기동성을 가져오게 할 뿐 아니라 치료 목적으로도 움직임을 제한한다. 심지어 외과적 복구 후에도 골반의 골절이 었던 사람은 치유가 될 때까지 체중부하 운동을 제한한다. 치유가 되기를 기다리는 동안 힘과 관절의 기동성은 만일 예방적인 간호중재가 계획되지 않는다면 상실될 수도 있다.

통풍이나 관절염 같은 질환들은 관절통을 유발하고 활동을 제한시킨다. 중증의 통풍이나 관절염을 가진 사람들은 불편함을 감소시키기 위해 아픈 관절의 사용을 피해야 한다. 통증으로 인해 관절 사용을 피하는 일은 더 큰 관절의 기동성과 근육 강도의 손상을 가져올 수 있고 활동의 수행능력을 감소시키기까지 한다. 노화로 인한 관절의 퇴행은 특히 체중을 지탱하는 무릎이나 골반의 기동성을 심하게 제한한다. 관절대치 수술이 노인들에게서 크게 증가하고 있다. 그리고 재활 기간 후에 대부분의 노인들은 크게 향상된 활동수준을 경험할 수 있다.

노인들에게 주로 나타나는 활액낭의 염증, 기형적인 발가락, 피부경결 같은 발 상태는 특히 신발이 적당히 맞지 않는다면 운동을 방해할 수도 있다. 통증이 있는 발은 노인의 활동을 감소시키는 일반적인 이유이다.

조직으로의 산소의 섭취나 분배를 방해하는 질환들은 사람들이 활동이나 운동에 참여하는 능력을 크게 방해한다. 이런 질환에는 폐로의 적절한 산소교환을 막는 호흡기계의 질환(천식, 폐기종, 기관지염, 폐렴)들과 체 조직과 심근으로의 적절한 산소공급을 막는 심맥관계의 질환(심근경색증, 울혈성 심부전증, 심장방실차단, 동맥경화증, 고혈압) 등이 포함된다.

산화능력의 부족은 **심맥관계와 호흡기계**에 부가적 압박을 준다. 이때 감소된 산소의 양을 보상하기 위한 시도로 맥박과 호흡수는 증가한다. 노인들에게 산소요구량이 증가한다면 이에 따른 증상을 경험할 수도 있다. 최소량의 활동만 했는데도 피로감을 느낀다면 이것이 바로 산소 결핍증상으로 활동 시에 통증이 나타난다. 가장 일반적인 것은 심근이 적절한 산소의 공급을 받지 못할 때 발생하는 협심증과 사지의 조직에 산소가 부족한 간헐성 파행증이다. 초기에는 이런 통증이 활동 시에만 발생하다가, 심한 경우에는 휴식 시에도 발생할 것이다. 심한 산소손실은 심장과 호흡기계의 고통을 낳는다.

이런 증상을 보상하기 위해 노인들은 자발적으로 그들의 활동을 제한한다. 노인들은 옷을 입는 것이 너무 힘들어서 자진해서 집을 지키는 사람이 된다. 어떤 노인들은 너무 기진맥진하여 먹는 것과 기본적인 위생관리조차도 수행할 수 없다. 때때로 활동의 제한이 너무 심해서 노인들은 열 발자국 내에 의자를 놓고 집 주변에서 걷기 연습을 한다. 그들은 짧은 거리를 움직이고 그 다음 의자로 움직일 수 있을 때까지 앉거나 휴식을 취한다.

영양 상태가 부족해도 활동 수행 능력을 감소시킬 수 있다. 영양 섭취의 부족은 근육의 위축을 가져온다. 영양부족 노인들은 근조직을 형성하기 위한 적절한 단백질과 근육을 유지하기 위해 적절한 글루코즈의 공급과 혈색소를 형성하기 위한 적절한 철분이 부족하다. 철분 섭취의 부족은 빈혈을 일으키고 조직에 유용한 산소가 감소되고 더 나아가 활동을 수행하는 능력이 감소된다.

비록 생리적인 내용은 아니라도 심한 슬픔이나 불안, 우울 같은 정서적 장애는 정상 활동에 참여를 감소시킬 수 있다. 정서적으로 장애가 있는 노인들은 그들의 모든 에너지를 마음에 쏟게 될 것이고, 신체적 활동에서 요구되는 에너지로 소모할 수도 있고 그렇지 않을 수도 있다. 이런 노인들이 신체적 기능의 상실을 예방하기 위해 그들의 신체를 계속해서 사용하려는 욕구를 가져야 한다는 것을 기억하는 것이 중요하다.

III 노인의 운동-활동 문제

❶ 신체 기동성 장애

대부분의 노인들은 신체적인 활동을 수행하는 능력에서 어느 정도 변화를 경험한다. 이런 변화는 노화의 정상변화이며 약간의 병리적 변화일 수 있다.

[표 7-1]은 노인의 신체 기동성 장애에 관한 위험요소이다.

[표 7-1] 노인의 신체 기동성 장애 관련 위험요소

- 지구력과 강도를 감소시키는 의학적인 상태로 인한 신체적 활동의 내구성
- 동통
- 신경근육과 근골격계 상태
- 인지능력 상실(알츠하이머병이나 치매)
- 심한 불안, 우울 상태
- 지시된 침상안정(bed rest) 상태
- 억제 장치(억제대, 석고붕대, 부목, 부동장치)

❷ 활동의 내구성 장애

활동의 내구성 장애는 노인들이 필요하고 원하는 일상의 활동을 수행하기에 불충분한 신체적 정신적 에너지를 갖고 있는 상태를 말한다. 활동의 내구성 장애는 앉아만 있던 생활습관을 가진 노인들에게 흔히 나타나는 일반적인 문제이다.

[표 7-2]는 노인의 활동의 내구성에 관련된 위험요소이다.

[표 7-2] 노인의 활동의 내구성과 관련된 위험요소

- 좌식 생활형태 유지
- 자아 가치, 자존감, 독립성 저하
- 일반적인 허약감, 부동, 침상 억제
- 산소공급과 관련된 문제
- 인지능력 손상(알츠하이머병, 치매)
- 영양실조

③ 산소공급 장애

생존을 위해 조직과 기관은 적절한 산소공급을 받아야 한다. 호흡과 심맥관계는 신체의 산소요구에 부응하기 위해 함께 작용한다. 만일 각 기관이 부적절하게 기능을 한다면 다양한 생리적인 변화가 관찰될 것이다.

노화된 심장과 폐도 일반적으로 정상 활동 수준의 요구에 부응해야만 한다. 그러나 정신적·신체적 스트레스 상황 하에서 그들은 신체의 생리적 요구를 충족시키지 못할 수도 있다.

[표 7-3]은 노화에 따라 감소된 심박출량과 관련된 문제의 위험요소이다.

[표 7-3] 노화에 따라 감소된 심박출량과 관련된 위험요소

- 혈관의 동맥경화성 변화
- 울혈성 심부전증
- 심근경색증
- 폐쇄성 폐질환
- 증가된 생리적 심리적 스트레스(불안과 통증이 포함됨)
- 중증의 빈혈

④ 자가간호 결핍

인간이 부분적으로나 전체적으로 가장 기본적인 일상생활(목욕하고, 옷 입고, 치장하고, 먹고, 배설하는 것 등)을 수행하는 능력이 제한될 때 자가간호 결핍이 나타난다. 나이가 들면서 질환이 시작되고 많은 사람들은 어느 정도 자가 간호의 문제를 경험한다. 자가 간호와 관련된 문제는 노인을 황폐화시킬 수 있는데 이는 그들의 자존감에 영향을 주기 때문이다. 이런 요구에 도달하지 못하는 사람들은 타인에게 의존하게 되고 그들 삶의 가장 기본적인 요소들을 많이 통제할 수 없게 된다. 스스로 먹을 수 없는 노인들은 다른 사람이 먹여주는 것을 먹어야 한다. 스스로 옷을 입지 못하는 노인들은 다른 사람이 선택한 것을 입어야 한다. 스스로 목욕하고 치장을 하지 못하는 사람들은 오직 다른 사람이 허락하는 만큼만 깨끗하고 잘 치장될 수 있다. 혼자 화장실에 갈 수 없는 사람들은 실금이 될 수도 있다. 간호사는 적절한 간호중재가 계획되어야 하는 개인의 특별한 어려움과 자가간호의 결핍 정도를 깨달을 수 있어야 한다. 이런 중재들은 가장 높은 수준의 개인의 기능을 유지하는 방향으로 진행되어야 한다. 따라서 재활의 개념은 자가 간호 결핍을 가진 노인을 대상으로 하는 연구의 근거를 형성한다.

[표 7-4]는 노인의 자가간호 결핍과 관련된 위험요소를 나타낸 표이다.

[표 7-4] 노인의 자가간호 결핍과 관련된 위험요소

- 호흡기계와 심맥관계의 변화로 인한 감소된 힘과 인내심
- 질환이나 노화와 관련된 변화된 신경근육과 근골격계 기능저하
- 통증
- 인지 지각적 문제(알츠하이머병, 치매)
- 중증의 불안과 우울
- 기동성 상실

IV 노인의 운동-활동 간호

1 신체 기동성 장애

병원이나 노인요양시설에서 수행되어야 할 간호중재는 다음과 같다.

(1) 지시된 활동수준을 확인한다.

활동수준은 노인환자의 전체적인 건강상태를 근거로 의사에 의해 지시된다. 환자가 지시된 활동수준을 초과하지 않는 범위에서 가능한 활동할 수 있게 하는 것이 중요하다. 특히 간호사가 골절이나 관절대치와 관련되어 체중부하(weight-bearing)를 인식하는 것이 중요하다.

(2) 강도와 관절의 기동성을 계속 사정한다.

강도와 관절의 기동성은 모든 노인에게 항상 일관되게 적용되는 것이 아니다. 강도와 관절의 기동성변화는 기후의 변화처럼 단순하게 무엇인가에 의해 일어나기도 하고 노인들의 건강상태의 변화에 따른 초기 적응증일 수도 있다. 간호사는 노인들이 허약함이나 낙상을 경험할 때 기동성에 주의를 기울여야 한다. 일측성 허약과 심한 동통 같은 의미있는 변화는 즉각적으로 의사에게 알려야 한다.

(3) 일상의 간호와 함께 신체 기동성을 유지한다.

수동적 관절운동은 목욕과 함께 제공될 수 있다. 능동적 운동은 옷을 입고, 식사하고, 몸치

장하고, 화장실 가고 다른 일상생활을 수행하는 것이 될 수 있다. 심지어 최소의 일상생활에 참여는 신체 기동성을 증가시킬 수 있다. 어떤 운동은 노인들이 목욕하고, 머리 빗는 동안 수행되고, 관절과 근육을 사용하는 구강 위생은 좋은 운동이 될 수 있다.

(4) 올바른 신체 교정과 잦은 체위 변경을 제공한다.

침상에서 움직이지 못하는 노인들은 관절의 움직임에 손상 우려가 있다. 올바르지 못한 신체 교정은 근육을 피로하게 하고 경축의 가능성을 증가시킨다. 엉덩이, 무릎, 발의 굴곡, 경축은 굴곡근(flexor muscles)이 강력하게 지배할 때 발생한다. 이런 경축은 서거나 운동할 수 있는 능력의 영구적인 손상의 결과를 낳는다. 이것을 예방하기 위해 올바른 신체 교정과 자세유지가 필요하다. 자세를 잡아주는 장치(베개, 대퇴골 경부 받침대, 발 지지대)가 올바른 교정을 유지할 필요가 있을 때 사용되어야 한다.

(5) 신체 기동성을 제한하는 불필요한 억제대는 피한다.

억제대는 기동성을 제한한다. 기동을 억제하는 보조기구에는 조끼, 휠체어 테이블, 발의 패달, 안전봉 등이 있다. 이런 많은 보조기구들은 낙상 시에 손상의 가능성을 증가시키는 것으로부터 노인들을 “보호하기” 위해 사용되어 왔다. 노인들은 강도와 기능이 손상된 관절과 근육을 사용할 때 이런 보조기구에 의해 보호받으며 손상에 대해 민감성을 증가시킨다. 그러나 부목이나 다른 보조기구들이 관절의 움직임을 불필요하게 제한하는 것은 사실이다.

(6) 물리치료사에게 근육강도와 관절의 움직임을 유지하기 위한 적합한 활동과 운동계획을 세우기 위해 의뢰한다.

물리치료사는 특별한 개인에게 도움이 되는 운동을 제안할 수도 있다. 이런 운동들은 간호계획의 부분이 되어야 하고 그날의 활동에 포함되어야 한다.

수동적 운동은 관절의 유연성을 유지하는데 도움을 줄 수 있지만 근육의 강도를 거의 유지하지 못한다. 수동적 운동은 움직일 수 없는 노인들을 위해 최소 하루에 2번 제공되어야 한다. 능동적 운동은 관절의 유연성과 근육의 긴장도를 도와줄 것이다. 반신불수나 편측마비를 가진 노인들은 허약한 사지 운동을 위해 더 강한 쪽을 사용하도록 교육되어야 한다. 많은 기관들이 고유의 능력 수준에 도달하기 위해 채택된 운동 프로그램을 제공한다. 운동은 리듬이 동작과 만나기 때문에 음악과 함께 시행한다. 팔과 배, 엉덩이 근육을 교대로 팽팽하게 하는 것과 등척성 운동(isometric exercise)은 노인들에게 복부와 둔부근과 대퇴 사두근의 강도를 유지하는

데 도움을 줄 수 있다. 등척성 운동은 관절에 영향을 주지 않는다. 근육 강도와 근육의 긴장력, 관절의 기동성 향상을 도와주는 등척성 운동에는 그네를 이용한 몸 들어올리기, 발판에 기대어 누르기, 침대에 기대어 매트리스에서 엉덩이를 들어올리기 같은 운동이 포함된다. 등척성과 등장성 운동은 심맥관계의 스트레스를 증가시키기 때문에 심장의 문제를 가진 사람들에게 조심스럽게 사용되어야 한다. 이것은 혈압의 상승을 가져올 수 있다. 이런 문제를 예방하기 위해 운동하는 동안 입을 통하여 호흡하도록 지도되어야 한다.

(7) 노인으로 하여금 활동하기에 적합한 옷을 입고, 적당한 신발을 신게 한다.

적당한 옷과 신발이 운동을 위해 선택되어야 한다. 옷은 움직임이 자유롭게 꽉 조이지 않아야 하고 환경에 적합해야 한다. 많은 노인들은 적당한 지지를 제공하는 편안한 신발들을 선택한다.

대부분의 슬리퍼는 적절한 지지를 제공하지 못하고 운동이 아닌 휴식을 위한 것이다. 신발은 가능한 신어야 한다. 신발은 잘 맞아야 하고 넘어지는 것을 감소시키도록 발을 지지해야 한다. 만일 노인이 발에 문제가 있다면 특별한 신발이 필요하다. 발을 자유롭게 들 수 없는 걸음의 변화는 낙상의 위험을 증가시킨다. 신발이 너무 느슨하거나 발을 지지하지 못한다면 낙상의 위험이 증가한다. 신발은 편안하게 맞아서 걸을 때 발뒤꿈치가 미끄러지지 않아야 한다. 특히 척추측만증을 가진 노인 여성들은 걸을 때 균형을 유지하기 위해 뒷 굽이 낮은 신발을 신도록 격려한다.

(8) 통증이 있음에도 불구하고 신체적 요구로 최대의 힘을 발휘해야 할 필요가 있을 때는 약물이 최대의 효과를 발휘하도록 적시에 진통제를 제공한다.

통증은 신체적 기동력을 감소시키는 보편적인 이유이다. 간호사는 노인의 통증을 증가시키거나 감소시키는 특별한 활동을 인지해야 한다. 통증은 피로를 증가시키므로 천천히 걷도록 하여 노인이 피로하지 않도록 해야 한다. 항염제와 진통제는 노인들의 신체적 활동이 계획되었을 때 가능한 편안하도록 주입되어야 한다.

(9) 노인들이 보조기구를 사용하는 정확한 방법을 알고, 활동을 위해 적절하게 사용하도록 한다. 필요하다면 적절한 사용법을 설명한다.

만일 휠체어, 보행기, 지팡이 같은 보조기구가 필요하다면 간호사는 노인들이 기구들의 적당한 사용방법을 알도록 해야 한다.

노인들이 계단을 오를 때 보행기(walker)의 사용법을 알도록 해야 한다. 사람들이 걸을 때 손으로 정확하게 지팡이를 잡도록 해야 한다. 낙상을 방지하기 위해 휠체어의 바퀴를 흔들어보아 안전한지를 사전에 확인해야 한다는 것을 기억해야 한다. 보조기구를 가까이에 두어 노인들이 쉽게 이용할 수 있도록 한다. 편마비 노인이 지팡이 등 보조기구를 사용할 때 기구는 건강한 쪽으로 잡을 수 있도록 한다. 간호사는 노인으로 하여금 보조기구를 안전하게 사용하도록 교육하여야 한다.

(10) 휠체어에 앉아 있는 노인에게 가능할 때마다 그들의 팔과 발을 사용하도록 격려한다.

만일 걸을 수 없다면 노인들은 휠체어를 돌리기 위해 팔을 사용하거나 다리나 발이 제자리에 놓이도록 휠체어를 움직일 수도 있다.

(11) 조기이상(ambulation) 동안 적절한 지지를 제공한다.

조기이상시 보행벨트를 착용시키거나 한 명 혹은 두 명이 노인을 지지해 줌으로써 노인을 안전하게 보호해 줄 필요가 있다. 균형의 상실은 노인에게 낙상의 위험을 증가시킨다. 보행벨트는 안전하지 않은 사람을 지지할 때 사용되어야 한다. 사람의 허리를 보호하기 위한 보행벨트 사용 시 노인의 낙상을 예방하기 위해 간호사가 뒤따라야 한다. 벨트는 몸의 중력의 중심 가까이에 착용한다. 따라서 간호사는 적합한 균형의 변화를 인지하고 문제를 예측해야 한다.

만일 벨트가 너무 느슨하다면 늑막강 아래로 미끄러질 수 있고, 따라서 손상을 일으킬 수 있다. 바지나 원피스에 사용하는 벨트가 대용될 수 있지만 이것들은 너무 좁고 적당한 보행 벨트만큼 안전하게 걸을 수 없다는 것에 주의해야 한다. 노인을 지지하기 위해 팔을 잡는 것은 대부분 부적절하고 가능하면 피해야 한다. 만일 노인이 낙상했다면 어깨를 탈구시킬 수 있고 노인에게 다른 심한 외상의 원인이 될 수 있다.

재가에서 수행되어야 할 간호중재는 다음과 같다.

(1) 규칙적인 활동과 운동의 효과를 가르치거나 강화한다.

많은 노인 잡지와 책들이 운동의 효과를 설명한다.

[표 7-5] 노인을 위한 운동의 장점

- 독립성이 유지된다.
- 기동성이 유지된다.
- 우울이 예방되고 감소한다.
- 수면이 촉진된다.
- 자존감이 향상된다.
- 식욕이 호전된다.
- 심맥관 상태가 호전된다.
- 적절한 근골격계의 기능이 유지되거나 호전된다.
- 비만이 예방된다.
- 스트레스 수준이 감소된다.
- 사회적 연결망이 팽창된다.
- 삶에 대한 존경심이 강화된다.

오래 앉아 있는 노인들에게 심장에 관한 이런 정보를 기억하고 마음에 담아두도록 격려해야 한다. 노인과 의사소통하기 위한 중요한 정보에는 보통 혹은 높은 수준의 신체적 활동은 낮은 사망률과 관련이 있다는 사실이 포함된다. 신체적 활동은 심맥관계의 상태를 개선시키고 결장암의 위험을 감소시키고 비 인슐린 의존성 당뇨병에 큰 효과가 있고 정상 근육강도와 관절의 기능을 유지하고 비만의 발생률을 감소시키는 많은 생리적인 장점과 관련이 있다. 활동은 또한 우울증 감소와 정서적 변화, 안녕감 증진 같은 정신적 효과를 가져온다.

(2) 주거환경이 기동성을 방해할 수 있는 위험과 상태로부터 안전한지 사정한다.

주거환경은 현재 기동성을 방해하고 낙상의 위험을 증가시킬 수 있는 상태일 수도 있다. 환경의 변화는 사고나 손상을 예방하기 위해 필요하다.

(3) 노인들에게 지시된 활동수준이 적절한지 확인하고, 규칙적인 신체의 활동에 관한 계획을 세우도록 도와준다.

의사는 만성질환이나 앉아서 일하는 생활습관으로 살아온 노인들과 운동 프로그램을 시작하기 전에 상담해야 한다. 일단 적절한 목표수준이 정해지면 노인들은 천천히 시작하고 시간을 초월하는 최적의 수준을 세우도록 지도되어야 한다.

활동적인 노인들은 규칙적인 신체활동에 참여하도록 격려되어야 한다. 운동은 매일 매일의 활동내용에 포함되어 계획되어야 한다. 만약 운동이 계획을 충족시킬 만큼 중요하지 않다고 여겨지면 시행하지 않아야 한다. 일주일에 20~30분 정도로 3번, 혹은 비연속적인 일과는 좋지 않다. 그것보다는 매일의 운동이 훨씬 바람직하다. 오전 중간쯤이 운동하기에 좋은 시간이지만 오후나 초저녁도 좋은 시간이다. 많은 사람들은 개인의 최고의 에너지 상태에 의존할 것이다. 식사 후 2시간 동안은 소화기계에서 많은 양의 혈액이 필요하다. 따라서 식사 후 강도 높은 신체적 활동은 피하는 것이 좋다.

수영과 실내 사이클이 추천된다. 그리고 가벼운 에어로빅 같은 운동 프로그램이 많은 노인센터에서 제공된다. 이런 형태의 운동 프로그램에 참여하기 전에 노인들은 이 프로그램이 자신에게 적절하고 안전한지 확인하기 위해 의사를 방문해야 한다. 운동을 제공하는 것과 더불어 이러한 프로그램들은 사회적 상호작용의 기회를 제공한다. 다른 사람들과의 운동은 동기를 유발하고, 보다 보람있고 즐거운 노력을 하게 만든다.

(4) 준비운동과 마무리 운동의 중요성을 설명한다.

운동을 시작하기 전에 노인들은 약 5분 정도 준비운동을 해야 한다. 관절을 유연하게 하고 근육을 천천히 늘이는 단순한 운동이 추천된다. 뼈나 관절에 과도의 스트레스를 주지 않는 운동들이 노인들을 보다 잘 견디게 한다. 노인들은 운동 후에 마무리의 중요성을 인지해야 한다. 종료 전 5분간의 활동(준비운동과 유사하다)은 혈액이 근육으로부터 중추순환계로 되돌아가는 것을 도울 것이다. 만일 노인들이 너무 갑자기 중지한다면 노인들은 뇌 조직으로의 부적절한 혈액공급으로 실신을 경험할 수도 있다.

(5) 환경조건에 맞는 적절한 옷과 안전을 위한 적절한 신발의 중요성을 설명한다.

열, 추위, 고습도, 대기오염과 같은 환경조건이 활동을 계획할 때 고려되어야 한다. 노인들은 아주 춥고 더운 날에는 운동을 최소화하도록 노력해야 한다. 아주 더운 날에 활동을 하기 위해서는 기온이 선선한 아침 일찍 또는 저녁 늦게 하도록 계획하는 것이 최상이다. 많은 도시에서 대기 중에 오존의 농도가 높으면 오존경보를 발령한다. 오존 경보가 있는 날은 사람들, 특히 모든 노인들이 활동을 최소화하는 것이 현명하다. 더운 날에는 땀의 기화를 통해 신체가 시원해지므로 가볍고 느슨한 옷을 입어야 한다. 몹시 추운 날에는 노인들이 집안에서 운동을 하는 것이 좋다. 차가운 기후는 심장이나 호흡기계의 문제를 가진 사람들에게 몹시 고통스러울 수 있다. 만일 노인들이 추운 날 밖에 나가야 한다면 열을 간직하기 위해 옷을 여러 겹 입어야 한다. 얼굴이나 입을 가리는 마스크나 스카프는 호흡기로 공기가 들어가기 전에 따뜻하게 하는데 도움을 줄 것이다.

(6) 이상 증상과 증후가 있으면 의사와 상담한다.

노인들은 어떤 새롭고, 일상적이지 않은 통증, 허약감 등을 깨달아야 하고 활동 동안에 경험하는 여러 가지 다루기 힘든 증상들은 의사에게 즉각적으로 보고하도록 한다.

(7) 필요 시 병원이나 노인요양시설에서 사용되는 적절한 간호중재를 제공한다.

2 활동의 내구성 장애

병원이나 노인요양시설에서 수행되어야 할 간호중재는 다음과 같다.

(1) 활동의 내구성에 영향을 미치는 요소를 규명한다.

사람들은 다양한 이유로 신체적인 활동에 참여하는 것을 중단한다. 예를 들면 배우자의 죽음 후의 우울 때문에 활동에 참여하지 않는 노인들과 심장의 문제 때문에 신체적으로 활동을 지속하지 못하는 노인들의 문제는 매우 다르다. 따라서 간호사가 사용하는 접근 방식은 문제의 본질을 위주로 해야 한다. 간호사는 효과적인 간호계획을 세우기 위해 노인들에게 특별한 관심을 갖고, 노인들이 경험하는 문제를 알아야 한다.

(2) 노인들에게 필수적이고 바람직하게 여겨지는 활동을 확인한다.

간호사가 중요하다고 느끼는 활동들은 노인들에게 가치있는 것과는 차이가 있을 수 있다. 따라서 노인들을 상담해야 하고 활동의 계획과 지도가 포함되어야 한다. 노인으로 하여금 그들이 중요하다고 여겨지는 활동의 목표를 향하여 움직이도록 동기화하는 것은 쉽다.

(3) 노인들에게 쉬운 활동에서부터 차츰 더 강한 활동으로 진행하도록 계획한다.

활동은 최소한의 에너지만을 필요로 하는 것으로부터 보다 신체적인 노력을 많이 필요로 하는 것으로 진행하도록 계획되어야 한다. 낮은 수준의 활동을 견딜 수 없는 사람들은 진행이 너무 빠르면 지칠 수 있고 실패감, 동기상실을 경험하므로 서서히 진행시킬 필요가 있다.

일단 가벼운 활동을 지속하면 그 다음 활동은 보다 신체적인 요구가 많은 것이 시도될 수 있다. 활동을 시작할 때의 속도는 개인의 특별한 요구와 능력에 의존될 것이다. 어떤 노인들은 정상에 가까운 활동을 회복하기를 원할 것이고 다른 사람들은 항상 지속할 수 있는 활동의 양만을 경험할 것이다.

(4) 노인들로 하여금 활동과 휴식을 교대로 반복하면서 하루 중 활동의 속도를 유지하도록 격려한다.

너무 자주, 너무 짧은 시간 시도하는 것은 노인이 활동을 지속시키지 못하는 일반적인 원인이다. 대부분의 노인들은 활동과 휴식을 적절하게 교대하는 계획을 세운다면 적응을 잘할 것이다. 일반적으로 활동의 속도에 따라 빠른 성취감, 만족감을 경험하게 될 것이다.

(5) 활동에 관한 생리적인 반응을 사정하기 위해 활력징후를 관찰한다.

활력징후는 활동을 지속할 수 있는 노인 개인 능력의 기준이다. 부동 상태에 있거나 앉아만 있는 노인들은 활동량이 증가함에 따라 의미있는 변화를 경험할 수도 있다. 빈맥은 활동 프로그램을 시작할 때 나타나는 일반적인 현상이다. 일단 횟수가 증가하면 노인들의 맥박은 젊은 사람들보다 정상속도로 회복되는데 오래 걸린다. 혈압의 변화 특히, 직립성 저혈압을 경험하는 노인들에게는 보행벨트가 필요할 수도 있다. 앉아만 있는 사람들과 침대에서 쉬고 있는 사람들은 자세를 바꿀 때 현기증이나 머리가 아찔함을 경험한다. 만일 조심하지 않으면 쓰러질 수도 있다. 자세를 바꾸는 것은 천천히 하고, 각 자세 변경 후 다음 자세 변경을 서서히 하는 것은 손상과 낙상을 예방하는데 도움을 줄 것이다.

(6) 에너지를 보존할 수 있는 방법을 교육한다.

활동의 간단한 교정은 노인들이 에너지를 보존하는데 도움을 줄 것이다. 옷을 입는 동안 앉아있는 것은 서있는 것 보다 에너지가 적게 든다. 벨크로(velcro)와 지퍼가 있는 옷을 입는 것은 작은 단추나 다른 어려운 고정 장치가 있는 옷을 입는 것보다 수월하다. 작업치료는 환경을 수정하여 지지를 제공하므로 최소한의 노력으로 최대의 활동을 수행할 수 있도록 돕는다.

(7) 노인들과 그들의 가족들이 스트레스를 감소시킬 수 있는 방법을 교육한다.

정신적·신체적 스트레스는 신체에 과도의 에너지를 요구하고 노인들로 하여금 활동을 지속시키는 능력을 감소시킨다. 따라서 스트레스를 감소시키는 방법을 교육한다.

재가에서 수행되어야 할 간호중재는 다음과 같다.

(1) 에너지 소비를 감소시키고 안전한 환경을 조성한다.

모든 익숙한 물건들을 가까이 둔다. 텔레비전, 음향기기는 원격조정장치가 필요하다. 가구는 휴식장소에서 쉽게 닿을 수 있도록 배치되어야 한다. 따라서 노인들로 하여금 처한 환경이 안전하다고 확신할 수 있도록 모든 간호가 수행되어야 한다. 거실에 흩어진 깔개와 다른 어수선한 것들과 같은 위험물은 반드시 제거되어야 한다.

(2) 에너지를 소모시킬 수 있는 활동을 지지할 수 있도록 가족과 지역사회의 자원을 연결시킨다.

가족들로 하여금 노인들이 청소, 요리, 세탁과 같은 에너지 활동을 소모하도록 지지하고 격려하게 한다. 만일 이것이 가능하지 않다면 봉사기관이 도움을 받을 수 있을 것이다.

(3) 필요 시 병원이나 노인요양시설에서 사용되는 적절한 간호중재를 제공한다.

3 산소공급 장애

병원이나 노인요양시설에서 수행되어야 할 간호중재는 다음과 같다.

(1) 활동 전, 중간, 후에 맥박과 호흡의 양상을 사정한다.

활력징후는 활동을 견딜 수 있는 능력의 좋은 기준이다. 이는 문제를 유발할 수 있는 다양한 활동에 참여하는 동안 지속적으로 사정되어야 한다. 빈맥은 감소된 심박출량의 일반적인 증상이다. 감소된 용량을 보충하기 위해 심박수는 더욱 증가한다. 증가된 속도는 심근의 스트레스를 가중시키고 문제를 악화시킨다. 일단 상승되면 노인의 심박수는 정상 속도로 돌아오는데 오래 걸린다. 계속적인 빈맥과 정상 속도로 환원하는 것이 아주 지연되는 것은 심한 심장문제가 있음을 의미한다. 호흡속도는 신체가 산소요구에 도달하기 위한 시도로 심박수가 증가하는 것처럼 증가하는 것 같다. 심장의 문제로 체액이 폐에 생성되고, 산소공급을 방해하고 따라서 심장에 더 많은 스트레스를 준다.

(2) 임상 검사수치, 방사선결과, 다른 진단적 검사 결과를 확인한다.

헤마토크릿, 동맥혈 가스 같은 검사들은 혈액의 산소운반 능력에 관한 정보를 확인한다. 심장효소 검사결과(크레아틴인산 분해효소[creatine phosphokinase; CPK], 유산탈수소 효소[lactate dehydrogenases; LDH])는 심근경색증으로 인한 심장의 허혈성 손상을 의미할 수 있다. 전해질 수치는 상승될 수 있고 특히 사람들이 이뇨제를 먹게 되면 더욱 그러하다. 흉부 방사선 사진으로는 폐울혈이 있음을 확인할 수 있고 호흡기의 감염과 폐부종을 확인할 수 있다.

심전도 검사는 증상이 불분명한 상태에서 심장의 상태를 확인할 수 있다. 그 외 다른 비정상적인 결과도 즉각적으로 의사에게 보고되어야 한다.

(3) 호흡시 부속근육을 사용하는지 관찰한다.

복부와 어깨 부속근육을 사용하여 숨을 쉬는 사람은 보통보다 힘들게 숨쉬고 있다는 의미이다.

(4) 청색증의 증상을 관찰하고 모세혈관의 충혈 시간을 확인함으로써 산소공급정도를 평가한다.

신체의 생명유지요구에 도달하기 위해 사지로의 혈류는 감소될 수 있다. 이것은 차갑고 축축한 피부, 지연된 모세혈관의 충혈, 창백, 청색증을 야기시킨다. 이런 변화는 대부분 입술과 손끝에서 관찰된다. 지연된 모세혈관의 충혈은 사지로의 혈액공급이 제한되었음을 암시한다.

(5) 특히 하지의 말초맥박을 사정한다.

말초맥박은 신체의 어느 부분이 적절히 산소를 받지 못하고 있는지 나타낼 것이다. 하지는 노화에 따른 동맥경화성 변화에 취약하다. 부적절한 산소는 허혈과 괴사를 일으킬 수 있다. 경증의 허혈은 하지의 체모손실을 가져올 수 있다. 중증의 허혈은 발가락의 울혈성 궤양과 괴사를 일으켜 절단이 필요하기도 하다.

(6) 흉곽의 팽창을 최대화하기 위한 자세를 취해 주고 잦은 체위변경을 격려한다.

노화로 인해 흉강의 크기가 감소되는 경향이 있다. 산소교환을 최대화하기 위해 노인들은 가능한 똑바로 서거나 앉는 자세를 취하도록 격려되어야 한다. 침대에서만 생활하는 노인들은 폐울혈과 폐내 호흡성 삼출물 축적을 예방하기 위해 체위를 자주 변경해 주어야 한다.

(7) 분비물을 제거하고 효과적인 기침을 하도록 교육한다.

노인들은 근육의 강도와 힘의 손실로 기침을 효과적으로 하는 것이 어렵다. 호흡기계로부터 분비물을 제거할 수 있는 능력의 부족은 호흡기계의 감염의 위험을 증가시킬 수 있다. 만일 노인이 매우 허약하고 분비물을 제거할 수 없다면 흡인이 필요하다. 흡인시 분비물의 생산을 증가시키는 과도한 자극을 피하도록 주의한다.

(8) 심맥관계와 호흡기계의 기능을 촉진하기 위해 처방된 약물을 투여한다.

강심제는 심장의 펌프능력을 강하게 하기 위해 처방될 수 있다. 점액용해제, 기관지 확장제, 거담제는 호흡기계의 분비물을 제거하기 위한 능력을 강화시키기 위해 처방 될 수 있다. 이런 약들에 대한 모든 주의점은 특히 세심하게 활력증후를 점검하면서 투여되어야만 한다.

(9) 처방된 양의 산소를 공급한다.

산소를 공급받아 체내 산소의 양이 증가하면 호흡이 원활하다. 그러나 산소공급은 반드시 의사에 의해 처방되어야 하고 처방된 속도로 주입되어야 한다. 일반적으로 고 농도의 산소는 호흡노력을 감소시키므로 낮은 용량이 처방된다. 산소공급방법은 일반적으로 비강캐뉼라를 통해 주입된다. 산소가 주입되기 시작하면 비강간호가 필수적이다. 비강은 분비물이 없어야 하고, 비강이나 귀 뒤의 피부가 플라스틱 튜브에 눌려 괴사가 나타나는지 정기적으로 관찰해야 한다. 산소를 사용한다면 금연표시 부착과 화기접근을 금하는 안전예방은 필수이다.

(10) 환기를 증강시키기 위해 폐활량계를 사용한다.

폐활량계는 호흡 노력을 증가시키기 위해 의사에 의해 종종 지시된다. 많은 노인들은 이런 장치에 익숙해 있지 않고 사용에 관한 명확한 설명을 필요로 한다. 많은 노인들은 이런 장치가 불쾌하나 사용을 피할 수 없음을 알고 있다. 간호사는 계속적으로 이러한 장치의 중요성을 강조하고 규칙적인 간격으로 사용하도록 격려한다.

(11) 통증의 유무와 위치, 지속시간을 사정한다.

활동시에 발생하는 통증은 사정되고 기록되어야 한다. 위치, 경중정도, 그리고 한 부분에만 국한되는지 방사되는지가 확인되어야 한다. 통증이 활동 동안에, 후에 발생하는지를 아는 것이 중요하다. 협심성 통증은 심장에서 발생되고 심근 관상동맥이 좁아져 있거나 증가된 산소요구량 때문에 산소를 상실하게 될 때 발생한다. 이런 통증은 본질적으로 흉부의 좌측 상부에서 시작하여 좌측 팔 아래로 방사된다. 니트로글리세린(nitroglycerin)과 같은 관상동맥혈관확장제가 혈류를 개선하고 통증을 감소시키기 위해 사용된다.

간헐성 파행증은 경련이 있고 조이며 통증으로 묘사되는 특별한 형태의 통증이다. 이런 통증은 가장 일반적으로 발이나 종아리에 있지만 대퇴나 엉덩이까지 확장될 수도 있다. 이것은 전형적으로 활동하는 동안 발생하고 휴식시에 사라진다. 간헐성 파행증은 하지로의 부적절한 산소공급을 의미하며 통증은 허혈을 유발한다. 대부분의 의사들은 통증이 발생했다가 잠시 멈출 때 매일 60분 동안 걷는 것을 권장한다. 혈관의 수축을 일으키는 활동(흡연)은 중지해야 한다. 차가운 환경은 냉기가 상태를 더 악화시킬 것이기 때문에 피해야 한다.

(12) 처방된 진정제와 진통제를 주의해서 투여한다.

많은 진정제와 진통제는 호흡의 속도와 깊이에 영향을 준다. 호흡속도와 깊이는 이런 약들이 주입되기 전에 미리 사정되어야 한다. 약물 주입 후에도 호흡을 다시 사정한다.

(13) 조용하고 편안한 환경을 유지하고 정서적 지지를 제공한다.

스트레스는 신체에 부가적인 산소를 요구한다. 조용하고 편안한 환경은 스트레스를 감소시킬 것이다. 방문객 제한, 문을 닫는 것, 조용한 음악을 듣는 것, 다른 환경적인 변화는 스트레스를 경험하는 개인에게 도움이 될 것이다. 만일 스트레스가 중증이거나, 친하지 않은 방 동료와의 상호관계로 스트레스가 악화되었다면 1인실로 옮길 수 있다. 노인의 관심에 대해 귀기울이며 시간을 함께 보내주는 것은 그들의 스트레스를 감소시키는데 매우 유익하다.

(14) 스트레스를 줄이는 방법을 설명한다.

스트레스는 명상, 심상요법, 바이오피드백, 이완요법, 기체조 등을 포함하는 대체요법 간호중재에 의해 조절될 수 있다. 이런 기술들은 노인들 개인이 그들 자신의 행동을 조절할 수 있기 때문에 특히 도움이 될 수 있고 항불안제제의 부작용이 적을 수 있다.

(15) 처방된 범위 내에서 수분과 영양 섭취를 촉진한다.

적절한 수분 섭취는 호흡기계의 분비물을 액화시킬 수 있고 배출을 용이하게 만든다. 만일 노인들이 울혈성 심부전이나 수분 정체가 있는 질환이 진행 중이라면 조심스럽게 수액을 공급하고 수액의 과잉공급의 증상을 사정하는 것이 중요하다. 적절한 영양, 특히 적절한 철분의 섭취는 산소운반에 필요한 적절한 헤모글로빈의 생산에 필수적이다.

재가에서 수행되어야 할 간호중재는 다음과 같다.

(1) 산소장비를 안전하게 사용하는 방법을 설명한다.

노인과 가족들에게 산소 장비를 작동하는 방법을 알게 한다. 만약 산소가 요구된다면 사용과 관련되어서 안전한 사고예방법이 교육되어야 한다. 교육내용에는 흡연과 화염에 노출되는 것을 피해야 한다는 것이 필수적으로 포함되어야 한다. 산소와 접촉하고 있는 모든 사람들은 산소탱크와 장비를 다룰 때 사용의 적절한 방법을 알아야 한다.

그들은 적절한 산소가 이용되고 있고, 만일 장비에 문제가 발생시 누구에게 전화하는지를 알아야 한다. 산소공급이 차단되는 것은 농축된 산소를 사용하는 사람에게 문제를 유발시킬 수 있다. 응급의 경우에 대비해서 여분의 산소 탱크를 구비하는 것이 현명하다. 산소 탱크의 보충

[표 7-6] 가정용 산소기

종류	초기사용	장점	단점
압축형 산소가스통	운동이나 수면시 사용한다.	100%의 산소, 이동이 가능하다.	부피가 크고 계속 사용하면 잦은 보충이 필요하다.
액체 산소기	초저온 액화 산소가스를 저온의 상태에서 저장탱크에 충전 저장하고 필요에 따라 소정의 압력, 유량으로 기화시켜 기체산소로 공급하는 장치	100%의 산소, 가스의 안정적인 공급뿐만 아니라 사용단가가 저렴하다.	사용하지 않으면 증발된다.
산소 농축기 (산소발생기)	실내외 공기 중의 산소를 압축, 분리하여 공급하는 방식	90%의 산소, 탱크가 비싸지 않고 충전할 필요가 없다.	

이 필요한 경우 집에 있는 사람들은 우선적으로 산소 취급 회사에 주문해야 한다.

(2) 가능한 합병증의 증상, 증후와 합병증이 발생했을 때의 처치법에 대해 설명한다.

노인과 가족들은 합병증일 수 있는 상태의 변화와 관련된 증상과 증후를 인지해야 한다. 의사와 응급기관의 전화번호가 즉각적으로 전화기 옆에 있어서 도움이 필요하다면 신속히 호출될 수 있도록 해야 한다.

(3) 필요 시 병원이나 노인요양시설에서 사용되는 적절한 간호중재를 제공한다.

4 자가간호 결핍

병원이나 노인요양시설에서 수행되어야 할 간호중재는 다음과 같다.

(1) 개인에게 노화와 관련된 변화, 질병 경과, 투약, 감각 인지적 변화 같은 결핍을 일으키거나 자가간호 결핍에 영향을 미치는 요소를 사정한다.

노인은 간호사가 간호계획을 세울 때 반응해야 하는 독특한 환경에 처해 있을 것이다. 만일 간호사가 노인에게서 특별한 요구를 찾을 수 없다면 간호계획은 무의미하다. 어떤 노인들은 많은 기술을 다시 수행할 수 있고 거의 의존하지 않게 될 수도 있을 것이다. 다른 사람들은 낮은 수준의 기능만을 유지 할 것이다. 올바른 사정은 사람의 능력과 한계를 떠나 가장 적절한 간호계획을 세울 수 있도록 한다.

(2) 문제를 명료화하고 간호계획을 수립하는데 노인을 포함시킨다.

노인이 포함되지 않는 계획은 실패할 수 있다. 자가간호 결핍을 극복하기 위해서는 각자의 전체적인 참여와 상호협력이 요구된다. 이러한 목표에 도달하는 유일한 방법은 전체적인 간호과정 속에 노인을 포함시키는 것이다. 만일 노인들이 언어로 의사소통할 수 없다면 간호사는 비언어적 의사소통을 관찰해야 한다. 그들의 요구를 언어로 표현할 수 없는 많은 노인들은 단순한 지시와 긍정적인 격려에 반응을 나타낼 것이다.

(3) 활동을 수행하기에 적절한 시간을 허용한다.

노화로 심지어 건강한 경우에도 활동적인 사람들은 임무를 수행하는데 젊은 사람보다 많은 시간이 필요하다. 자가간호 결핍을 경험하는 사람들은 건강한 노인들보다 더 많은 시간이 필요할 것이다. 많은 기관과 간호사는 가능한 빨리 일이 수행될 수 있는 방향으로 조정해 왔다. 많은 기관에서, 완전히 자가간호를 수행할 수 있는 노인들에게는 오랫동안 머무는 것이 허용되지 않았다. 이런 태도는 재활의 관점과는 반대이다. 노인들이 자가간호를 수행하도록 격려하고 허용하는 것은 간호팀에 의해 제공되는 간호보다 많은 시간이 걸린다. 따라서 책임이 주어졌을 때 가능한 적절한 시간에 이루어지는지가 고려되면 된다. 이러한 사실이 적응이 안 된다면 간호팀은 자가간호 수행면에서 노인의 어떤 성공 기회를 방해할 수 있다.

(4) 가능한 최고수준의 단계로 이동할 수 있는 계획을 개발하고, 긍정적인 변화를 강화하기 위해 긍정적 피드백을 준다.

자가간호 수행능력의 증가를 위한 계획은 개인이 어느 정도 성취감을 경험하도록 단계별로 지도되어야 한다. 너무 많이 기대하면 개인은 좌절하거나 포기할 수도 있다. 작은 것으로부터 성공을 향하여 수행하는 것이 좋다. 예를 들면 개인적인 위생을 못한다면 성공적으로 세수를 하는 것이 주요 목표이다. 이런 기본적인 성공이 무시되면 안되고 "어르신은 얼굴을 닦는 훌륭한 일을 했군요"라는 말로 강화되어야 한다. 사람들이 자신의 진행 상황을 깨달을 수 있도록 간단한 진행기록이 도움이 될 것이다. 긍정적인 면을 강화하고 부정적인 면을 최소화하는 것이 원하는 목표를 성취하고 동기를 유발할 수 있는 최선의 방법이다.

(5) 개인에게 가장 도움이 되는 선택적 방법과 장비를 찾기 위해 작업치료사와 물리치료사에게 의뢰한다.

작업과 물리치료사들은 자가간호 수행능력을 향상시킬 수 있는 기술과 장비에 관한 광범위한 지식을 가지고 있다. 행동 교정(서는 것 대신 앉게 하는 것)은 개인이 자가간호 능력을 수행하게 할 수 있다. 변형된 옷과 먹는데 필요한 가정용품들은 완전하게 의존하는 것과 독립적인 것의 차이를 구별할 수 있게 해 준다.

(6) 개인의 특별한 요구를 충족시키기 위해 계획된 보조기구가 있는 환경으로 변화시킨다.

일단 특별한 보조기구에 대한 요구가 있게 되면 간호사는 이런 장치의 유용성을 확인해야 한다.

변기 옆에 보조 난간, 장애로 인해 특별히 고안된 스푼이 필요할 수도 있다. 간호팀이 특별히 고안한 보조기구는 재사용이 가능할 수도 있다. 여러 상황에서 보조기구와 같은 환경의 변화는 병실의 변화에 따라 필수적으로 바뀔 수 있고 보편적으로 같은 요구를 가진 사람들끼리 함께 묶여질 것이다.

재가에서 수행되어야 할 간호중재는 다음과 같다.

(1) 안전한 간호를 제공하기 위한 가족과 의미있는 다른 사람의 능력을 사정한다.

전체적으로 많은 것을 의존하는 노인들은 오늘날 가정에서 간호를 받고 있다. 간호사가 정기 방문을 할 수도 있지만, 간호의 많은 책임감은 배우자와 다른 가족 구성원이 가지게 된다. 이런 간호제공자들은 자신의 임무에 대해 조금 알거나 전혀 훈련받지 않은 경우일 수 있다. 종종 노인에게 간호를 제공하는 간호제공자들은 대부분 노인이거나 의지가 약하다. 간호사는 가정 간호 상황으로부터 해가 없음을 확인할 책임이 있다. 만일 간호 요구가 간호제공자의 능력을 초과한다면 간호사는 노인 개인의 안전을 위해서 다른 가족 구성원들과 봉사기관과 접촉할 수도 있다. 만일 간호제공자가 간호를 제공할 수 있다면 간호제공과 관련된 부가적인 교육이 필요할 것이다.

(2) 안전여부를 결정하기 위해 가정환경과 잡는 난간, 목욕의자, 변기 들어 올리는 것과 같은 변형된 보조기구가 필요한지를 사정한다.

자가간호 결핍 수준에 의해 가정은 큰 변형이 요구될 수 있다. 최소한의 자가간호 결핍을 가진 개인은 적절히 기능할 수 있는 간단한 보조기구가 필요하다. 그러나 중증의 자가간호 결핍이 있는 사람들에게는 많은 변형이 필요할 것이다.

(3) 필요한 장비를 얻는데 도움을 받을 수 있는 지역사회 자원을 규명한다.

특별한 보조기구나 장비는 비싸거나 작동하는데 특별한 기술이 요구될 수 있다. 많은 지역사회는 필요한 지지를 제공하는 것을 도울 수 있는 기관이나 자원봉사그룹을 연계하고 있다.

(4) 노인으로부터 자신을 지지해주고 격려해 줄 수 있는 필요한 가족과 의미있는 다른 사람이 있는지 조사한다.

때로는 가족 구성원들이 너무 많이 도와서 노인으로 하여금 스스로 무엇인가를 할 수 있도록 기대할 수 없고 기능적인 능력을 손상시킬 수 있다. 간호사는 노인이 가능한 많은 것을 하도록 허용하는 것과 격려하는 것의 중요성을 설명해야 한다. 간호사는 이것이 간호제공자가 그들의 사랑하는 사람을 위하여 최선을 다하는 것이며 그들이 무관심하거나 게으른 것이 절대 아님을 강조해야 한다.

(5) 간호제공자와 함께 교대간호와 다른 선택할 수 있는 간호방법에 대해 논의한다.

가정에서 장기간의 간호를 제공하는 사람은 노인을 위험상황에 놓이게 한다. 가정간호는 종종 간호제공자를 지치게 한다. 간호사가 여러 형태의 교대간호의 가능성에 대해 논의하도록 충고하는 것은 간호제공자들로 하여금 그들 자신의 건강과 정신적 안녕상태를 유지할 수 있게 한다.

(6) 병원이나 다른 노인요양시설을 이용하도록 함으로써 가족을 지지한다.

노인이 완전히 의존적이 되었을 때 배우자와 가족은 간호제공의 선택적 방법을 고려해야 한다. 이것은 재정적으로나 정서적으로 매우 어려운 부분이다. 간호사는 이에 대한 안내를 제공할 필요가 있고 이런 어려운 과정을 겪는 가족을 돕기 위해 사회봉사 기관과 접촉할 수 있게 해 줄 수 있다.

(7) 필요시 병원이나 노인요양시설에서 사용하는 적절한 간호중재를 제공한다.

V 노인의 운동과 관련된 비판적 사고

1 사례

김ㅇㅇ님은 73세로 Nursing Home에 산다. 그녀는 3년 전에 파킨슨병으로 진단 받았다. 양쪽 팔에 양측성 진전이 있다. 걸을 수 있지만 뻣뻣하고 구부정하고 매우 느리다. 그녀의 통합성과 균형 상태는 나쁘다. 복도를 걷을 때 가끔씩 넘어지곤 한다. 그녀는 "나는 너무 쉽게 피곤해져요. 뼈와 근육은 계속 아프고 최근에는 나의 손가락과 발가락에 저린감이 나타났어요"라고 하였다. 의사는 일주일에 3번 그녀의 근육의 힘과 강도를 유지하기 위해 물리치료를 처방하였다. 김ㅇㅇ님은 최근까지 도예활동에 참여했었다. 그녀는 "그것들은 지금의 나에게는 너무 힘들다고" 한다.

2 비판적으로 사고하기

- ✓ 위의 사례에서 의미있는 자료는 무엇인가?
- ✓ 간호목표 / 기대되는 결과를 서술하시오.
- ✓ 간호계획을 수립하시오.

08

CHAPTER

수 면

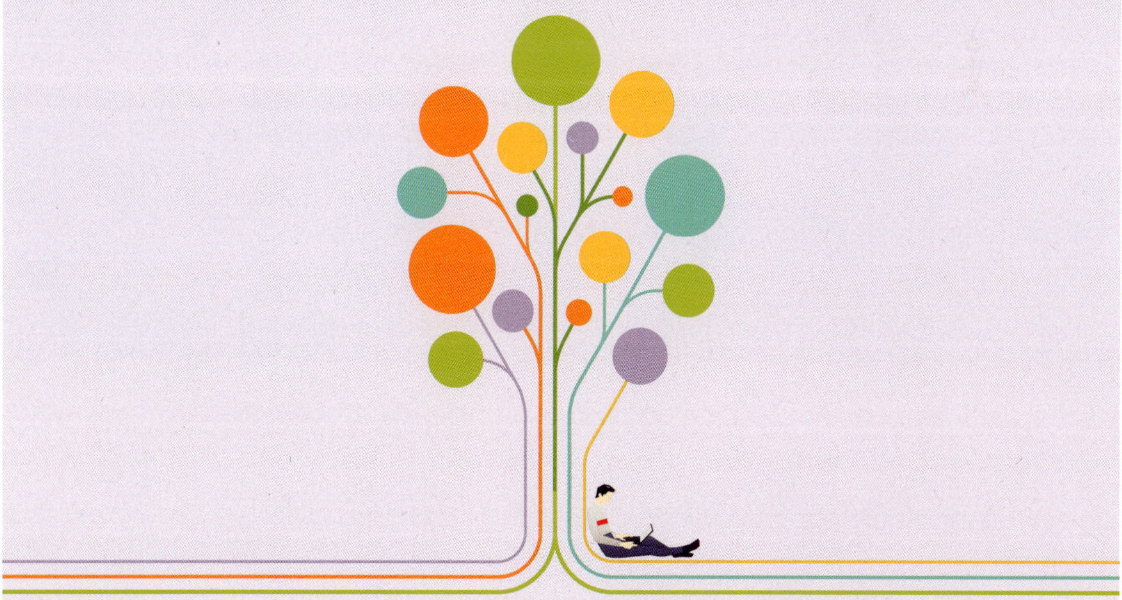

CHAPTER 08

GERONTOLOGICAL NURSING

수 면

학습목표

1. 수면에 영향을 미치는 노인의 특성을 설명한다.
2. 노인과 관련된 수면 문제를 규명한다.
3. 노인 수면문제와 관련된 간호를 설명한다.

I 노인의 수면

1 건강한 수면과정

수면과 휴식의 건강한 패턴은 하루 24시간 동안 나타나는 수면, 휴식, 이완의 형태로 사람마다 다양하지만 나름의 주기와 절차를 가지고 있다.

수면을 취하는 이유를 정확하게 설명할 수는 없지만, 모든 사람은 정상적으로 활동하기 위해서 수면이 필요하다. 수면은 우리 몸이 활기를 되찾고 일상의 스트레스에 반응할 시간을 준다. 수면부족은 건강과 행동에 영향을 주게 되는데 연구에 따르면 수면부족과 불면증은 식욕, 피로를 변화시키고, 고도의 협조가 요구되는 업무능력을 떨어뜨려 교통사고, 사고, 낙상을 발생시킬 수 있다. 또한, 감정적 불안정을 증가시키며, 면역반응을 감소시키고 기억력과 집중력 감퇴 및 통증과 판단장애를 일으킨다. 따라서 적절한 수면은 건강을 유지하기 위한 필수 요소이다.

대부분의 노인은 수면관련 문제를 가지고 있다. 독립적으로 일상생활을 영위하는 노인의 절반이 수면장애를 경험하며, 시설에 입소한 노인의 2/3는 수면장애를 겪는다. 수면관련 문제는 개별적인 노화 정도에 따라 다르게 나타날 수 있으며 의료기관 방문과 간호사에게 호소하는 내용에 따라 다를 수 있다. 정상적인 노화과정의 변화로 수면 문제가 발생하는 사람들은 질병, 약물, 일주리듬(circadian rhythm)의 변화와 같은 문제가 함께 동반된다. 따라서, 간호사는 이와 같은 수면문제에 대해 적절하고 효과적으로 사정, 계획하고 중재하기 위해서 정상 수면양상을 이해하고 일반적인 노화로 인한 수면양상의 변화와 수면 장애를 구별할 수 있어야 한다.

1) 정상 수면과 휴식

수면과 각성의 기간은 규칙적이며 어느 정도는 예상가능한 주기로 일어난다. 대부분의 사람들에게 진행되는 양상은 대략 매 24시간의 주기로 반복된다. 이 주기 안에서 사람들은 그들만의 독특한 수면과 각성의 패턴을 발전시키는데, 이를 일주리듬(circardian rhythm)이라고 한다.

사람들이 잠들고 일어나는 시간은 개인마다 다르다. 어떤 사람은 밤 10시에 자고 아침 6시에 일어난다. 이런 수면－각성 패턴은 교대 근무, 시간대 변동, 질병, 감정적 스트레스, 약물, 다양한 요인으로 방해받을 수 있다. 수면 요구량은 사람마다 다양하지만 어떤 사람들은 적어도 6시간은 자야 정상적으로 기능을 하는 반면에 다른 사람들은 9시간 또는 그 이상의 시간을 휴식으로 느낀다. 20~60세 성인에게 필요한 평균 수면량은 하루에 7.5시간이다.

수면은 중추신경계의 지배를 받는데 최근 연구에서는 신경전달물질 노르에피네프린에 의해 각성이 조절된다고 밝혀졌다. 수면은 뇌간 안에서 세로토닌의 방출에 의해 조절되고 송과체에서 생성되는 멜라토닌은 빛이 감소할 때 방출된다. 노인은 하루 평균 60분 정도 빛에 노출되며 코티졸과 성장호르몬의 정도는 수면에 영향을 준다. 수면은 무의식의 단일한 형태가 아니며, 오히려 얕고 깊은 수면상태의 연속적인 주기로 분류된다. 잠에 빠져들기 직전에 대부분의 사람들은 10~30분간 이완되고 졸린 상태가 지속되는 것을 경험한다. 각각의 주기는 4단계의 NREM(Non Rapid Eye Movement) 수면과 1단계의 REM(Rapid Eye Movement) 수면으로 구성되어 있다.

2) 수면 주기 단계

모든 사람의 야간 수면은 동일한 상태를 이루지 않지만 일정한 주기를 갖는 것으로 밝혀졌다. 즉 주기적으로 얕은 수면 단계와 깊은 수면 단계가 지속적으로 반복되는 것이다. 이중 얕은 수면단계에서는 움직일 수는 있지만 뇌의 운동은 없으며 안구운동이 일어나지 않아 NREM 수면이라 하고 깊이에 따라서 1단계에서 4단계로 구분하며 꿈을 꾸지 않는 단계로 알려져 있다. 이후에 나타나는 깊은 수면 단계는 몸은 움직이지 않으나 뇌의 운동은 활발한 상태로 근육의 이완과 급속한 안구운동이 특징으로 나타나 REM 수면으로 알려져 있으며 꿈을 꾸는 단계이다. 인간의 수면주기는 NREM 수면과 REM 수면을 반복하며 주로 NREM 수면 4단계를 거친 후 4단계에서 역행하면서 REM 수면을 거치고 다시 NREM 수면의 단계를 거치는 방식으로 진행된다. 전체 수면 중에서 NREM 수면은 80% 정도, REM 수면은 20% 정도를 차지하며 각 단계별 수면의 특성은 다음과 같다.

❍ 1단계 : NREM(Non Rapid Eye Movement)

- 가장 얕은 수면 단계
- 몇 분간 지속
- 활력징후와 대사활동의 점진적인 감소와 함께 생리적 활동의 감소 시작
- 소음과 같은 감각 자극으로 쉽게 깨어남
- 각성되어 있으면서 공상에 잠기는 것처럼 느낌

❍ 2단계 : NREM(Non Rapid Eye Movement)

- 충분한 수면 단계
- 이완 진행
- 여전히 상대적으로 깨어나기 쉬움
- 10~20분간 지속되는 단계
- 신체 기능은 느려짐

❍ 3단계 : NREM(Non Rapid Eye Movement)

- 깊은 수면의 초기 단계
- 깨어나기 어렵고 거의 움직이지 않음
- 근육은 완전히 이완
- 활력징후는 감소되지만 규칙적
- 15~30분간 지속되는 단계

❍ 4단계 : NREM(Non Rapid Eye Movement)

- 가장 깊은 수면 단계
- 깨우는데 매우 어려움

- 수면 손실이 있다면, 밤의 상당한 부분을 이 단계로 보낼 것임
- 활력징후는 깨어있는 시간보다 현저하게 낮아짐
- 15~30분 간 지속되는 상태
- 몽유병과 유뇨증이 일어날 수 있음

❍ REM(Rapid Eye Movement) 수면

- 생생하고 총천연색의 꿈이 나타나며 다른 단계에서는 덜 생생한 꿈이 나타남
- 주로 수면이 시작된 후 약 90분에 시작되는 단계
- 심박동수와 호흡수를 변동시키고 혈압을 올리거나 변동시키면서 빠르게 눈을 움직이는 자율반사로 전형화 됨
- 골격근 긴장도의 손실
- 위산 분비물 증가
- 수면 중인 사람을 깨우기 어려움
- REM 수면 동안 각 주기가 증가하고 평균 20분 지속

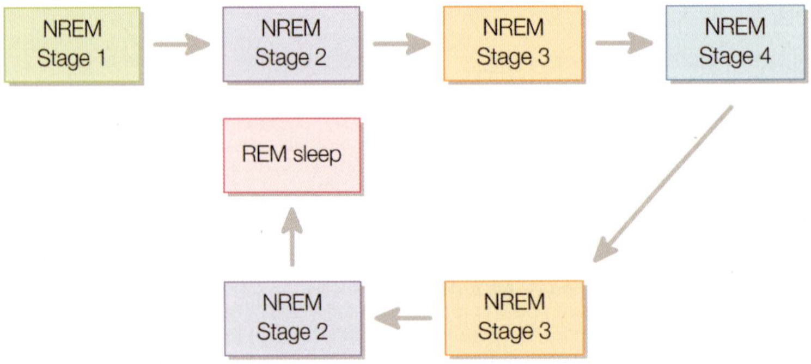

출처 : Potter PA, Perry AG, Stockert PA, Hall AM: Fundamentals of nursing, ed 8, 2013, St. Louis : Mosby.

[그림 8-1] 성인의 수면주기

2 노인과 수면

노화가 진행되면서 수면과 관련된 호르몬의 수준은 변화된다. 멜라토닌은 수면과 각성의 주기를 조절하고, 성장호르몬은 수면을 증진시키는데 노인의 경우 이 두 호르몬의 감소로 일주리듬에 변화를 일으키게 된다. 이는 대부분의 노인들이 초저녁에 졸립고, 수면 중에 자주 깨고 아침에 일찍 깨는 현상을 설명할 수 있다.

연령이 증가하면서 수면효율이 감소하기 때문에 많은 노인들은 자고난 후에 개운하지 않다고 말한다. 이는 침대에서 보내는 시간은 많지만, 실제로 잠자는 시간은 감소되었기 때문이다. 70세 노인은 젊은 성인과 동일하게 야간 동안 평균 7시간 자는 것으로 보고되었지만 수면의 본질적인 질을 살펴보면 다르다. 노인은 잠이 드는 단계인 1단계 NREM 수면은 더 길게 경험하고 상대적으로 깊은 수면인 3, 4단계 NREM 수면은 더 짧고 적게 경험한다. REM 수면도 비교적 짧게 경험하며 젊은 성인에서보다 더 일찍 REM 수면으로 들어가게 된다. 이러한 변화는 잠이 드는 시간이 길고 깊지 않은 수면을 경험하면서 쉽게 깨어날 수 있는 수면에 취해 있어 즉, 수면의 효율과 질이 낮다는 것을 알 수 있다. 일주리듬에서 이러한 진행은 나이에 따라 변화하는 것으로 나타났고 일찍 자러 가고 일찍 일어나는 것으로 나타났다. 노인에게서 나타나는 이러한 일주리듬의 변화는 심부체온의 조기 하강, 햇빛 노출 감소, 유전적 요인에 의해 초래되었다고 생각되었다. 또한, 수면방해와 야간 각성은 노인이 쉽게 환경적 소음이나 자극으로 깨기 때문에 일반적인 것으로 파악되었다.

II 노인과 관련된 수면 문제

노인의 수면문제는 노화의 과정과 밀접한 관련이 있으며, 노인의 생체리듬 부조화, 심리적, 환경적 영향, 병리적 과정의 측면에서 생각해 볼 수 있다. 생체리듬의 부조화는 맥박, 체온, 소변량과 같은 생체 지표의 변화와 부조화로 인하여 발생되는 각성–수면주기의 변화를 대표적으로 고려할 수 있다. 이는 중추신경계의 퇴행, 감각장애, 수면양상의 변화로 설명할 수 있다. 심리적, 환경적 영향은 입원이나 기관에 입소하므로써 변화되는 환경에 적응해야 하는 요소와 함께 불안, 치매, 우울과 같은 심리적 장애로 인한 영향을 생각해 볼 수 있다. 병리적 과정은 호흡기질환, 심혈관계 질환, 소화기계 질환, 만성 통증, 정신 질환과 같이 노인에게 이환되기 쉬운 질환의 병리적 과정에서 동반되는 신체 불편감은 수면의 양상을 변화시키고 일부 질환은 수면단계를 변화시키기도 한다. 이러한 영향으로 인하여 노인은 다음과 같은 수면 문제를 경험할 수 있다.

1 불면증

나이가 들어가면서 수면장애의 위험은 증가하며 실제 발생 비율도 매년 고령일수록 증가하는 것으로 나타났다. 수면장애 중 가장 흔한 불면증은 잠들기 어렵거나 잠을 유지하기 어렵거나 충분한 수면을 취하지 못하고 있다고 느끼는 것으로 설명할 수 있다. 수면잠복기가 30분 이상, 수면 각성시간이 30분 이상, 총 수면시간이 6시간 미만, 수면 효율 85% 미만의 4가지 조건 중 한 가지 이상을 만족시키는 경우로 하여 조사한 결과, 재가 노인의 67.2%에서 불면증이 있는 것으로 보고되었다. 불면증은 그 자체로 장애가 될 수 있지만, 주로 기저질환과 관련이 있다. 불면증은 하룻밤이나 여러 날 밤에 걸쳐서 나타나는 급성일 수도 있으며 한 달 이상 지속되어 만성적으로 일어날 수도 있다. 불면증의 유형은 어떤 수면 단계에 영향을 미치는지에 따라 다르다.

1) 수면 개시 문제 : 잠이 드는 것과 관련된 문제
2) 수면 유지 문제 : 수면 유지와 관련된 문제
3) 말기 불면증 문제 : 비정상적으로 일찍 깨는 것과 관련된 문제

일단 불면증의 유형이 확인되면 간호사가 기저원인을 확인하고 최선의 중재와 관련된 원인과 결과를 확인하는데 도움이 된다.

건강문제가 있는 노인들은 건강한 노인들에 비해 수면 문제를 더 많이 경험한다. 불면증은 의학적 상태, 복용하는 약물, 심리적, 행동적, 환경적 요인에 따라 다양하게 관련되어 있을 수 있다. 통증을 동반하는 의학적인 상태는 호흡을 곤란하게 하고, 잦은 배뇨와 배설로 인해 잠에서 자주 깰 수 있다. 불면증을 일으키는 일반적인 건강문제는 관절염, 활액낭염, 만성 통증, 당뇨, 위식도역류질환, 만성폐쇄성 폐질환, 울혈성심부전, 수면무호흡증, 전립선 문제, 방광염 등이 있다. 하지불안장애와 같은 야간성 이동장애는 억누를 수 없이 다급하게 하지를 움직이게 하고 또는 야간성 근육간대경련은 갑작스럽고 반복적으로 움직이거나 하지를 차는 행동으로 인해 노인의 불면증을 일으키고 있다.

불안은 잠이 들기 어렵게 하고 수면 유지도 방해하며 우울은 잠에서 일찍 깨는 것과 관련이 있지만 과다수면과도 연관이 있다. 치매 노인은 비정상적인 수면주기를 경험하고 밤 동안 깨어서 돌아다니는 경향이 있다. 많은 약물들은 노인의 수면에 영향을 미친다. 다양한 질환에 대해 처방된 약물은 수면을 방해하고 또 다른 약물은 수면 과잉 반응을 초래할 수도 있다.

신체적으로 활동하지 않고, 건강에 좋지 않은 수면 시간, 야식이나 늦은 밤 운동, 흡연, 음주, 카페인 섭취 등은 수면 문제를 일으킬 수 있다. 환경적인 요인으로는 과다한 소음, 조명, 활동,

산만한 자극이 수면 문제를 일으킬 수 있다. 나이가 들면서 오후 수면이 잦아진다. 그러나 30분 이하의 낮잠은 별 문제가 되지 않지만, 낮잠을 오후 늦게 자거나 너무 오래 잔다면 밤 수면에 좋지 않은 영향을 미친다.

노인의 수면문제와 관련된 위험요인

- 통증
- 만성 호흡기계, 심혈관 문제
- 잦은 배설 활동
- 야간성 이동장애
- 불안, 우울, 섬망
- 수면을 방해하기 쉬운 약물
- 과도한 환경 자극
- 과도한 카페인, 알코올, 흡연
- 좌식 생활

모든 연령의 사람들이 가끔씩 불면증을 경험하지만 급성기에 적절하게 대처하지 않으면 만성 불면증에 빠지기 쉽다. 만성 불면증은 낮에 잠들고, 과민하고, 집중력이 떨어지고, 수면박탈과 관련된 다른 문제를 일으키게 된다. 낮수면은 수면박탈의 증상으로 보기보다는 노화로 인한 정상 변화로 인식되어 무시되거나 용인되었다.

그러나 낮수면 시간이 과도하게 길다면 중재가 필요한 것으로 고려되어야 한다.

불면증의 치료는 비약물적 또는 약물적으로 접근한다. 비약물적 접근은 수면 이행 교육, 이완요법, 인지적 행동요법과 그 외 행동중재가 있다. 이 중에서 인지적 행동중재는 불면증을 위한 가장 효과적인 요법으로 알려져 있다. 인지적 행동장애의 "인지적" 부분은 절대적으로 요구되는 수면시간과 같이 수면에 대한 일반적인 기대를 재훈련하고 있다. 인지 행동훈련의 "행동적" 부분은 수면시 위생 훈련, 수면과 각성 사이의 의식적 관계 단절, 예를 들어 수면만을 위한 침대 사용, "쓸모없음", "잠들지 못할 거야"와 같이 수면을 방해하는 생각을 제거하는 등 수면을 증진시키는 행동을 교육하는 것이다.

약물적 접근은 항히스타민제, 항우울제와 최면을 일으키는 약물을 사용하는 것이다. 이런 약물들은 인지적행동요법의 기술을 배워가는 동안 일시적으로 처방된다. 노인을 위한 모든 약물에 대한 일반적인 원칙은 "낮은 용량에서부터 서서히 진행" 하는 것이다. 수면을 유도하는 약물은 노인에게 요정체, 기면, 피로, 혼돈, 협응장애를 일으켜 낙상 위험을 증가시키므로 주의해야 한다.

❷ 수면무호흡

수면무호흡은 수면호흡장애로 불리는 노화로 인한 일반적인 문제로 수면 1시간 당 5번 이상의 무호흡 상태를 보이거나 7시간의 수면동안 무호흡이 30회 이상인 경우를 고려할 수 있다. 노인의 45~65%가 수면을 방해하는 호흡문제를 가지고 있으며 폐쇄성 수면무호흡은 기도의 폐쇄나 붕괴로 경험하는 가장 일반적인 문제이다. 남성은 수면무호흡을 더 자주 경험하고 수면무호흡을 경험하는 사람의 절반 정도는 체중과다임을 알 수 있다. 그 외에 수면무호흡은 고지혈대사증후군, 흡연, 당뇨와 관련이 있고 수면무호흡의 증상은 과도하게 코를 골며 무호흡이 10~30초간 지속된다. 의식하지는 못하지만 산소결핍 때문에 자주 깬다. 이 주기는 밤동안 수백 번 반복되며 이런 수면장애로 낮에 졸게 된다. 폐쇄성 수면무호흡을 경험하는 사람은 고혈압, 부정맥, 심근경색증, 뇌졸중과 같은 심혈관 합병증으로 진행될 위험이 증가된다. 수면무호흡을 경험하는 사람은 체중을 줄이는 것이 도움이 되는데 이는 과다한 체중이 목조직과 폐에 압력을 가함으로써 호흡을 더 힘들게 하기 때문이다. 알코올, 진정제, 근육이완제, 항히스타민제와 같은 약물은 호흡을 느리고 얕게 하며 인후 주위 근육을 이완시켜 공기 통로를 막게 하므로 상황을 악화시키는 이와 같은 물질은 피해야 한다. 똑바로 누워서 자면 상태가 더 악화되므로 옆으로 누운 자세를 권하는데 옆으로 누워서 자면 인후부의 구조물들이 뒤로 미끄러져 공기 통로를 막는 것을 방지할 수 있다. 조직의 이완을 예방하는 기계적 구강 또는 치아 기구도 도움이 될 수 있고 지속적인 기도양압(CPAP) 기구는 수면 중에 연속적으로 기도를 통해 강제로 공기를 밀어 넣는 일반적인 치료가 되어 많이 사용된다. 어떤 경우에는 목구멍의 주위 조직을 잘라내어 기도를 넓히는 목적으로 수술이 권유되기도 하지만 대부분은 문제를 조절하기 위해서 여러 가지 중재를 병합할 필요가 있다.

❸ REM 수면-행동 장애

REM 수면 행동장애는 50~70대 남성에서 자주 보이는 수면 문제이다. 급속안구운동(REM) 동안에는 근육활동은 정상적으로 억제되어서 작은 근육의 움직임은 꿈을 꾸는 동안에는 일어나지 않는다. 그러나 REM 수면 행동장애를 경험할 때는 이런 보호기전이 효과적으로 작동하지 않아서 노인은 침대 주변에서 몸부림치고 침대 밖으로 떨어지거나 폭력적인 꿈에서 스스로를 보호하려고 하다가 손상을 입기도 한다. 정확한 원인은 밝혀지지 않았지만, 약 60%는 특발성으로 나타나는 것으로 알려져 있다.

III 노인의 수면문제와 관련된 간호

본 장에서 노인과 관련된 수면문제로 불면증, 수면무호흡, REM 수면-행동 장애를 살펴보았다. 불면증과 관련된 간호중재는 약물적 접근과 비약물적 접근으로 구분할 수 있으며, 간호사는 약물적 접근과 관련된 간호중재를 위해서 노인의 특성을 반영하여 약물을 적용하고 약물로 인한 영향을 파악하여야 한다. 수면무호흡과 관련된 간호중재로는 노인의 만성질환과의 연관성을 고려하여 복용하는 약물과 적용하는 호흡보조기구와 관련되어 고려해야 한다. REM 수면-행동 장애와 관련된 간호중재는 수면특성을 자세히 파악하여 안전의 문제를 중점에 두어야 한다.

노인의 전반적인 수면장애와 관련하여 간호과정을 아래에 제시된 바와 같이 적용하여 보자.

1 수면장애를 위한 간호사정

- 밤에 자고난 후 충분히 휴식을 취했다고 느끼는지?
- 몇 시에 자고 몇 시에 깨는지?
- 수면시간을 스스로 선택하는지 다른 사람에 의해 정해지는지?
- 밤동안 지속적으로 자는지, 수면에 방해를 받는지?
- 같이 자는 사람이나 가족이 비정상적인 호흡양상, 과도한 코골음, 수면동안 이상 움직임을 보고한 적이 있는지?
- 자다가 깬다면 무엇 때문인지? 통증? 소음? 그 외 다른 요인?
- 잠드는데 어려움이 있는지?
- 잠에서 일찍 깨는지?
- 낮잠을 자는지?
- 낮에 활동하는 동안 잠이 들어 본 적이 있는지?
- 행동이 변화된 적이 있는지? 과민하고, 혼돈된 상태이거나 기면상태인지?
- 피곤해 보이는지? 피로함을 호소하는지? 언제 호소하는지?
- 하품을 하거나 눈 아래 다크서클이 관찰되는지?

1) 수면의 질을 측정하기 위한 항목

- 수면잠복기 : 잠자리에 누워서 잠들기까지 걸리는 시간(분)
- 총 침상시간 : 기상시각−불 끄고 잠자리에 든 시각(분)
- 총 수면시간 : 총 침상시간−수면 잠복기−수면 중 각성 시간(분)
- 수면 중 각성 횟수 : 수면 도중 잠에서 깬 횟수의 합계(회)
- 수면 중 각성 시간 : 수면 도중 깼다가 다시 잠들기까지 걸리는 시간의 합계(분)
- 수면 효율 : 총 수면시간 / 총 침상시간×100
- 수면의 깊이
- 수면 중 뒤척인 정도
- 잠에서 깨어날 때 느끼는 주관적 기분
- 잠을 깬 방법
- 수면 만족도

2) 피츠버그 수면의 질 평가도구(예시)

수면시간과 잠드는데 걸리는 시간	지난 한 달 동안, 보통 몇 시쯤 잠자리에 드셨습니까?
	지난 한 달 동안, 잠자리에 든 후 잠들기까지 평균 몇 분쯤 걸렸습니까?
	지난 한 달 동안, 보통 몇 시에 일어나셨습니까?
수면 지속시간	지난 한 달 동안, 밤에 몇 시간 주무셨습니까?(그냥 누워있던 시간이 아닌 실제로 주무신 시간입니다.)
수면과 관련된 문제	지난 한 달 동안, 얼마나 자주 아래와 같은 문제를 경험하셨습니까? • 잠자리에 든 지 30분 이내에 잠들 수 없었다. • 한밤중에 잠이 깨거나 아침에 너무 일찍 깼다. • 화장실에 가느라 잠이 깼다. • 잠잘 때, 편안하게 숨을 쉴 수 없었다. • 잠잘 때, 기침을 하거나 심하게 코를 골았다. • 잠잘 때, 너무 추웠다. • 잠잘 때, 너무 더웠다. • 나쁜 꿈을 꾸었다. • 잠잘 때, 몸이 아팠다. 이외에 잠을 설친 이유가 있다면 구체적으로 적어주세요 :
일상적인 수면의 효율성	위에 적으신 문제를 얼마나 자주 경험하셨습니까?
주관적인 수면의 질	귀하의 지난 한 달 간 수면상태를 전반적으로 어떻게 평가하십니까?
수면 약물 사용	지난 한 달 동안, 귀하는 잠들기 위해 얼마나 자주 약을 복용하였습니까?
낮동안의 기능부전	지난 한 달 동안, 운전을 하거나, 식사를 하거나, 그 밖의 사회적 활동을 하면서 깨어있기 힘든 경우가 얼마나 자주 있었습니까?
	지난 한 달 동안, 귀하는 열중해서 일을 하기가 얼마나 어려우셨습니까?

출처 : Buysse, D. J., Reynolds, C. F., Monk, T. H., Berman, S. R., & Kupfer, D. J. (1989). Pittsburgh Sleep Quality Index: A new instrument for psychiatric practice and research. Psychiatry Research, 28, 193–213.

3) 수면력 조사

- 정상 수면에서 벗어나 힘들게 느끼는 점들이 구체적으로 무엇입니까?
- 잠을 잘 이루지 못하면서 겪게 되는 증상에는 어떠한 것들이 있습니까?
- 수면과 각성 시간(잠들 때와 깨는 시간)
- 낮 동안의 수행능력과 기분상태
- 약물의 사용여부
- 기호식품, 흡연 및 운동습관
- 환경적인 요소(소음, 스트레스 등)
- 불면증이 발생하기 이전의 수면 양상, 즉 평상시의 수면상태
- 이전에 혹시 불면증 등의 수면 장애가 있었다면 그때의 치료 상황 및 치료반응 여부
- 수면 문제에 대한 환자가 스스로 주관적으로 느끼는 정도는 어떠한가?

4) 수면일지

환자 스스로 주관적인 수면의 경험을 기술하도록 한다.

2 간호진단

수면양상 장애

3 간호중재

1) 노인요양시설

- 수면장애와 관련된 요인을 확인한다.
- 방해받지 않으면서 적절하게 수면을 취할 수 있는 중재를 계획한다.
- 자고 있을 때와 깨어 있을 때 대상자의 요구와 욕구를 충족시킬 수 있도록 계획한다.
- 수면유도를 도와주는 습관을 유지하도록 한다.
- 수면에 도움이 되는 환경을 제공하도록 돕는다.
- 정상적인 생활습관으로 따라할 수 있도록 하루 중 조명을 조정한다.
- 수면을 증진시킬 수 있는 편안한 도구를 제공한다.

- 간호중재의 마지막 수단으로 수면 약물(진정제와 최면유도 약물)을 투여하고 부작용을 주의 깊게 관찰한다.
- 수면을 도울 수 있는 영양보충제를 제공한다.
- 대상자의 걱정을 들어주면서 감정적인 안위를 증진시킨다.
- 하루 중 피로나 낮잠의 양상을 관찰한다.

2) 재가

- 수면과 휴식의 양상을 평가하기 위해 기록을 활용한다.
- 적절한 활동과 운동의 중요성을 설명한다.
- 수면과 휴식을 증진시키는 환경을 설계하도록 돕는다.
- 야뇨증이 문제라면 밤에 수분을 제한하는 것에 대해 논의한다.
- 이완 운동, 창의적인 시각화, 자기 최면, 그 외 다른 이완술을 사용하도록 격려한다.
- 기관에서 사용했던 적절한 중재를 사용한다.

IV 노인의 수면문제와 관련된 비판적 사고

1 사례

81세, 82세 노부부는 대도시에서 자녀와 함께 살다가 1년 전 작은 소도시로 옮겨서 자녀들과 떨어져서 독립적인 생활을 하고 있다. 82세 김○○님은 경도인지장애가 있지만 아내의 도움으로 일상생활에 큰 문제없이 지내고 있다. 그는 지난 해 동안 밤에 자주 깨어 화장실에 갔으며, 낮에 낮잠을 많이 자게 되었다. 이사 온 후 동네 경로당에 방문하면서 커피를 자주 마시게 되었고, 부인은 이런 사실을 알고 커피를 마시지 않도록 잔소리하였다. 또한 김○○님과 부인은 새로운 동네로 이주한 후에 밤에 작은 소리에도 무슨 일이 있는지 확인하기 위해서 잠에서 깨어 주변을 살폈었다. 이러한 생활 양상으로 인해 부인은 낮에 피곤함을 많이 느끼고 조는 모습을 볼 수 있었다.

❷ 비판적으로 사고하기

✓ 김○○님 부부의 수면양상은 어떠한가?

✓ 김○○님 부부의 수면양상의 위험요인으로 생각되는 것은 어떤 것들이 있는가?

✓ 김○○님 부부에게 수면양상의 개선을 위해 권장할 만한 것은 무엇이 있는가?

GERONTOLOGICAL NURSING

09

CHAPTER

안 전

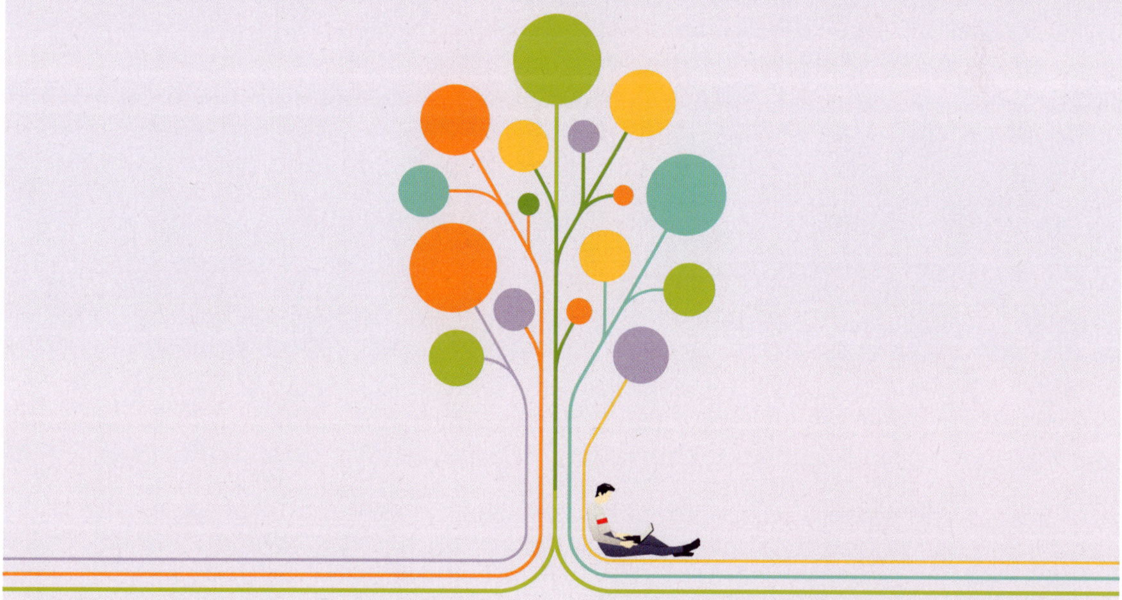

GERONTOLOGICAL NURSING

CHAPTER 09

안 전

학습목표

1. 노인의 안전에 대해 설명한다.
2. 노인과 관련된 안전 문제를 규명한다.
3. 노인 안전문제와 관련된 간호를 설명한다.

I 노인의 안전

노인에게 있어서 안전은 건강문제를 해결하는 과정에서 주요한 관심사로 대두되고 있다. 미국에서 보고한 노인의 사고 손상으로 인한 사망은 2010년 기준 41,000명 이상으로 보고하고 있다. 우리나라의 경우 2015년 기준 2,592명으로 보고되었으며, 소비자 안전국의 노인의 생활안전사고 실태조사에서는 교통사고와 추락이 사고로 인한 사망원인의 주요 요인으로 보고되었다. 최근 소비자원의 보고에 따르면 2012년에서 2014년 3년 간 한국소비자원에 접수된 65세 이상 고령자 주요 사고를 분석한 결과, 전체 사고 중 약 절반은 넘어지고 미끄러져 다치거나(39.6%), 추락·낙상(9.3%)이었으며 연령이 많아짐에 따라 발생이 증가되었음을 알 수 있다.

노인은 노화과정이 진행되면서 신체적인 측면에서 기능적으로 취약한 부분이 발생하고 이는 사회적 물리적 환경에 노출되면서 사고와 손상으로 연결되기 쉽다. 65세 이상 인구는 2015년 654만 명에서 2025년 1,000만 명을 넘고 2065년에는 1,827만 명까지 증가할 전망을 보이고 있다. 또한 노인세대의 구성별 분포를 살펴보면 독거노인이라고 할 수 있는 고령자 1인 가구는 122만 3천 가구로 전체 고령자 가구의 32.9%를 차지하고, 1세대 가구를 포함하면 전체 67%를 차지하여 신체적으로 취약한 노인의 안전 문제를 해결하기에 구조적으로 어려움이 있음을 알 수 있다. 실제 낙상으로 인한 사망의 경우 60세 이상의 연령에서 인구 10만 명당 61.5명으로 확인되었다. 또한 최근 3년간(2013~2015년) 65세 이상 고령자 낙상사고 위해사례는 총 1,250건으로 매년 35% 이상 증가하고 있어, 전체 고령자 안전사고에 비해 증가율이 높은 것을 확인할 수 있다. 2014년 기준 전체 노인의 25.1%가 지난 1년 간 낙상을 경험하였으며 노인 독거가구의 낙상률은 32.3%로 배우자가 있는 노인의 낙상률 20.6%보다 높게 나타난 것으로 확인할 수 있다. 이에 따라 노인을 둘러싼 신체적 환경적 사회적 조건을 이해하고 노인의 안전에 대해 접근할 필요가 있다.

노인과 관련된 주요한 안전문제는 낙상, 중독, 화상, 자동차 사고가 흔한 원인이며, 열에 대한 노출로 인한 손상이나 사망도 포함될 수 있다.

II 노인관련 안전문제

1 안전에 영향을 주는 노화와 관련된 위험 요인

1) 내적 요인

노인이 안전사고에 쉽게 노출되기 쉬운 경우는 노인의 특성과 관련된 여러 가지 요인으로 설명할 수 있다. 노인의 시력, 청력, 맛감각 등 감각기관에서 변화가 진행되며 이는 안전과 관련되어 다양하게 영향을 줄 수 있다. 시력의 변화는 거리감각과 높이를 인지하는데 문제를 일으켜 계단을 오르내리거나 속도를 감지하는데 문제가 발생되며 야간의 시력약화는 표지판의 인지 오류로 인해 사고로 이어진다. 청력의 약화는 경고음이나 비상벨을 듣지 못해서 위험을 적시에 피하지 못해서 발생하는 사고로 이어질 수 있다. 그 외에 피부감각이나 맛감각의 민감성이 저하되는 변화로 인하여 음식과 화학적 물질에 중독되거나 화상의 위험에 노출된다. 이러한 변화는 단독으로 발생하거나 상호 복합적으로 발생될 수 있으며, 노인의 감각기능의 위축으로 인하여 위험에 노출되었을 때 적절하게 대처하지 못하여 손상을 심각하게 하는 원인으로 작용하기도 한다.

노인의 안전에 영향을 미치는 주요한 신체적 변화는 다음과 같다.

- 기동성의 감소
- 유연성의 감소
- 근력의 감소
- 반응 속도의 지연
- 걸음걸이 변화
- 발을 들어 올리는 것에 대한 어려움
- 균형감각의 변화
- 자세의 변화

심혈관계, 신경계, 근골격계에 영향을 주는 상태는 노인의 안전문제에 영향을 미치는 주요 요인이다. 심혈관계 문제가 있는 노인은 심박출량이 저하되고 이로 인해 뇌로 전달되는 산소공급이 감소되며, 그 결과 노인은 어지러움이나 실신을 경험할 수 있다. 이는 노인의 낙상에 주요한 요인으로 영향을 미칠 수 있다. 파킨슨 질환과 같은 신경계 질환은 걸음걸이와 균형감각에 변화를 일으켜서 낙상의 위험에 처하게 한다. 관절염과 같은 근골격계 질환으로 인해 관절의 가동성과 유연성이 감소되어 위험물질이나 사고에 반응하는 능력을 떨어뜨려서 노인을 손상에 이르게 할 수 있다.

노인의 내적 위험요인과 관련하여 발생할 수 있는 안전사고는 낙상이다.

(1) 낙상 위험의 감소 전략

- 안전한 환경 준비
- 환경적으로 위험 물질과 위험한 행위를 줄인다.
- 노인이 활동하는데 충분한 시간을 주고 기다린다.
- 적절하게 잘 맞는 신발을 착용하도록 한다.
- 필요한 보조기구를 충분히 사용하도록 지원한다.
- 언제든 도움을 요청하도록 격려한다.
- 일정한 간격으로 용변을 볼 수 있도록 지원한다.

(2) 노인의 낙상 위험요인 사정

- 75세 이상 노인
- 최근의 낙상 경험
- 치매, 고관절 골절, 당뇨, 파킨슨 질환, 관절염, 우울증
- 보조기구의 사용
- 인지장애
- 걸음걸이, 균형감각, 시력 장애
- 고위험 약물 복용
- 긴박 요실금
- 신체적 억제대 사용
- 맨발 또는 부적절한 신발 착용

(3) 가정에서의 낙상손상 예방

- 카펫이 바닥과 단단하게 고정되어 있는지 확인한다.
- 전기 안전 유지
- 잡동사니와 위험물질을 줄인다.
- 적절한 조명을 제공한다.
- 필요한 장소에 보조 손잡이를 제공한다.
- 자주 사용하는 물건은 손이 닿기 쉬운 곳에 놓는다.
- 화상을 예방하기 위한 조치를 취한다.

2) 외적 요인

외적 위험요인은 노인 주변의 환경적인 요인으로 환경적 위험 물질과 관련되어 있다. 위험 물질은 노인이 접촉하는 사람이나 물질과 관련이 있으므로 어느 곳에서나 있을 수 있다. 이를 바탕으로 가정에서 낙상 발생과 낙상으로 인한 손상을 예방하기 위한 요소를 고려하거나 입원, 여행 등과 같은 다양한 환경 변화로부터 위험을 제거할 수 있도록 고려해야 한다.

(1) 화재위험

노인은 화재로 인해 쉽게 손상 받으며 사망에 이를 수도 있다. 병원과 장기요양시설은 화재

위험에 대한 인식을 가지고 있으며 이와 함께 안전문, 화재경보기, 비상구, 산소 주의 등 안전장치를 갖추고 있다. 그러나 지역사회에서는 2015년도 화재사고로 인한 사망률에서 연령별로 급격하게 증가하는 추이로 확인할 수 있다. 30대의 화재사고로 인한 사망률은 인구 10만 명당 0.2명인데 비해 60대는 0.5명, 70대는 1.5명, 80대는 3.6명으로 보고되어 매우 취약함을 알 수 있다. 또한 화재 장소별 화재로 인한 사망자수도 2016년 현재 주거 장소 화재 시 사망자수 193명인데 비해 비주거 장소 화재 시 65명으로 현격하게 차이가 있음을 알 수 있다. 최근 국민안전처에서는 급속한 고령화로 증가하는 노인 계층을 재해약자로 정의하고 선재적으로 예방위주의 정책적 노력을 계획하고 있다. 따라서 노인의 경우 이러한 화재로 인한 사망을 예방하기 위해서 다음과 같은 기본적인 화재안전 수칙을 따르는 것이 중요하다.

- 연기 감지기 설치와 주기적인 점검
- 담배나 불꽃에 노출되었을 때 주의하고 침상에서는 흡연하지 않는다.
- 담배나 성냥갑, 양초의 불꽃이 완전히 꺼졌는지 확인한다.
- 낡은 플러그에 연결된 전기코드를 점검한다. 전선을 잡아당기면서 코드를 뽑지 않는다.
- 집을 비우기 전에 전열기구 등의 전원을 껐는지 확인한다.
- 불이 붙을 우려가 있는 긴 소매 옷을 입고 요리하지 않는다.
- 임대주택에 거주 한다면 화재 안전 사항에 대해 점검하여 주택 소유자에게 알려 해결한다.
- 비상탈출 경로에 대한 계획을 세우고, 휠체어나 이동 보조기구를 사용하여 탈출할 수 있는 방법을 연습한다.
- 화재 시 승강기(엘리베이터)는 이용하지 않는다.

(2) 가정 내 안전

낯선 사람들은 노인에게 위험할 수 있다. 노인은 약한 사람들이므로 약자나 방어불가능한 사람들을 해치려는 사람들의 공격에 아동보다 더 취약해서 이러한 손상을 줄이기 위해서 다음과 같은 방법을 배우는 것이 필요하다.

- 인적인 안전에 대한 위험을 줄일 계획을 세운다.
- 침입자가 들어올 수 있는 방법을 확인한다.
- 가족과 친지와 규칙적으로 만난다.

- 전화기는 침상 근처나 자주 앉아있는 구역 근처에 두어 안전하게 사용한다.
- 문을 열기 전에 방문자를 눈으로 확인하여 안전을 확보한다.
- 은행에서의 안전을 위해 작은 단위의 화폐로 인출하고 즉시 지갑에 넣는다.
- 응급상황에 대비해서 응급 전화번호를 크고, 명확하게 전화기 옆에 붙여둔다.

(3) 교통사고

교통사고는 누구에게나 큰 손상을 일으킬 수 있는 사고이지만, 신체적, 인지적으로 취약한 노인에게는 빈번하게 일어날 수 있으며 교통사고로 인한 손상은 더욱 심각하게 영향을 미칠 수 있다. 실제 도로교통공단이 제시한 2016년도 자료에 따르면 2011년 연간 노인교통사고 발생 건수는 26,483건에서 점차 증가하여 2015년에는 36,053건에 이른다. 2015년에 교통사고로 사망한 노인은 1,814명이었으며, 38,582명이 부상당하였다. 이는 2015년 전체 교통사고 232,035건 수로 4,621명이 사망한 결과에 비추어 보면 교통사고로 인한 노인의 사망률이 심각하게 높음을 알 수 있다. 또한 노인교통사고의 내용에는 노인운전자 사고와 노인보행자 사고 건수가 포함되어 있다.

노인 운전자 사고 건수 증가는 우리나라에서도 65세 이상의 운전자들이 늘어나고 있기 때문인 것으로 추정된다. 운전을 할 수 있는 능력은 주변사람들과 관계를 유지할 수 있으며 독립적인 생활을 할 수 있는 중요한 지표가 될 수 있다. 그러나 고령으로 인한 시력과 운동 조절능력 저하, 그리고 질병에 의한 신체적 활동제한 등은 노인 운전자 교통사고의 원인이 될 수 있다. 따라서 교통사고로 인한 손상을 최소화하기 위한 계획이 필요하다.

[표 9-1] 최근 5년간 전체 교통사고와 노인교통사고 현황 (단위 : 건, 명)

연도	전체			노인		
	발생 건수	사망자	부상자	발생 건수	사망자	부상자
2015	232,035	4,621	350,400	36,053	1,814	38,582
2014	223,552	4,762	337,497	33,170	1,815	35,352
2013	215,354	5,092	328,711	30,283	1,833	32,178
2012	223,656	5,392	344,565	28,185	1,864	29,699
2011	221,711	5,229	341,391	26,483	1,724	27,999

출처 : 도로교통안전관리공단, 2016.

다음은 노인에게 필요한 안전한 운전을 위한 지침이다.

- 목적지를 미리 확인하고 운전 계획을 세운다.
- 서두르지 않도록 여유 있게 시간을 생각한다.
- 집 근처나 친숙한 곳, 도착하기 쉬운 장소로 한정해서 운전한다.
- 말하거나, 라디오를 듣거나 전화를 받으면서 운전하지 않는다.
- 항상 안전벨트를 착용한다.
- 운전 중에 자주 휴식을 취한다.
- 교차로 근처에서는 특별히 더 주의한다.
- 앞 차와 안전거리를 충분히 유지한다.
- 운전에 영향을 주는 약물을 복용하면 운전을 피한다.
- 혼잡한 시간대에는 운전을 피한다.
- 밤이나 불빛이 약하거나 날씨가 험한 때에는 운전을 피한다.
- 번화한 거리나 막힌 구역에서는 운전을 피한다.
- 최고속도 제한이 있고 복잡한 교차로가 있는 제한된 길에서는 운전을 피한다.

(4) 열성 위험

노인의 안전에 영향을 미치는 외적인 요인은 환경적인 기후와 관련된 문제이다. 노인은 환경적인 기후가 좋지 않을 때 체온조절과 관련된 문제로 발전될 가능성이 높다. 질환이 있거나 체온조절에 문제를 일으키는 약물을 복용하는 노인은 작은 기후변화에도 심각한 위험에 처할 수 있다. 건강한 노인 역시 극도로 더운 기온이나 추운 기온에 노출되면 위험이 증가될 수 있다. 다음은 노인의 체온조절에 영향을 줄 수 있는 상황이다.

- 극도로 춥거나 더운 환경에 노출
- 환경적인 기온에 맞춰 난방을 하거나 옷을 구입하지 못할 정도의 경제적 빈곤
- 신경계, 내분비 또는 심혈관계 질환
- 대사저하 또는 대상항진 질환(당뇨, 암, 갑상선기능저하증, 영양과다, 비만)
- 감염이나 다른 열성 질환
- 탈수 또는 전해질 불균형
- 활동저하 또는 활동 과다
- 체온을 변화시키는 약물(알코올, 항우울제, 항경련제, 항정신병약물, 항콜린작용제)

① **저체온증**

저체온증은 중심체온 35℃ 이하로 정의하고 있으며, 정상적인 노화과정은 몸의 체온조절 능력에 영향을 주는 쪽으로 변화시키고 있다. 노인의 피부는 위험할 정도로 덥거나 추운 환경을 인식하는 능력이 감소되고 근육조직도 감소하여 근육 활동도 감소하고 말초 순환, 피하지방, 대사율도 감소하여 열을 만들고 보유하는 능력이 감소된다. 나이가 들어가면서 대사율이 느려지고, 활동이 감소하면서 몸의 떨림이 사라지게 되며 낮은 온도의 환경에 노출되었을 때 체온이 심하게 떨어진다. 이러한 변화는 활동과 열생산을 감소시켜서 체온을 더 떨어지게 한다. 갑상선기능저하증, 저혈당증, 영양불량과 같은 질병의 과정에서 열생산의 감소를 일으킬 수 있다. 신경안정제와 항우울제와 같이 환경지각을 떨어뜨리는 약물의 복용으로 쉽게 저체온증에 빠질 수 있다. 알코올은 환경지각을 감소시키면서 혈관이완을 증가시켜 열손실을 초래하므로 알코올 섭취는 매우 위험할 수 있다. 저체온증의 주요증상은 체온의 감소로 나타나지만 노인에게서는 다음과 같은 증상도 함께 나타난다.

- 의식 혼돈
- 맥박, 호흡수 감소
- 체온 감소
- 차가운 피부
- 창백 또는 청색증
- 부은 얼굴
- 근육 강직
- 미세 진전
- 조정능력 변화
- 걸음걸이와 균형 변화
- 기면, 무감동, 성급함, 적대감, 공격성

② **고체온증**

정상 체온보다 높은 상태로 우리 몸이 초과로 발생한 열을 제거할 수 없을 때 발생한다. 고체온증으로 인한 사망은 대부분이 50세 이상의 성인에서 발생한다. 고체온증은 극심하게 높은 기온으로 발생가능하며 운동, 감염, 갑상선기능항진증으로 인해 열을 제거할 수 없거나 열 생산이 증가하여 발생한다. 여름이면 많은 지역에서 극심하게 높은 기온을 경험하고, 이때 발생하는 열은 높은 습도와 결합하여 우리 몸의 정상적인 냉각기능을 효율적으로 작동하지 못하게 한다. 노인의 경우, 적당한 조건에서도 땀이 나는데 시간이 오래 걸리고 갈증을 느끼지 못하고 체액이 감소된 상태이므로 땀이 적게 생성된다. 이러한 요인으로 노인은 열피로와 열사병으로 진행되기 쉽다.

고체온증은 노인의 심장과 혈관에 주요한 긴장을 주고 심혈관 문제와 열은 치명적인 문제를 일으킨다. 당뇨와 정신의학 장애와 같은 내분비 문제도 고체온증의 위험을 증가시킨다. 노인이 주로 복용하는 약물은 우리의 몸이 정상적으로 열에 적응하는 것을 손상시킬 수 있다. 이뇨제는 수분 저장을 방해하고, 파킨슨 질환에 사용하는 항콜린약물은 발한을 방해한다. 알코올 섭취는 증상의 인지를 감소시키고 수분손실에 기여하므로 금해야 한다.

고체온증의 증상은 점진적으로 진행되는데, 열로 인한 스트레스의 가벼운 초기 증상은 덥고, 맥이 풀리고, 불편감을 느끼는 것이며 다리, 팔, 복부의 경련은 체온이 상승하는 초기 지표로 생각할 수 있다. 열관련 문제로 나타나는 심각한 증상은 발한은 없으면서 피부가 뜨겁고 건조하고, 빈맥, 흉통, 호흡곤란, 어지러움, 허약감, 인지 변화, 구토, 복부 경련, 오심, 설사 등이 있다.

③ **열피로**

열피로는 수분결핍이나 염분결핍으로 발생되며 서서히 진행되며, 더운 환경에서 물과 전해질을 충분히 섭취하지 않을 때 나타날 수 있다. 열피로 상태에서 치료하지 않으면 열사병으로 진행될 수 있다.

④ **열사병**

열사병은 체온이 40℃까지 올라가며 생명을 위협하는 응급상황이며 더운 기온에서 거주하는 노인에게 가장 심각한 문제로 대두되고 있다.

III 노인의 안전문제와 관련된 간호

노인과 관련된 안전문제는 낙상, 화재, 교통사고, 열성 위험 등으로 확인되었다. 낙상과 관련된 간호중재는 노인의 전반적인 환경과 신체적 특성에 대한 사정을 바탕으로 예방적 간호를 중심에 두어야 한다. 화재, 교통사고와 관련된 간호 역시 예방을 위한 지침을 고려하는 것이 중요하다. 열성 위험은 노인의 특성을 고려한 간호사정을 바탕으로 노인에게 영향을 미칠 수 있는 증상에 초점을 두고 간호중재를 수행해야 한다.

손상 위험과 열성 위험과 관련하여 간호과정을 아래에 제시된 바와 같이 적용하여 보자.

1 손상 위험에 대한 간호과정

1) 간호사정

- 낙상 과거력
- 손상 빈도
- 시력, 청력, 온도 감각 정도
- 걸음걸이와 균형감각의 손상 정도
- 보행 보조기구의 사용 여부
- 착용하는 신발의 종류
- 인지장애 여부
- 흡연 여부, 전열기구 사용 여부
- 연기감지기가 있고 제대로 작동되는지 확인
- 혼자 사는지
- 복용 약물
- 어지러움증이나 실신 경험이 있는지
- 운전 여부와 운전 시 안전벨트 착용여부

2) 간호진단

- 낙상 위험
- 손상 위험

- 외상 위험
- 중독 위험

3) 간호중재

- 대상자의 낙상위험 정도를 평가한다.
- 고위험 노인은 자주 평가한다.
- 대상자의 능력과 제한점에 근거해서 충분한 보조기구를 제공한다.
- 위험을 줄일 수 있도록 환경을 개선한다.

2 저체온증/고체온증에 대한 간호과정

1) 간호사정

- 체온
- 하루 중 체온 변화 시기
- 활동 정도
- 감염 징후나 행동 변화
- 덥거나 추운 느낌을 호소하는지
- 체온조절을 방해하는 질병에 이환되었는지
- 전해질 불균형이 있는지
- 알코올이나 체온을 변화시키는 약물을 복용하는지
- 치매, 우울 여부
- 충분한 열과 환기를 할 수 있는 적절한 주거환경을 유지할 수 있는 재정적 상태인지
- 환경에 맞게 적절한 옷을 입고 있는지

2) 간호진단

- 저체온
- 고체온
- 체온 불균형 위험
- 비효과적인 체온조절

3) 간호중재

- 기온, 습도, 공기의 이동을 모니터한다.
- 규칙적으로 체온을 모니터한다.
- 환경에 맞는 옷과 이불을 제공한다.
- 적절한 수분과 음식을 섭취하도록 격려한다.
- 기온에 따른 활동 정도를 모니터한다.
- 가정에서 지낼 때 추운 날씨에는 적절한 난방을, 더운 날씨에는 적절한 환기를 하도록 한다.
- 노인이 안전한 환경을 유지할 수 있도록 도와주는 지역사회 자원을 확인한다.
- 건강한 습관을 교육한다.

- 고체온증 예방
  - 낮 시간 동안은 신체활동을 줄인다.
  - 이른 아침이나 저녁에 세탁과 같은 집안일을 한다.
  - 해가 진 후에 실외활동을 한다.
  - 밝은 색상이며 헐렁하게 맞는 면소재의 옷을 입는다.
  - 모자나 우산을 사용해서 직접적인 햇빛은 피한다.
  - 과도한 열에 노출되었을 때는 차가운 물로 목욕을 하거나 여러 번 샤워를 하거나 젖은 수건이나 아이스팩을 겨드랑이나 서혜부에 둔다.
  - 갈증여부와 관계없이 하루에 물이나 시원한 음료수를 8~10컵 마신다.
  - 따뜻한 음료와 알코올은 마시지 않는다.
  - 소량씩 자주 식사한다.
- 저체온증 예방
  - 21~23℃ 범위의 안전한 온도 범위에서 열을 유지한다.
  - 활동을 유지한다.
  - 여러 겹의 옷을 입는다.
  - 따뜻한 음료를 포함해서 하루에 8~10컵의 물을 섭취한다.
  - 알코올 섭취를 피한다.
  - 소량씩 자주 따뜻한 음식으로 식사한다.

IV 노인의 안전문제와 관련된 비판적 사고

1 사례

84세 김노인은 현재 요양원에 입소해 있는 상태이다. 인지기능은 정상이며 뇌졸중 후 영향으로 걸음걸이가 불안정하며 전신 허약감이 있다. 그동안 물리치료를 받아왔고 보행기의 사용법을 알고 있지만, 몇 차례 낙상을 경험하였다. 낙상 후 큰 외상은 없고 국소적으로 멍이 든 상태이다. 김노인의 딸은 김노인이 낙상으로 인해 심각한 골절이 발생하지 않을지 걱정되어 간호사에게 김노인이 이동 시 휠체어를 사용하도록 부탁하였다.

이와 같은 상황에서 간호사는 어떤 행동을 취할 수 있을까?

2 비판적으로 사고하기

✓ 김노인의 간호문제는 무엇이라고 생각하며 그렇게 생각하는 근거는 무엇인가?

✓ 김노인의 간호문제를 해결하기 위해서 필요한 중재는 무엇이라고 생각하는가?

GERONTOLOGICAL NURSING

10

CHAPTER

성

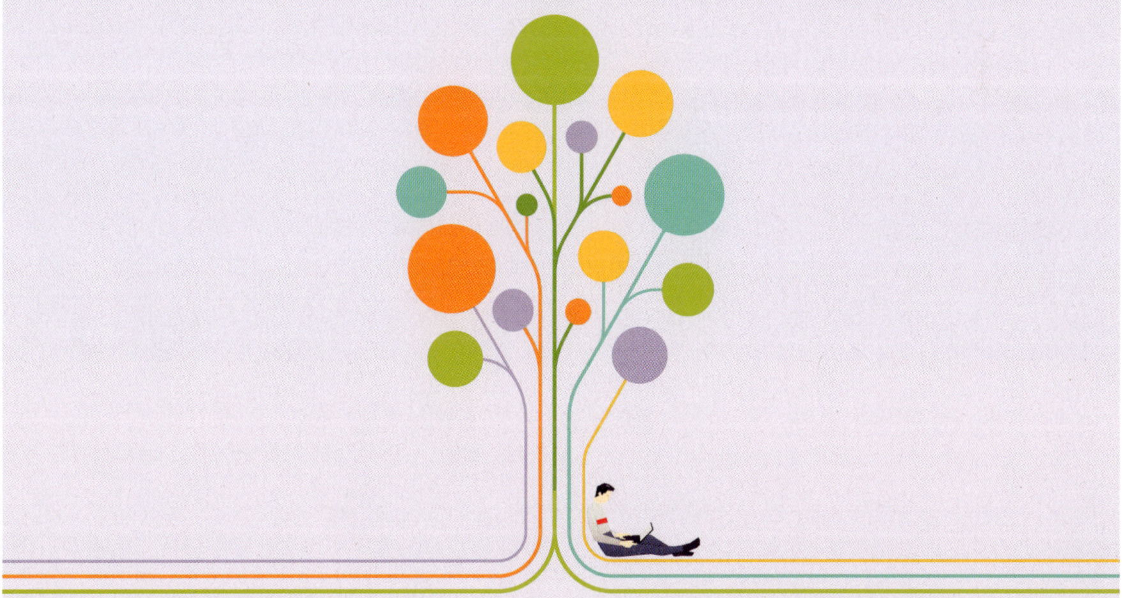

GERONTOLOGICAL NURSING

CHAPTER 10 성

학습목표

1. 노년기 성에 대해 설명한다.
2. 노화에 따른 성 관련 변화를 설명한다.
3. 노년기에 발생하는 성 문제를 규명한다.
4. 노인의 성과 관련된 간호에 대해 논의한다.

I 노년기 성

"나이가 듦에 따라 성생활을 중지하는 것은 자전거 페달을 밟지 않는 것과 같다"(Alex Comfort, 1974).

성(Sexuality)은 우리가 인간으로 살아가는데 있어 매우 중요한 가치 중 하나이다. 인간의 성에 대한 관심과 흥미는 본능적인 것으로서 태어날 때부터 시작하여 죽음에 이를 때까지 지속된다. 그러나 노인의 성에 대해서는 지금까지 부정적 시선이 많았던 것도 사실이다. 중세 기독교의 금욕사상과 전통적인 유교사상의 영향으로 노년기 성에 대한 오해와 편견도 많이 있어왔다. 우리나라에서는 젊은이들의 성적 표현은 개방적 문화의 표시로 받아들이는 분위기이면서도 노인들이 똑같이 성적 표현을 하는 것에 대해서는 부정적이다. '노인은 성욕이 없다', '노인이 되어 성생활을 하면 건강에 해롭다', '노인이 되면 성욕구는 감소된다', '여성은 폐경과 더불어 성기능도 끝난다' 등의 잘못된 정보와 편견이 만연해 있었다. 비록 우리 사회가 과거의 성과 관련된 보수적 관점에서 이제는 성에 대해 개방적인 분위기로 바뀌었다고는 하나 여전히 성 도덕성의 이중성 속에서 자라온 노인 세대는 그들 스스로 역시 성에 대한 강한 금기의식과 성반응의 노화에 대한 오해와 무지로 인해 성적 능력에 대한 자신감을 상실하면서 자신의 성 욕구와 성행위를 억압해 왔다. 물론 노화현상의 하나로 질과 양적인 면에서 성 능력이 감퇴되는 것이 사실이지만, 그렇다고 성이라는 것이 어느 시기가 되면 그 기능이 고갈되는 그런 유한적인 것이 아니며, 심한 신체적, 정신적 장애를 받지 않는 한 언제까지나 지속가능한 것이 성의 본능이다. 즉, 노화로 인하여 생식 기능이 끝났다고 해도 다른 기능이 상실된 것이 아니므로 노년기에 있어서도 성이 인간적인 애정과 사는 보람을 느끼게 하는 것이라는 데는 변함이 없다(홍미령, 2004).

킨제이 보고서에 의하면 연령이 증가해도 많은 남성들이 성 활동을 유지하고 있으며 60세에 95%, 70세에 70%가 성적활동을 보인다고 하였다. 1999년 미국의 대표적인 노년단체인 미국은퇴자협회가 미국 전역의 45세 이상의 1,384명을 대상으로 벌인 성의식 조사 결과에서는 만 60~75세의 남자 그룹의 경우 64%가 '배우자가 육체적으로 대단히 매력 있다'는 응답을 하였다. 이 수치는 만 45~59세 그룹의 59%보다 높은 수치로 나이가 들어도 성적 욕구가 줄지 않는다는 반증이라 할 수 있다. 대다수의 전문가들 역시 노인들의 성생활은 70~80세까지 정상적으로 가능하다고 말한다. 우리나라 보건복지부 조사에 따르면 실제로 우리나라 65세 이상 노인남녀 중 66%가 현재 지속적인 성생활을 하고 있는 것으로 나타났으며, 일 지역 노인들 역시 45.5%가 한 달에 2~3회 성생활을 하는 것으로 답변한 결과를 보면 이를 알 수 있다. 이와 같이 대다수의 노인들이 성생활이 중요하다고 인식하는 결과에서 알 수 있듯 노년기에 접어들어도 성에 대한 관심과 욕구는 계속 유지되고 있으므로 건강한 성생활이 성공적인 노화의 보조적인 요소임을 감안하여 노인의 성에 대한 새로운 인식의 변화가 필요하다.

일반적으로 성 활동은 건강에 긍정적 영향을 미치는 것으로 보고되고 있다. 성 활동을 통해서 즐거움과 쾌감이 발생하며, 장수, 면역증가, 통증감소, 심장병 예방 등에도 긍정적인 관련이 있는 것으로 나타났다. 특히 노인에게 있어 성이란 단순히 육체적인 성관계를 의미하는 것이 아니며, 노년기에 상실된 사회적 관계를 대신하여 소외감과 고독감을 해결해 주는 삶의 중요한 부분이다. 노년기의 성 활동 역시 서로의 삶에 대한 자신감을 주며, 연대감을 부여하고 자기 유용감을 얻게 하는 등 정신적 만족감을 얻는데 기여한다. 노인들의 성생활은 정신건강과 부부화목에도 도움이 되고, 뇌를 자극해서 치매를 예방하는 이점도 있다. 성생활을 유지하는 노인들은 삶의 만족도나 자아존중감이 높은 것으로 나타나는 등 노인의 성생활은 유익한 측면이 많이 있다.

II 노년기 성의 변화

1 여성노인

연령이 증가하면서 크고 작은 생식계 변화가 발생한다. 먼저 여성노인의 경우, 폐경기에 접어들면서 에스트로겐 생산이 감소되고 이로 인해 난소의 크기가 줄어들면서 기능도 점차적으로 감소된다. 에스트로겐과 프로게스테론 분비의 감소는 질의 구조와 기능의 전반적인 변화를 초래한다. 질 윤활액의 감소, 얇아진 질벽, 감소된 질 탄력성, 질의 넓이와 길이 축소 등과 같은 변화는 성교 시의 통증을 유발하게 되어 완전히 팽창된 음경을 받아들이기 어렵게 한다. 이는 여성으로 하여금 성교를 피하게 하는 계기를 제공한다.

호르몬 감소로 외음부가 위축되고, 피하지방과 음모도 줄어들며, 오르가즘에 도달하는 시간이 다소 길어지고, 오르가즘 기간도 짧아진다. 자궁과 난소 크기도 줄어든다. 이와 같은 여성노인의 성 관련 기관이나 조직의 기능이 위축되고, 생리적 반응이 감퇴되며, 정신적 긴장이 수반됨에도 불구하고 만족스러운 성적 반응 능력은 유지된다. 대부분의 여성은 폐경기 이후 성적 반응이 다소 감퇴되기는 하나 성적 욕구도 반드시 감소하는 것은 아니다.

2 남성노인

남성은 여성처럼 급격한 호르몬 변화를 가져오는 시기는 없지만 30대 후반 이후 혈중 테스토스테론이 서서히 감소하는데 70대에는 30대의 1/2, 80대는 1/3 수준까지 낮아진다. 이러한 테스토스테론의 감소로 인해 특징적으로 나타나는 증상이 성 기능장애이다. 테스토스테론 생산이 점점 줄어들고 동맥혈관에 변화가 일어남으로써 음경의 발기 조직에 혈류 장애가 온다.

노인이 되면 발기가 자주 일어나지 않으며, 만약 발기가 된다 할지라도 오랫동안 지속되지 못하면 음경이 단단하지 않고, 접촉 시 민감성이 떨어진다. 그러나 여성과 달리 남성들은 테스토스테론이 지속적으로 생산되어 자극을 위해 더 오래 걸릴 수 있지만 발기능력 및 생식능력은 유지가 된다. 예를 들어, 미국의 배우 앤소니퀸은 74세에 아들을 출산하였다. 또한 의학적 측면에서 볼 때 노인의 성기능 장애에서 자연적인 노화현상이 차지하는 부분은 일부에 불과하고 오히려 심장관상동맥 질환, 당뇨병, 고혈압 등이 성기능을 감퇴시킨다고 할 수 있다.

또한 나이가 들어감에 따라 남성의 음모는 가늘어지고 고환은 다소 위축되며, 정낭과 전립선에서의 정액 분비가 감소되고, 사정 시간이 지연된다.

III 노인의 성 문제

1 성기능 장애

남성들의 성적 변화는 여성들보다 뚜렷하게 나타나는데 그 중 남성에게서 가장 빈번하게 발생하는 성 기능 장애는 발기부전이다. 발기부전은 남성 성기능 문제의 대표적인 것으로 성교에 적절한 발기가 일어나고 또 이것을 유지하는데 지속적으로 무능력한 상태가 6개월 이상 지속되는 것을 말한다. 지난 6개월 동안 발기 이상이 계속되었고, 50% 이상의 시도에서 성공적인 성교에 실패하였다면 검사를 받는 것이 필요하다. 연령별 발기부전 비율을 살펴보면, 60대에서는 20%, 70대는 27%, 그리고 80대는 75%인 것으로 보고된다. 노인들은 발기가 이루어지는데 소요되는 시간이 길어지고, 발기된 음경의 크기와 강직도가 감소된다. 그러나 이는 나이에 맞는 성 반응일 뿐 성생활을 포기하라는 징후가 아님을 인지해야 한다.

노인에게 흔한 발기부전의 원인에 심장관상동맥 질환, 당뇨병, 뇌혈관 질환, 고혈압, 알코올, 흡연 등이 있다. 발기부전을 위한 치료로는 혈관확장제 자가주사법, 진공음경 발기법, 음경보형 삽입술 등이 있다. 그러나 대개 노인은 만성질환 중 혈관질환이 많으므로 혈관 수술은 적합하지 않은 것으로 알려져 있다.

여성들에게서는 성적 불능이 나타날 수 있다. 이는 성적 흥미, 반응 또는 둘 모두의 지속적 장애로 정의될 수 있는데(Kaise, 2000) 여성 노인의 성적 불능은 나이 변화에 따른 성적 반응의 변화뿐 아니라 문화, 종족, 감정적 상태, 그리고 이전의 성적 경험들에 따라서도 다양한 영향을 받는다. 여성들은 폐경 이후에 에스트로겐의 감소로 인해 요로와 여성 생식기에 변화가 생기며 이러한 변화들은 성생활에 어려움을 줄 수 있다(Rheaume & Mitty, 2008). 질이 건조해지고 질의 조직이 얇아지면서 65세 이상 여성의 1/3이 성교 시 통증을 느낀다. K-Y 젤리 등의 수용성 윤활제를 전희나 성교 시에 사용하면 불편을 줄일 수 있다.

2 성 관련 질환

성에 대한 인식이 점차 개방화되고 있는 상황에서 노인의 성에 대한 폐쇄성과 무시는 인간의 기본적인 권리와 사회적 존재라는 차원에서 여러 가지 불평 등을 유발한다. 이와 같은 현실 속에서 사회 일각에서는 고령자 계층이 성 전파성 질환의 취약계층으로 대두되고 있다. 흔히 성병이라 불리는 성 전파성 질환 또는 성 매개 질환이란 성적 접촉에 의해 일어나는 모든 질병을 의미한다. 성 전파성 질환에는 클라미디아(Chlamydia), 임질(Gonorrhea), 음부포진(Genital herpes), 곤지름(Genital warts), 매독(Syphilis), 트리코모나스 질염(Trichomoniasis), 사면발이(Pubic lice), B형 간염(Hepatitis B), 에이즈(AIDS) 등이 포함된다. 이 중에서도 에이즈는 가장 무서운 성 전파성 질환으로 알려져 있고, 치료가 잘 되지 않는다.

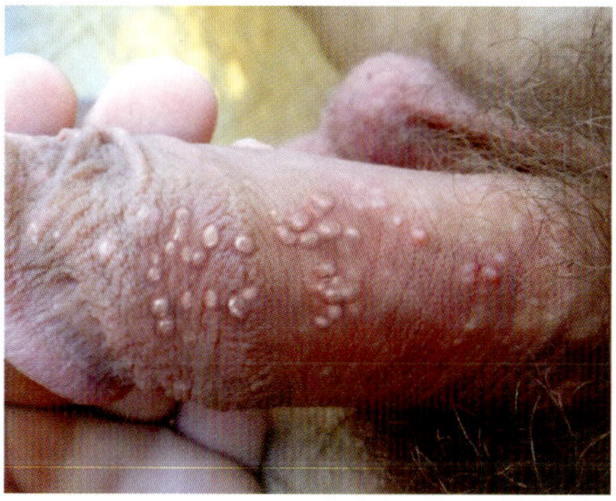

[그림 10-1] 음부포진(Genital herpes)

노인 인구 중 에이즈 감염률은 24세 이하의 인구 군에 비해 더 빠르게 증가하고 있다. 노년기의 에이즈 감염률은 지속적으로 증가할 것으로 예상되며, 면역 시스템을 잘 발휘하지 못하는 노인들이 젊은 사람들에 비해 에이즈에 걸릴 확률이 더 높다. 노인들은 에이즈에 대한 인식 부족으로 종종 진단과 치료가 늦어질 수 있다. 또한 노인들은 검사를 받기 전 수 년간 바이러스를 갖고 있는 경우도 있다. 성 전파성 질환의 가장 좋은 예방법은 금욕이나 성교 시에 콘돔을 사용하는 것도 예방법 중 하나이다.

3 성 범죄

사회가 급속히 고령화되면서 노인 성범죄의 발생 건수도 함께 증가하고 있을 뿐 아니라 그 심각성도 심화되고 있다. 노인 성범죄는 심리적, 정신적, 사회적 원인에 의해 발생할 수 있는데 관심의 사각지대에 놓여 있어 이에 대한 관심이 필요하다. 노인도 젊은이들과 똑같이 성 욕구를 느끼고, 성에 관심이 많으나 자식의 눈치나 주변의 시선에 억눌려 노인 성범죄라는 잘못된 방향으로 표출되고 있다. 예를 들어, 전남 보성에서 70대 어부가 젊은 여성을 추행하려다 여의치 않자 4명을 연쇄 살인한 사건이나 이웃에 사는 10대 자매를 상습적으로 성폭행한 노인들의

[연령대별로 본 '행복과 불행']

젊은이 못지 않은 '황혼의 사랑'

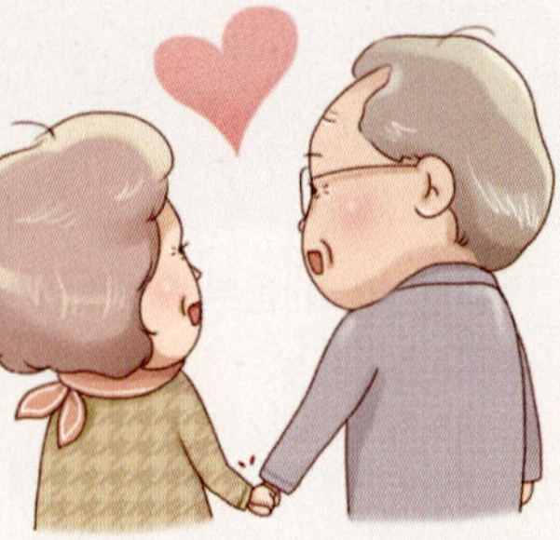

"외롭지!" 16일 서울 강남구의 한 노인정. 고스톱을 치고 있던 할머니 세명이 이구동성으로 말했다. 세할머니 모두 남편과 사별한 뒤 혼자 사는 상태였다. 이들은 복지센터에서 요가, 종이접기 등을 배우며 행복하게 노후를 보내고 있지만 가끔씩 외로움이 밀려올 때가 있다고 했다. 고령화사회(전체 인구 중 65세 이상 고령자 비율 7%)에 접어든 한국은 2018년쯤에는 고령사회(고령자 비율 14%)로 이동할 것으로 전망된다. 세계에서 가장 빠르게 늙어가는 우리 사회에서 황혼의 사랑은 더 이상 낯선 풍경이 아니다.

출처 : http://news.naver.com/main/read.nhn?mode=LSD&mid=sec&oid=022&aid=0002976071&sid1=001

사건들은 이를 보여주는 것이라 할 수 있다. 또한 황혼이혼 등으로 혼자가 된 노인들이 성적으로 적극성을 띠고 길거리로 나서는 경우도 빈번하다. 이들은 성인용품 가게는 물론 '파트너'를 찾기 위해 공원 등지를 맴돌다 매매춘을 벌이기도 한다.

성적 욕구뿐 아니라 사회적 고립감 때문에 자행되는 경우도 많은 노인 성범죄는 다른 연령대와는 다른 양상을 보인다. 노인들은 성적 욕망이 없다는 등의 편견은 노인의 성에 대한 상투적이고 부정적인 사회인식을 이끌어 낼 수 있다. 따라서 노인들은 성적 활동에 참여하지 않을 것이라는 잘못된 생각을 버려야 한다.

또한 부적절한 성적 행동이 시설에 거주하는 노인들에게서 나타날 수 있다. 이러한 거주자들 간의 친밀함은 성교를 가질 기회뿐 아니라 포옹, 키스, 손잡기, 그리고 자위 등의 행위를 할 비율을 높게 할 수 있다. 시설에서 볼 수 있는 노인들의 성 관련 문제로는 여성노인의 경우, 자위행위를 하거나 남성에게 접근하여 포옹 또는 집요하게 만지거나 남성의 침대에 올라가 애정을 구하는 행위가 있을 수 있다. 남성노인은 여성의 가슴을 만지거나 여성의 성기에 음경이나 손가락을 삽입하거나 오랄섹스를 시도하는 등의 성적인 쾌감을 구하려고 하는 행동들을 시도할 수 있다. 이러한 행위는 다른 거주 노인들이나 시설에서 근무하는 종사자들이 주 대상이 되는데 노인요양시설에서 근무하는 간호사, 간호조무사나 요양보호사 등이 노인으로 인해 성희롱을 경험하는 경우가 종종 일어나는 것으로 보고되고 있다. 그러나 이에 대한 대처행동은 소극적인 것으로 나타났다.

성 문제와 노인들이 생각하는 친밀감 간의 차이는 구분해야 할 것이다. '친밀감'이라는 용어는 '가까운, 혈관의 내벽'을 의미하는 그리스어에서 유래하였다. 이것은 따뜻하고 의미있는 기쁨의 감정이다. 비록 친밀감이라는 용어가 보통 성적 행위의 문맥에서 많이 사용되어 왔을 지라도 요양시설에서 근무하는 간호인력을 대상으로 실시한 연구에서 노인들은 간호인력에게 손잡기와 같은 친밀감 표현을 해 본 경험이 72.7%였고, 고맙다고 느낄 때 친밀감을 표현한다고 보고하였다. 따라서 간호제공자들은 노인의 성 문제와 친밀감 행위를 보다 잘 구분하여 무조건 성 문제로 치부하지 않도록 해야 할 것이며 노인의 성은 직접적인 성적욕구 충족과 더불어 위안과 같은 애정적이며 정신적 의미가 보다 중요한 것이라는 것을 이해하여야 할 것이다(방영숙, 남기민, 2009).

노인의 성에 대하여 쉽게 얘기할 수 없는 사회적 분위기는 노인의 성기능 문제나 성 관련 질환, 노인 성범죄 등을 증가시키므로 '노인의 성'에 대한 관심과 열린 토론이 필요한 실정이라 할 수 있다.

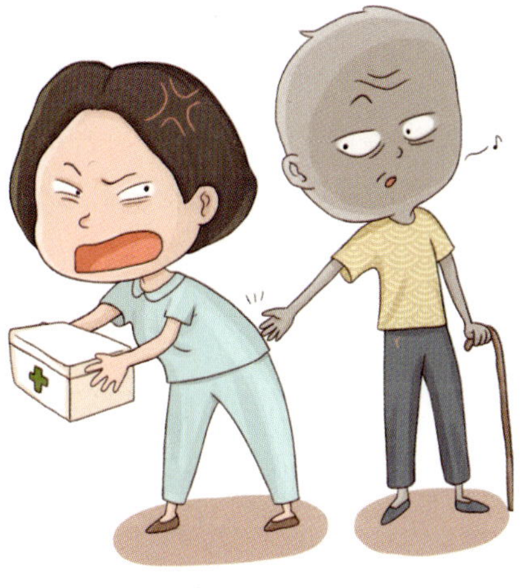

[그림 10-2] 노인의 간호인력 성희롱

IV 노인의 성 문제와 관련된 간호

간호사들은 노인의 성과 관련한 분야에서 다양한 역할을 할 수 있다. 노인의 안전한 성생활을 위한 교육과 상담에 기여를 할 수 있고, 그들에게 올바른 성 태도를 가지도록 격려할 수 있다. 그러기 위해서는 먼저, 간호사가 노인의 성욕을 인정해야 한다. 노인들의 성적 욕구를 도와주고 지지하기 위해 간호사들은 노인들의 성생활에 대한 자신의 감정이나 마음가짐 등에 대해 스스로 알고 있어야 한다. 간호사는 노인의 성생활을 인지하고 존중해야 하며 긍정적인 태도를 취해야 한다. 노인들의 성과 관련된 검사를 하거나 또는 그들의 성적 이슈에 대해 질문을 할 때 간호사는 그들의 행동에 영향을 미칠 수 있는 개개인의 시대적 및 문화적 상황에 대해 특별히 고려할 필요가 있다.

최근 성 정년이 사라지고, 노인들의 의식도 차츰 변하고 있지만 노인 대상 성교육은 많이 부족한 실정이다. 간호사는 성 건강 교육자로서의 역할이 필요하며, 노인 환자들에게 적합한 실제적 정보를 제공하는 것이 필요하다. 연구에 따르면 노인을 대상으로 노인 간호학 전공 간호사가 지역사회현장에서 성교육에 노년기 건강과 관련된 성병 예방과 관리 및 노년기 질병에 따른 성생활 등을 교육한 결과 노인들의 성지식 증가와 개방적인 성 태도에 긍정적인 영향을 주는 것으로 보고하고 있다(박미현, 박명화, 2010). 그러나 현재 노인의 성과 관련된 문제가 심각하게 증가하고 있는 추세에 비해 현 간호사 및 간호인력의 노인 성에 대한 지식은 낮음을 볼 수 있다. 따라서 간호사는 성교육 전문가가 될 수 있도록 전문적인 훈련을 받아야 하고, 관련 상담프로그램이 활성화되어야 한다. 노인 대상 성교육은 신체적, 심리적, 정서적 문제를 복합적으로 해결해 줄 수 있도록 구성되어야 한다.

노인들에게 성적 만족도에 대해 물어보아야 하는데 그들이 자발적으로 그것에 대해 언급하지 않을 것이므로 주의를 기울여야 한다. 노인의 성적 활동이 정상적인 것임을 확인해 주고, 노화와 질병으로 인한 생리적 변화들에 대해 대화하는 것이 필요하다.

특별히 시설에 있는 노인의 성적 요구도 고려해야 한다. 요양원이나 양로원과 같은 시설에 거주하는 많은 노인들이 그들의 사생활이 보장되고 성적인 파트너가 있다면 성적으로 활발하기를 원할 것이라고 한다. 간호제공자는 시설에 거주하는 노인들이 그렇지 않은 노인들과 마찬가지로 성적 활동에 참가하거나 삼가해야 할 권리를 동등하게 가져야 함을 인식해야 한다.

일반적으로 노인요양시설 노인들은 남성과 여성으로 분리되어 수용된다. 그러나 장기적인 분리는 노인 간의 성행동에 대한 금기를 강화하고, 환자의 자유를 침해할 수 있다. 부부의 경우에는 시설에서 프라이버시를 지켜주기 위해 한 방에 거주하게 하는 것도 바람직하다. 시설에서 성적 욕구를 충족시키는데 가장 큰 방해가 되는 것이 사생활 침해이다. 간호제공자는 환자의 성적 요구를 고려하고, 환자들의 권리를 보호하면서 환자가 친밀한 관계를 유지하도록 도와주어야 한다. 이를 위해 시설에서 근무하는 간호사를 비롯한 시설종사자, 가족 등을 대상으로 노년기의 성생활과 친밀감에 대해 교육을 제공해야 하고, 노인들의 성적 욕구에 대해 적절한 반응을 하는 것이 중요하다는 것에 대해 토의할 필요가 있다. 반면에, 노인요양시설의 간호사, 간호조무사 및 요양보호사들이 노인들에 의해 발생하는 성희롱 피해를 최소화하고, 성희롱 피해에 대해 적극적으로 대처하기 위해서는 간호제공자들을 대상으로 올바른 성희롱 개념 교육이 필요하다. 대상자가 공격적이나 폭력적인 행동을 보일 때는 공간을 제한하고, 가족이나 친구들로 하여금 방문 시에 종종 그들을 만지고 포옹하고 손을 잡아주도록 격려할 필요가 있다.

V 노인의 성과 관련된 비판적 사고

1 사례

요양보호사인 57세 여성 김○○님은 재가 방문을 통해 70세의 전신마비 상태의 이씨 부인을 돌보고 있다. 보호자로는 이씨의 남편인 75세 황씨가 있다. 보호자의 입회 하에 이씨 부인의 침상 목욕을 시키는 과정 중 회음부 부분을 씻기고 있을 때 남편 황씨가 "우리 마누라는 이렇게 생겼네? 다른 사람은 어찌 생겼나?"라고 말을 하면서 요양보호사 김○○님의 회음부 부분을 게슴츠레한 눈으로 쳐다보았다. 또한 요양보호사는 보호자가 함께 체위변경을 시키면서 김○○님의 가슴을 고의적으로 스치듯이 접촉하는 것을 느꼈다. 그러나 요양보호사는 아무런 대처도 할 수 없었다.

2 비판적으로 사고하기

✓ 이러한 상황에서 간호인력이 대처할 수 있는 가장 최선의 방법은 무엇인가?

✓ 당신은 노인 환자와 성에 대해 편안하게 대화할 수 있는가?

✓ 노인들이 성에 관심을 가지는 것이 비정상이거나 "더러운 노인"이라고 말하는 사람들에게 간호사는 어떻게 답변해 줄 수 있겠는가?

GERONTOLOGICAL NURSING

11

CHAPTER

노인과 약물

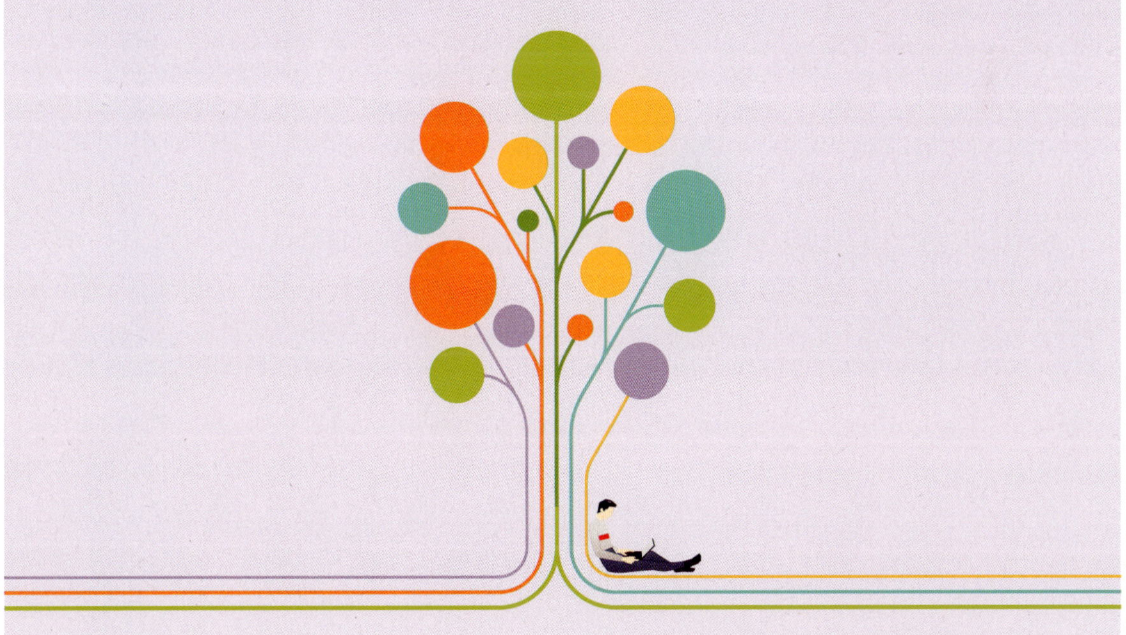

GERONTOLOGICAL NURSING

CHAPTER 11

GERONTOLOGICAL NURSING

노인과 약물

학습목표

1. 노화에 따른 약물역학의 변화를 이해한다.
2. 노인의 약물사용 문제를 설명한다.
3. 노인의 약물사용과 관련된 간호시 고려사항을 설명한다.

I 노인과 약물

연령이 증가함에 따라 인체내의 수분량은 성인기에 60.1%이었던 것에서 노인이 되면 53%로 낮아지게 되어 구강점막이 건조하게 되고, 위장관액이 분비가 저하되어 알약과 캡슐을 삼키는데 장애가 발생하며 약물의 흡수저하가 발생한다. 체질량(body fat)에서 지방을 제외한 제지방량(lean body mass)은 성인이 19%인데 비해 노인은 12%에 불과하게 되고, 체지방은 성인여성이 26~33%인데 비해 노인여성은 38~45%, 성인남성은 18~20%인데 비해 노인남성은 35~38%로 증가하게 된다. 이러한 근육량의 감소는 일반적인 근육주사 용량의 흡수를 방해한다. 또한 신장(Kidney)은 중량이 80%가 감소하며 혈류량이 55~60%로 감소하고, 네프론은 줄어들고 사구체 여과율이 감소하게 되어 화학변화 없이 배설되는 약물의 배설이 지연될 수 있다(예 : 디기탈리스(digitalis), 카나마이신(kanamycin), 페니실린(penicillin)).

그 외에 간의 크기와 간 대사가 감소하여 약물의 대사가 지연되고 반감기가 지연되기도 하며(예 : 타이레놀(Tylenol)), 혈액 내 알부민 농도가 감소하여 혈장단백결합약물(예 : 페니토인(phenytoin), 페닐부타존(phenylbutazone), 와파린(wafarin))의 분산을 감소시킴으로써 혈중 약물의 농도를 상승시킬 위험이 있다. 하부 내장기관과 질의 순환저하는 좌약이 녹는데 시간이 더욱 소요될 수 있고, 목표 조직의 민감도가 증가되어 과민반응이나 알레르기 반응의 빈도가 증가함으로써 혼돈, 저혈압, 독성증상이 나타난다.

II 노인의 약물사용 문제

노인의 약물사용과 관련된 문제는 노인의 신체적, 정신적 변화와 특성에 따라 영향을 받는다. 대부분의 약물은 치료효과를 위한 작용과 부작용이 존재하지만, 성인에게는 일반적인 부작용일 수 있는 문제가 노인에게는 건강문제로 진행될 위험이 높다. 노인은 복용하는 약물의 부작용으로 인해 인지손상, 낙상, 실금을 경험할 수 있고, 다양한 약물을 복용하는 노인의 특성에 따라서 약물간의 상호작용의 문제를 경험할 수 있다.

1 인지손상

약물의 부작용으로 정신 착란을 일으킬 가능성이 높은데 증상이 의심되면 증상의 특성, 새로 투여한 약물에 의한 증상의 지속시간, 증상의 심각성, 증상을 악화시키는 요인 등의 자료를

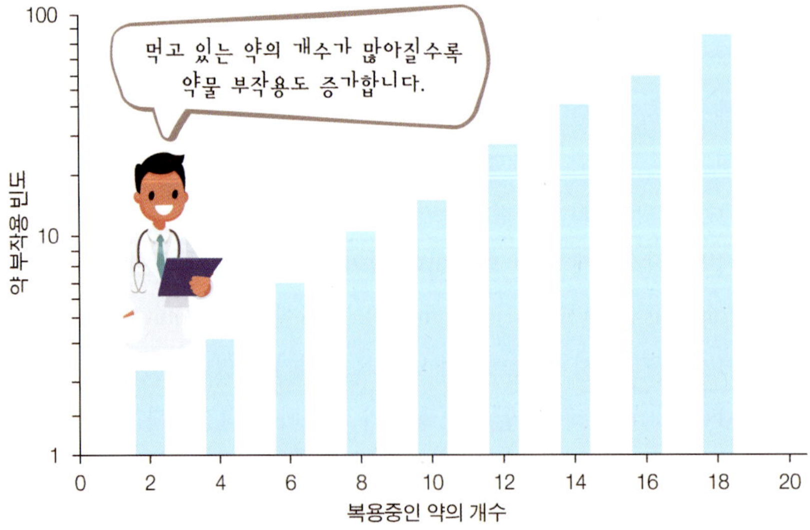

[그림 11-1] 약물부작용 빈도 그래프

확보하고 의사에게 보고한다. 노화로 인한 약동학의 변화를 고려해 최소용량부터 사용하고 부작용 발생 가능성이 낮은 약물을 우선 선택한다. 환경 조절이나 긴장 완화 기술과 같은 약물외적 기법 등을 적용해 부작용을 최소화 하며, 인지손상에 영향을 주는 약물은 주로 중추신경계에 작용해 효과를 보는 약으로 항히스타민제, 비강출혈제거제의 장기간 사용, 중추성 아드레날린성 억제제인 methyldopa, 진통제, 진토제, 항경련제, 정신병약, 진정 수면제 등이다.

[표 11-1] 노인의 인지손상을 유발할 수 있는 약물

질병	약물의 종류	일반적인 예
심혈관계	부정맥치료제	procainamide, propranolol, quinidine, lidocaine
	항고혈압제	clonidine, methyldopa, reserpine
	강심성 배당제	digitalis
위장관계	지사제	atopine, belladonna, homatropine, hyoscyamine, methantheline
	진토제	phenothiazine
	진경제	phenothiazine, scopolamine
	위궤양치료제	propantheline, cimetidine, ranitidine, metaclopramide
근골격계	항염증제	corticosteroids, indomethacin, phenylbutazone, salicylates
	근이완제	carisoprodol, diazepam
신경안정제	항경련제	barviturates, phenytoin
	파킨슨병 치료제	amantadine, benztropine, vromocriptine, levodopa, trihexyphenidyl, selegiline
	최면제와 수면제	barbiturates, bromides, chloral hygrate, glutethimide, hydroxyzine
	향정신성 약물	benzodiazepine, lithium salts, neuroleptics, antidepressiionants
호흡기계/알레르기	항히스타민제	bropheniramine, chlorpheniramine, cyproheptadine, diphehydramine, tripelenamine
	기관지 확장제	theophyline
기타	진통제	narcotics
	당뇨병치료제	insulin, oral hypoglycemics
	항암화학요법제	methotrzate, mitomycin, procarbazine
	항생제	acyclovir, amphotericin B, cotrimoxazlol, isonizid, ketocomazole, rifampin

② 낙상

낙상을 일으킬 수 있는 약물은 베타차단제, 항우울제, 정신병 치료제 등 자율신경계에 작용해 자세 조절 기능을 손상시키고 고혈압 치료제, nitrates, 삼환계 항우울약, 정신병 치료제 등은 체위성 저혈압을 유발할 수 있다. 항경련제, 정신병약, benzodiazepine 등에 의한 현기증이 원인이 될 수 있으며, 혈관이완제, 고혈압 치료제, 항우울약, 신경 안정제, 이뇨제, 도파민 등은 저혈압을 일으킬 수 있고 이뇨제, salicylates, 항생제 등도 몸의 균형을 손상시켜 낙상을 유발할 수 있다. 낙상을 유발하는 예를 조사해 교육하는 것이 필요하며, 위험한 환경 개선 방안도 교육해야 한다.

③ 실금

항콜린성 약물은 배뇨근의 기능을 저하시켜 실금을 유발하며, 항히스타민제, 항우울제, 정신병약, 파킨슨병약, 칼슘채널억제제(calcium channel blocker), 베타 효능제, 비스테로이드성 소염제, 천식치료제가 배뇨근과 요도괄약근에 영향을 미친다. 이뇨제, 완화제, 항생제, 향정신병약, 파킨슨병약은 배설의 횟수나 양을 증가시키는 약물로 실금을 유발할 수 있다.

④ 약물간의 상호작용

노인은 다양한 약물은 투여하며 상호작용으로 작용기전, 체내에서 분포 대사, 배설 형태 등에 영향을 미친다. 항히스타민제, 마약성 진통제, 진해제 같은 중추신경계에도 영향을 줄 수 있고 중추신경억제제와 함께 투여 시 증강된다. 기관지 확장제인 교감신경 모방제와 갑상선 약물, 삼환성 항우울제, MAO억제제, 일부 항히스타민제 및 amphetamine류와 함께 복용하면 효과가 증강한다. 지속적 고혈압 치료제를 복용하면 비강출혈 제거제 사용 시 부정맥을 유발할 수 있고, 항응고제를 복용하거나 비스테로이드성 항염증제 및 거담제 투여시 출혈에 유의해야 하고, 제산제는 항생제와 병용에 유의해야 하며 철분 제제와 함께 복용 시 항생제의 흡수가 방해된다. 항고지혈증 약과 이뇨제 베타차단제 등을 병용 시 고지혈증 효과가 감소될 수 있다. 요산배설제인 경우 신세뇨관 배설을 억제해 신독성이 있는 약물과 병용 시 주의해야 한다.

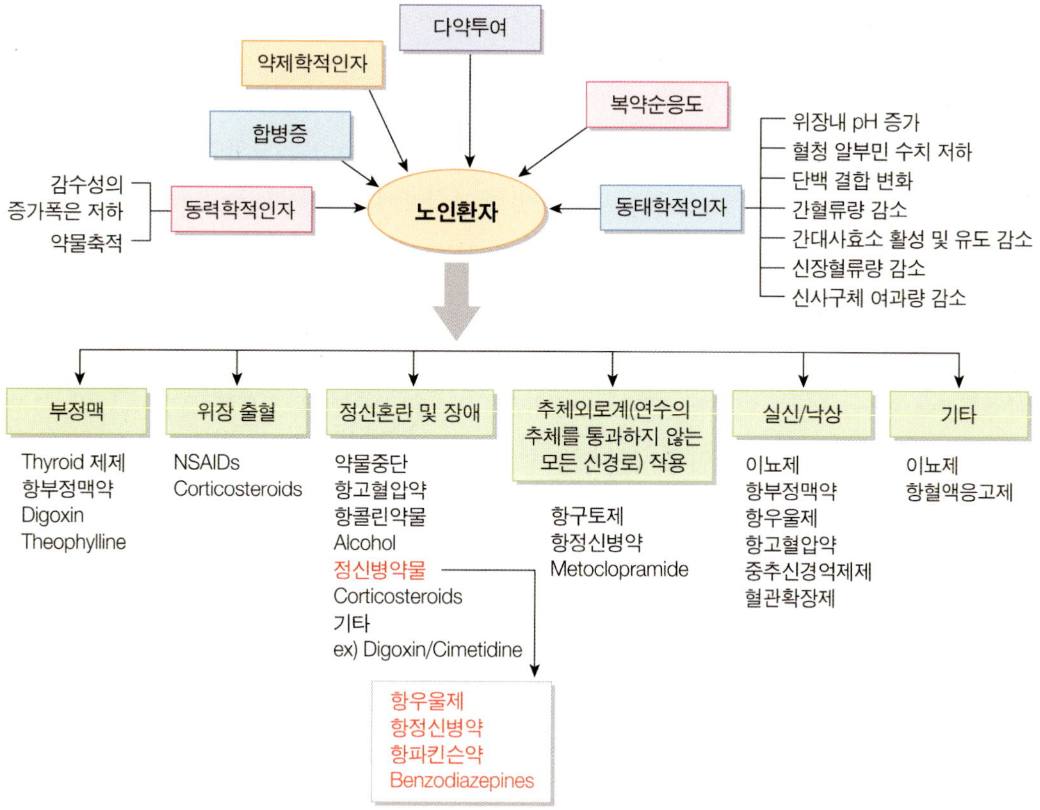

출처 : http://health.joseilbo.com/html/news/?f=read&code=1329273077&seq=274

[그림 11-2] 약물과 나이와의 상호작용

III 노인의 약물사용 문제와 관련된 간호

노인의 약물사용과 관련된 문제에 따른 간호중재를 위해서는 노인에게 심각한 문제를 일으키는 약물에 대해 고려해야 한다. 또한 노인의 건강문제와 관련하여 자주 사용하는 약물에 대해 파악하여 노인의 특성과 관련된 문제에 대한 간호중재를 제시하는 것이 필요하다. 중추신경계 약물, 순환기계 약물, 비스테로이드성 소염제, 완화제는 노인의 건강문제와 관련하여 빈번하게 사용하면서도, 치명적인 부작용으로 연결될 수 있는 약물들이다.

❶ 중추신경계 약물

중추신경계에 작용하는 약물들은 섬망, 추체외로계 증상, 부정맥, 체위성 저혈압 등과 같은 부작용을 유발할 수 있다. 항불안제인 바비튜레이트(Barbiturates)는 노인에게 특정한 기질적 뇌질환의 증상을 악화시킬 수 있으며, 진정제인 벤조디아제핀(Benzodiazepines)은 일반적으로 반감기가 길고 축적되기 쉬우므로 노인 환자에게 적응 시 반드시 소량으로 시작하여야 하며, 약물사용전후의 증상을 세심하게 관찰하여야 한다. 항우울제는 노인에게 진정효과, 체위성 저혈압, 추체외로 부작용이 증가되어 나타나므로 성인권장량의 1/2의 용량으로 시작하고 기질적 뇌증후군이 있는 노인은 더 적은 량으로 시작하고 7~10일에 걸쳐 서서히 증량한다. 특히 삼환계 항우울제는 노인에게 불안을 증가시킬 수 있으므로 수면제가 투여되고 있다면 중단하는 것이 좋다. 노인환자의 통증완화를 위해 많이 처방되는 진통제는 감정적으로 불안정하거나 인지기능이 손상된 경우에는 복용관리를 해주어야 한다. 비마약성 진통제인 아스피린(Asprin)은 남용가능성이 있으므로 진정효과와 과량에 의한 호흡억제 및 혼수에 유의하여야 한다. 아세타아미노펜(Acetaminophene)도 노인에게 자주 처방되는 약물로 간독성이 있으므로 알코올 중독자에게 투여하지 않도록 한다.

❷ 순환기계 약물

노인이 되면 항부정맥제인 퀴니딘(Quinidine)과 프로케나미드(Procainamide)의 배설률이 감소하고 반감기가 증가하므로 혈중농도의 측정이 필수적이다. 리도캐인(Lidocaine)은 노인 환자에게 착란, 지각이상, 호흡억제, 저혈압, 발작 등을 유발하기 때문에 이러한 증상에 대한 관심을 세심하게 관찰해야 한다. 치매나 우울증 등의 질환을 앓고 있는 노인은 이뇨제를 복용하고 저염식을 하며 수분의 섭취를 잊어버리는 경우가 많으므로 저나트륨혈증이 발생하기 쉽기 때문에 수분의 섭취를 계속 교육시켜야 한다. 항고혈압제인 레서핀(Reserpine), 메틸도파(Methyldopa)를 복용하는 노인은 특히 야간에 혈압이 급격히 낮아지면서 심혈관과 뇌혈관에 심각한 합병증을 유발할 수 있다. 특히 체위성 저혈압, 식후 혈압강하 등의 부작용이 있으면 취침 전에 약물을 투여하도록 한다. ACE억제인 엔나프릴(Enalapril), 캡토프릴(Captopril) 등은 신장에 대한 부작용이 적으므로 중증의 고혈압과 신부전을 갖는 고혈압 치료에 유용하다. β-차단제인 프로프라노롤(Propranolol), 아테노롤(Atenerolol)은 저혈당 증상을 은폐시키기 때문에 인슐린이나 경구용 혈당제로 당뇨를 치료하는 노인에게는 주의가 요구되며, 이밖에도 심부전, 체위성 저혈압,

갑상선기능저하증 같은 내분비계 질환의 증상을 차단하며 기관지 경련, 우울증 및 기억력장애 등을 유발시킬 수 있다.

3 비스테로이드성 소염제(NSAID)

높은 관절염 유병률은 비스테로이드성 소염진통제의 광범위한 사용에 영향을 미친다. 이는 중등도의 통증과 염증 완화에 효과적이다. 비스테로이드성 소염진통제는 신장 기능을 약화시키고 혈압을 올리며 심부전 증상을 악화시킬 수 있다. 이는 치료범위가 좁고, 노인에게 독성이 잘 쌓이기 때문에 낮은 용량을 사용한다. 위장관 증상, 청각손상 및 중추신경계 장애 증상과 같은 부작용에 대해 면밀히 관찰해야 한다. 정기적으로 혈액검사를 시행하고 금기가 아니면 소화기계 장애를 감소시키기 위해 음식이나 우유한잔과 함께 복용하는 것이 좋다. 또한 심장보호 효과를 위해 아스피린(Asprin)을 사용하고 엔세이드(NSAID)를 복용하는 노인은 비스테로이드성 소염제가 Asprin의 효과를 줄일 수 있으므로 의사 또는 약사와 상의해야 한다. 인도메타신(Indomethacin), 피로시캄(piroxicam), 톨메틴(tolmetin)의 장기간 사용은 중추신경계 부작용(예 : 두통, 현기증, 졸음, 혼한)을 유발할 수 있다. 또한 약물간의 상호작용에 주의해야 한다. 예를 들어, 비스테로이드성 항염증제는 항응고제, 인슐린, 경구용 항당뇨약물, 시클로스포린(cyclosporine), 리튬(lithium), 페니실린(penicillin), 페니토인(phenytoin) 및 외상치료 약물의 효과를 증가시킬 수 있다. 셀레코시브(celecoxib)는 asprine, lithium, 플루코나졸(fluconazole)과 함께 사용하면 심각한 부작용의 위험이 증가시킨다. 옥시펜부타존(oxyphenbutazone)은 디지톡신(digitoxin)의 효과를 감소시킬 수 있다.

4 완화제

완화제의 남용은 과도한 장배설과 전해질 불균형, 탈수 및 실금을 초래할 수 있다. 그러므로 수분섭취, 운동 및 섬유질이 많은 식이요법의 격려와 비타민 섭취 등을 격려한다. 우유나 제산제와 함께 복용할 경우 위자극의 원인이 될 수 있다. 부피형성제인 메틸세룰로오즈(Methylcelluose)는 장을 확장하고 연동운동을 증가시키므로 일반적으로 12～24시간 간격으로 복용하며, 다량의 물과 함께 복용해야 한다. 장폐색 증상이 나타날 때는 완화제를 사용하지 않는다. 대변연화제인 도큐세이트 소디움(docusate sodium)은 대변에서 수분을 모아 부드럽고 이동하기 쉽게 하기 때문에 연동운동에 영향을 미치지 않으므로 24～48시간 간격으로 복용한다. 고삼투성제인

글리세린(glycerin)은 수분을 대장으로 끌어당겨 연동 운동을 증가시키고 장 팽창의 원인이 되기 때문에 1~3시간 내에 작용하며 분변매복의 위험이 있을 때 금지한다. 완하제를 투여하기 전에 주의 깊게 평가해야 한다.

약물 복용 시 지켜야 할 안전수칙 10계명

1. 의사와 약사에게 가능한 많이 질문하자.
   - 약의 효능과 부작용, 약 복용법, 복용중인 약과의 상관관계를 숙지한다.
2. 약은 꼭 필요한 경우에만 사용하도록 한다.
3. 약을 사용할 경우에는 약 사용 설명서를 꼼꼼히 읽도록 하자.
4. 정해진 용량을 엄격하게 준수해야 한다.
   - 노인의 경우는 일반인에 비해 저용량으로 처방하는 경우가 있다.
5. 정해진 용법을 엄격하게 준수해야 한다.
   - 약은 우유, 녹차, 커피, 탄산음료, 주스보다는 미지근한 물과 함께 복용하는 것이 효과적이다. 코팅제제나 캡슐제제로 나온 것을 쪼개거나 가루만 복용하는 것은 효과가 적을 수 있다.
6. 약의 보관법을 항상 숙지해야 한다.
   - 직사광선이 비치지 않고 서늘하고 건조한 곳에 보관한다.
   - 냉장보관이나 빛을 차단해서 보관해야 하는 것들은 반드시 보관법을 지켜야 약의 효과가 변하지 않는다.
7. 유통기한을 확인한 후, 유통기한이 지난 약은 즉시 버리도록 한다.
   - 약물은 일반 쓰레기로 분류하지 않고 반드시 소각해야 하므로 버릴 약들은 가까운 약국으로 갖다 준다.
8. 약 사용 후, 이상징후 발현 시 신속하게 의사 또는 약사와 상의해야 한다.
   - 노인들에게 흔히 어지러움, 졸음, 기억력 저하, 균형이상으로 인한 낙상, 골절 등이 일어날 수 있으므로 이런 증상이 약물복용으로 인한 것인지 노화로 인한 것인지 판별하기 위해 의료진과의 상담이 필요할 수 있다.
9. 증세가 호전되었다 할지라도, 임의로 약 사용을 중단해서는 안 된다.
   - 만성질환의 경우는 꾸준히 복용하여 질환을 조절하는 것으로 약을 중단해서는 안 된다.
10. 처방 받은 약 이외의 약물을 추가로 사용하게 될 경우에는 의사 또는 약사와 상의해야 한다.
    - 약의 중복 처방을 피하고 약의 부작용을 줄이기 위해 자주 가는 병원과 약국을 정해 효과적으로 약물을 관리하도록 한다.

출처 : 식품의약품안전청 자료 인용

IV 노인의 약물과 관련된 비판적 사고

1 사례

지역사회에 혼자 살고 있는 83세의 이○○님은 급성상황이 발생하지 않는 한, 대개 6개월마다 의사의 진료를 받는다. 그녀는 고혈압, 녹내장, 골다공증과 관련된 6가지 처방약을 받고 있다. 오늘 병원 방문 시 간호사가 활력징후를 측정하였는데, 혈압은 190/165mmHg로 측정되었다. 의사가 들어오고 15분후에 혈압을 다시 측정한 결과 180/160mmHg이었다. 항고혈압 약물과 이뇨제를 복용하고 있는지 의사가 물었고, 그녀는 "네 약을 먹고 있어요. 소변이 마려워서 밤새 화장실에 가요."라고 말했다. 의사는 항고혈압제를 변경하는 것이 좋겠다고 이야기하고 처방을 새로 내기로 하였다.

2 비판적으로 사고하기

✓ 이○○님의 행동에 영향을 미칠 수 있는 노화와 관련된 약물은 무엇인가?
✓ 안전한 약물사용에 대해 이○○님을 교육하는 프로그램에 어떤 주요사항을 포함할까?
✓ 안전하게 약물을 제공하기 위해 이○○님이 기억하도록 도와주어야 할 것은 무엇인가?

GERONTOLOGICAL NURSING

12

CHAPTER

노인 학대

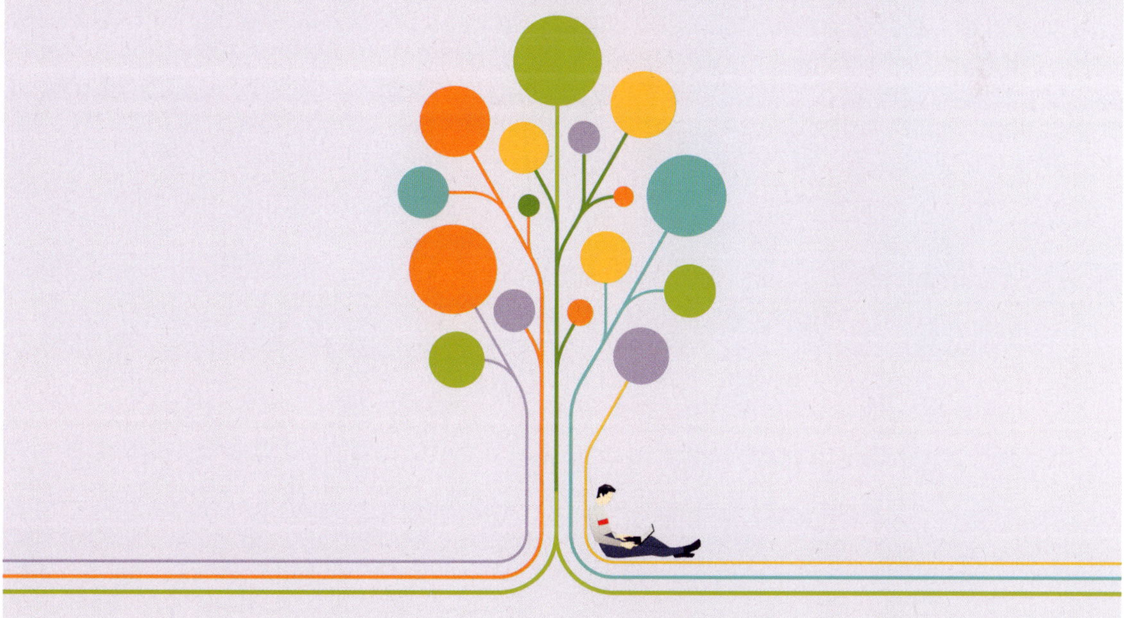

GERONTOLOGICAL NURSING

CHAPTER 12

GERONTOLOGICAL NURSING

노인 학대

학습목표

1. 노인 학대의 개념을 설명한다.
2. 노인 학대의 원인을 이해한다.
3. 노인 학대의 유형을 설명한다.
4. 노인 학대 실태를 이해한다.
5. 노인 학대에 대한 간호중재와 예방법을 설명한다.

I 노인 학대

1 노인 학대의 개념

고령화 사회와 초고령화 사회로 진입하는 과정에서 노인 학대 문제는 세계적으로 심각한 사회적 이슈 및 정책적 문제로 대두되고 있다. 특히 선진국에서 많은 사회적 이슈 및 노인문제로 다루고 있는 것은 이미 미국, 유럽, 일본 등 많은 선진국들이 고령화 사회로 진입하였고, 초고령화 사회로 진입하는 시점에서 양적으로 질적으로 노인 학대의 문제가 사회적 문제로 부각될 정도로 매우 심각한 상황에 이르고 있기 때문이다.

세계보건기구(WHO)에서 노인 학대는 "노인에게 불필요한 고통과 상처, 인간 존엄의 박탈감을 초래하는 노인의 삶의 질을 떨어뜨리는 것"으로 정의하였고, 우리나라 노인복지법에서 노인 학대는 "노인에 대하여 신체적·정신적·정서적·성적 폭력 및 경제적 착취 또는 가혹행위를 하거나 유기 또는 방임을 하는 것"으로 정의하고 있다.

② 노인 학대의 원인

노인 학대는 다양한 요인들에 의해 발생한다. 노인 학대의 발생 원인은 2017년 노인 학대 현황보고서에 따르면 노인의 신체적·감정적인 의존성, 건강상태의 악화, 다루기 어려운 성격 등과 같은 의존성 증대가 보호자의 스트레스를 증대시켜 학대를 발생시키는 것으로 조사됐다.

또한 감정적인 긴장, 사회적 고립과 같은 환경적 요인, 부양으로 인한 피로감 같은 부양자의 특성도 이와 관련이 있는 것으로 나타났다.

학대 행위자의 학대 원인은 개인의 내적 문제가 33.8%로 가장 높고 외적 문제는 19.3%였다. 개인의 내적 문제는 분노, 고집스러운 성격, 자신감 결여, 지나친 경계, 사회적 반응의 결핍, 적대적 행위, 충동적 성격, 폭력적 성격, 사회적 고립, 정서적 욕구불만 등의 일종의 성격 문제였다. 개인의 외적 문제로는 이혼, 재혼, 부부갈등, 스트레스, 실직 등으로 나타났다.

③ 노인 학대의 유형

노인 학대의 유형은 발생 공간에 따라 가정내 학대, 시설내 학대로 분류되거나 행태적으로 신체적, 정서적, 심리적, 재정적, 성적, 언어적 학대로 분류된다.

우리나라는 노인복지법 제1조의2 제4호에 근거하여 신체적 학대, 정신적 학대, 정서적 학대, 성적 학대, 경제적 학대, 가혹행위, 유기, 방임으로 분류하고 있다.

2017년 노인 학대 현황보고서에 따르면 전국 노인보호전문기관에 들어온 노인 학대 신고건 중에 정서적 학대가 42%, 신체적 학대 36.4%, 방임 8.9%, 경제적 학대 5.6%, 자기방임 4%, 성적 학대 2.1% 순으로 나타났다.

1) 신체적 학대

물리적인 힘 또는 도구를 이용하여 노인에게 신체적 손상, 상해, 고통, 장애 등을 유발시키는 행위로 노인이 직면하게 되는 육체적 힘이 고통, 상처, 손상, 질병으로 인한 학대를 말한다. 즉, 사람들로부터 받는 의도된 상처, 때로는 노인 학대의 유형으로부터 대부분 분리된 학대의 유형으로 나타난다. 상대방을 타격하는 행위, 상대방을 미는 행위, 상대방의 타격을 손이나 팔로 밀어 제치는 행위, 음식물 섭취력 등에 대한 필요를 충족하지 못하는 행위를 말한다. 미국의 자료에 의하면 노인 학대의 26% 정도가 신체적 학대에서 기인하는 것으로 보고되었다.

노인의 생활 가운데서 신체적 학대는 노인 학대에서 차지하는 비중이 높으며, 65세 이상의 노인은 그동안 활발하게 경제활동과 사회참여를 하는 과정에서 물리적 활동도 왕성하게 일어났거나, 이러한 활동들이 줄어들거나, 단절되는 상황에서 오는 물리적 쇠퇴는 심각하게 나타난다. 노인은 우선적으로 육체적으로 물리적 능력이 쇠퇴하고 기력이 소진된 상태에서 오는 자괴감과 주변으로부터 노인 학대를 인식하게 된다. 신체적 학대를 완화시키고 보다 활력적인 노년의 삶을 영위하기 위해서 긍정적인 사고와 꾸준한 운동을 통해서 몸의 활력을 되찾고 의욕적으로 생활한다면 노인에게 직면한 신체적 학대를 줄일 수 있는 방법이 될 수 있다.

2) 정서적 / 심리적 학대

언어 및 비언어적 행위를 통하여 노인에게 정서적으로 고통을 유발시키는 행위로 특히 무시는 노인들에게 필수적인 물리적, 정신적 돌봄을 무시하거나 방관하는 행위를 말하며 노인 학대에 공통적으로 적용되는 특성으로 다음과 같은 특성을 가진다.

첫째, 노인의 기본적인 물리생태적 욕구인 의식주의 필요를 무시하는 행위를 말하며, 둘째, 노인에게 필요한 적절한 위생요인을 무시하는 행위를 말하거나 셋째는 노인에게 필요한 의료지원, 감정적 지원을 제공하지 않거나 넷째는 노인의 일상생활에 필요한 활동들을 중단하거나, 마지막은 노인의 물리적 원조, 안전성의 필요를 중단하는 일련의 행위를 말한다.

노인 학대의 유형 중에서 무시는 매우 중요한 특성을 가지며, 무시는 긍정적인 효과로 나타나기도 하고 상황에 따라서 부정적인 효과로 나타나기도 한다. 무시의 긍정적인 효과는 65세 노인들이 사회적으로 소외되고, 심지어 우울증까지 동반할 수 있는 상황에 직면할 때 가족, 친지, 동료, 주변 사회로 부터의 사회적 지지가 단절된 상황에서 무시를 통하여 새로운 환경에 적응하면서 보다 이전보다 더욱 의욕적이며 진취적인 삶의 자세로 전환될 수 있는 긍정적인 면도 작용하고 있다. 이에 비해서 무시의 부정적인 효과는 그동안 가정, 주변, 직장생활을 영위하면서 자신을 지지해주었던 사회적 지지로부터 소외되고 격리되면서 발생하게 되는 심한 정신적 장애, 스트레스, 우울증 등으로 인해서 삶의 방향을 놓거나 심한 좌절감에 놓여지기도 한다. 노인 학대의 유형에서 무시는 그동안 경제활동을 영위하는 과정에서 소속된 공동체로부터 격리되고 소외되는 데서 오는 반작용으로 노인에게 있어서 긍정적인 효과보다는 부정적인 효과로 더 많이 작용하게 된다.

심리적 학대는 감정적 학대 혹은 구두 학대와 관련이 있으며, 심리적 학대는 막연한 두려움, 고립, 혼란, 무방향성 등의 행동들이 포함된다. 노인의 생활 가운데서 심리적 학대를 명확하게 정의하고 측정하기는 어려우나 심리적 학대는 무시 다음으로 가장 높다. 노인은 그동안 활발하게 경제활동과 사회참여를 하는 과정에서 물리적 활동도 왕성하게 일어났다가 이러한 활동들이 줄어들거나 단절되는 상황에서 오는 심리적 쇠퇴는 심각하게 나타난다. 노인은 우선적으로 사회적 활동이 줄어들고 단절됨으로써 심리적 능력이 쇠퇴하고 의기소침하게 되면서 주변으로부터 노인 학대를 인식하게 된다. 심리적 학대를 줄이고 보다 긍정적인 삶을 영위하기 위해서는 긍정적인 사고를 가짐과 동시에 주변환경과 사람들로부터 느끼는 두려움, 공포감, 위협, 강압적 환경, 면목 등으로부터 자신감을 가지고 대응할 필요가 있다. 심리적 학대는 노인 학대에서 그 차지하는 비중과 중요성이 가장 크며, 무시, 물리적 학대, 공공의 지각보다 더 적극적으로 정신적 장애, 우울증 등으로 이어질 수 있다는 점에서 경각심을 가져야 하며 모든 사고방식에서 적극적이며 긍정적인 사고를 가지는 것이 무엇보다 중요하다.

노인에 대한 언어·정서적 학대의 예

- 노인을 앞에 두고 욕설을 하거나 고함을 지른다.
- 집을 나가라는 말을 한다.
- 양로원 등의 시설로 보내겠다고 위협한다.
- 집안일의 의사결정 과정에 고의로 노인을 소외시키거나 의견을 말하면 무시하거나 간섭한다고 화를 낸다.
- 부양하는 것이 부담스러우니 잘 하라고 노골적으로 말하고 위협적인 태도를 취한다.
- 노인이 집에서 필요 없는 사람임을 느끼게 만든다.
- 노인에게 욕을 하거나 고함을 지른다.
- 노인에게 쓸모없는 늙은이라고 하는 등 자존심을 상하게 하거나 수치심을 느끼게 하는 모욕적인 말을 한다.
- 신체기능의 저하(예 : 요실금, 실변)로 인한 노인의 실수를 비난하고 꾸짖는다.
- 노인을 부양하는 것이 부담스럽다고 노인 앞에서 노골적으로 말한다.
- 거동이 불편한 노인에게 청소나 빨래 등 어려운 일을 강요한다.
- 노인이 가족을 타이르거나 의견을 말하면 간섭한다고 불평하거나 화를 낸다.
- 부양자가 노인에게 "없어져 주었으면 하는 느낌을 갖게" 만든다.

3) 성적 학대

성적 수치심 유발행위 및 성폭력 등의 강제적으로 행하는 모든 성적 행위를 의미한다. 특히 거동하기 힘든 노인을 간호하는 과정에서 노인에게 성적 수치심을 주는 행위(기저귀 교체 시 스크린 미사용 등)도 포함되며, 목욕, 배변 활동 등 거동하기 힘든 대상자를 돌보는 과정에서 언행을 주의하여야 하며 배려있는 행동이 필요하다.

4) 경제적 학대

노인으로부터 재산 또는 권리를 빼앗거나 생활비 등을 주지 않는 행위를 의미한다. 자녀나 손자들이 노인의 돈을 자신들이 제공하는 보살핌의 대가라고 생각하고 가져가고 간호 제공자인 본인을 위해 노인의 돈을 함부로 쓰는 것도 포함된다.

5) 유기

보호자 또는 부양의무자가 노인을 버리는 행위를 말한다. 또한, 노인을 신체적, 재정적 무방비 상태로 내버려 두는 것도 포함되며 가족에 의해 유기된 노인은 일반적으로 양로시설에 오게 된다.

6) 방임

부양의무자로서의 책임이나 의무를 거부, 불이행 또는 포기하여 노인의 의식주 및 의료를 적절하게 제공하지 않는 행위를 말한다.

4 노인 학대 발생률

1) 노인 학대 사례 건수

2017년 노인 학대 현황보고서에 따르면 전국 노인보호전문기관에 들어온 노인 학대 신고 건수는 2017년 총 13,309건이며, 이 중 노인 학대로 판정된 건수는 4,622건이었다. 2016년 4,280건보다 8% 증가하였으며, 2013년 3,520건, 2014년 3,532건, 2015년 3,818건으로 매년 증가하고 있다.

[표 12-1] 노인 학대 사례 건수 (단위 : 건, %)

구 분	2013년	2014년	2015년	2016년	2017년
학대 사례	3,520	3,532	3,818	4,280	4,622
	34.6	33.4	32.1	35.6	34.7
증감률	–	0.3	8.1	12.1	8.0

출처 : 보건복지부, 2017 노인 학대 현황보고서, 2017.

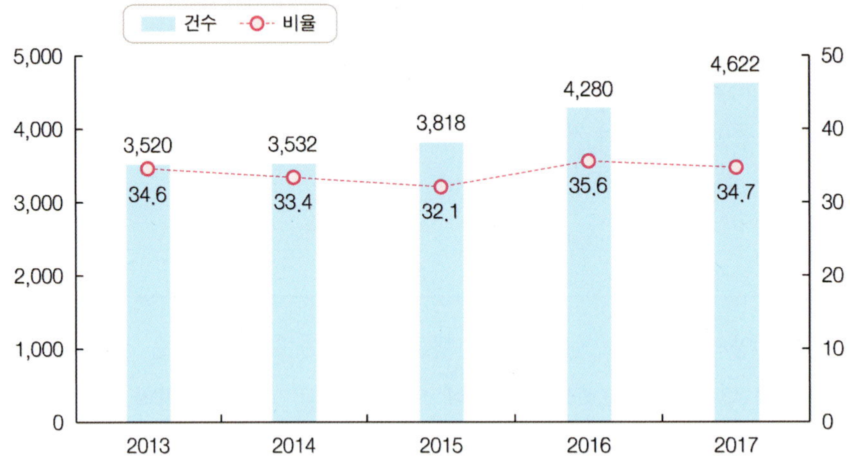

출처 : 보건복지부, 2017 노인 학대 현황보고서, 2017.

[그림 12-1] 연도별 신고접수 건수 및 비율(학대 사례)

2) 학대 장소 및 학대 행위자와 학대피해 노인과의 관계

노인 학대는 주로 가정에서 이루어지며, 학대 가해자는 학대 행위자 중에서는 지속적으로 학대피해 노인의 "아들"이 가장 높은 비율을 보이고 있으며, 최근 "배우자" 유형이 2순위로 증가하여 그 비율이 높아지고 있다.

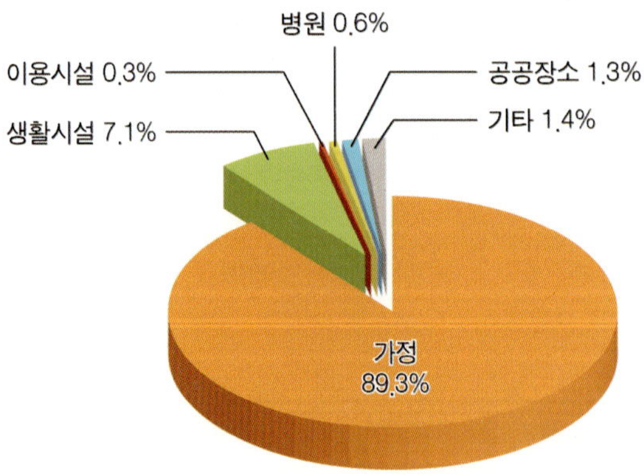

[그림 12-2] 노인 학대 장소

[표 12-2] 연도별 학대 행위자와 학대피해 노인과의 관계 (단위 : 건, %)

구 분	2013년	2014년	2015년	2016년	2017년
본인	375	463	622	522	290
	9.3	11.9	14.7	11.3	5.7
배우자	551	588	652	952	1,263
	13.7	15.2	15.4	20.5	24.8
아들	1,619	1,504	1,523	1,729	1,913
	40.3	38.8	36.1	37.3	37.5
며느리	240	184	183	157	131
	6.0	4.7	4.3	3.4	2.6
딸	519	476	451	475	424
	13.0	12.3	10.7	10.2	8.3
사위	28	18	21	23	27
	0.7	0.5	0.5	0.5	0.5
손자녀	81	56	64	103	124
	2.0	1.4	1.5	2.2	2.4
친척	54	56	46	63	49
	1.3	1.4	1.1	1.4	1.0
타인	253	246	283	221	176
	6.3	6.3	6.7	4.8	3.5
기관	293	285	379	392	704
	7.3	7.4	9.0	8.5	13.8
계	4,013	3,876	4,224	4,637	5,101
	100	100	100	100	100

출처 : 보건복지부, 2017 노인 학대 현황보고서, 2017.

3) 연도별 학대 유형 건수

노인 학대는 여러 유형이 동시다발적으로 발생하며, 보통 "정서적－신체적－방임" 학대 유형의 순으로 나타난다. 정서적 학대가 3,064건(42.0%), 신체적 학대 2,651건(36.4%), 방임 649건(8.9%), 경제적 학대 411건(5.6%), 자기방임 291건(4.0%), 성적 학대 150건(2.1%), 유기 71건

(1.0%)의 순으로 나타났으며 신체적 학대, 성적 학대 유형은 전년대비 크게 증가한 것을 알 수 있다.

[표 12-3] 연도별 학대 유형 건수 (단위 : 건, %)

구 분	2013년	2014년	2015년	2016년	2017년
신체적 학대	1,430	1,426	1,591	2,132	2,651
	24.5	24.7	25.9	31.3	36.4
정서적 학대	2,235	2,169	2,330	2,730	3,064
	38.3	37.6	37.9	40.1	42.0
성적 학대	90	131	102	91	150
	1.5	2.3	1.7	1.3	2.1
경제적 학대	526	521	542	491	411
	9.0	9.0	8.8	7.2	5.6
방임	1,087	984	919	778	649
	18.6	17.0	14.9	11.4	8.9
자기방임	375	463	622	523	291
	6.4	8.0	10.1	7.7	4.0
유기	89	78	48	66	71
	1.5	1.4	0.8	1.0	1.0
계	5,832	5,772	6,154	6,811	7,287
	100	100	100	100	100

출처 : 보건복지부, 2017 노인 학대 현황보고서, 2017.

II 노인 학대와 관련된 간호

노인 학대 문제는 개인적, 사회적 장벽으로 인해 눈에 잘 띄지 않고 측정하기 어려운 문제로, 특히 우리나라는 외부인이 가족생활에 참견하는 것을 싫어하므로 노인이 개인적으로 고립되어 있는 경우가 많으며, 노인 스스로가 학대에 대해 이야기 하는 것을 꺼리는 경우도 많다. 그러므로 간호사는 간호의 일부분으로서 노인 학대를 구별하고, 노인 학대가 예상될 때 간호사는 신고의무자로서 다학문적 접근이 필요하며, 간호과정을 적용하여 대상자를 중재하는 것이 필요하다.

1 노인 학대를 위한 간호사정

- 노인 학대의 표시가 있는가?
- 노인 학대의 증상(타박상, 멍든 눈, 골절 등)들이 있는가?
- 정서적 혼란 또는 초조, 극도의 위축이 있는가?
- 탈수, 영양결핍 등이 있는가?

학대 받은 노인에 대한 사정 시 주의사항

- 모든 질문이나 사정들은 세밀하고 조심스럽게 할 것
- 노인을 존중하고 그들의 능력과 권리를 보장
- 비밀보장, 기관이나 법적인 필요성에 의해서만 정보 제공
- 사진기록의 증거보존–상처부위에 대한 사진, 환경적 부분 기록화
- 경험이 많고 노인학대 문제해결에 숙련된 전문가가 감독
- 신체적, 재정적 학대는 범죄라는 사실을 숙지할 것

학대가 의심되는 사례의 기록 방법

- 노인, 돌봄제공자, 의심이 가는 가해자, 그리고 목격자의 면담에서 얻어진 말 그대로의 정보
- 치료나 서비스 요구에 대한 분노성 진술
- 어떤 사고로 인한 손상을 포함한 건강력
- 노인의 기능적, 인지적, 영양적, 위생상태를 포함한 상세한 신체적 사정의 서술
- 언제 어떻게 발생했는지 기록
- 초기 면담이나 추후 면담을 통한 환경적 사정

2 간호중재

- 간호사는 환자와 강한 신뢰관계를 형성하고, 주요 간호 제공자로서 관계를 지속하여 학대에 대한 포괄적인 계획을 세우고 계속 관찰할 것이 요구된다.

- 학대로 인해 위급한 상황일 경우는 희생자를 가능한 빨리 학대자로부터 분리시킨다. 그렇지 않은 경우는 상황에 따라 적합한 중재를 고려한다.
- 상담, 교육을 제공하고 지지 집단이나 사회적 자원과 연계 시킨다.
- 필요한 경우 약물이나 알코올 중독 재활센터에 의뢰한다.

- 희생자가 중재를 거부할 경우
  - 거절을 받아 들인다.
  - 비판적이지 않은 자세를 유지한다.
  - 가능한 사회적 자원을 알려준다.
  - 학대 결과의 심각성을 교육한다.
  - 필요한 경우 도움을 요청할 수 있는 연락처를 준다.

- 희생자가 중재를 수용할 경우
  - 두려움과 공포감을 표현하도록 격려한다.
  - 중재의 긍정적인 면과 부정적인 면을 검토한다.
  - 보건의료 기관이나 전문 사회 센터에 의뢰하여 지지 체계를 제공한다.

- 희생자가 정신능력이 불완전한 경우
  - 전문 사회 센터에 의뢰를 고려한다.

3 노인 학대의 예방

간호사는 노인 학대 예방에 관해서 다학제간 협력하고 노인이나 가족, 지역사회에 알릴 수 있도록 교육해야 한다.

1) 노인 학대 홍보 및 예방교육

노인도 사회의 한 구성원인 만큼 인간으로 존중받고 권리를 보장해야 한다. 노인 학대를 예방하기 위해서는 사회에서 노인을 차별하고 경시하는 풍조를 근절하는 것이 필요하다. 또한, 자녀들에게 학대를 당해도 학대로 인식하지 못하는 경우도 많고 가족의 일을 외부에 노출하는 것을 기피하여 신고하지 않는 경우도 많다. 그러므로 노인 학대 심각성에 대해 홍보 및 예방교육이 필요하며 노인 학대에 대한 사회의 지속적인 관심이 필요하다.

2) 사회활동 참여

일상생활 수행능력이 떨어지거나 중증질환을 앓고 있는 노인들은 부양자에 대한 의존도가 높아서 부양부담을 주게 되고 이는 부양자의 스트레스를 가중시키게 되어 노인 학대를 유발하게 된다. 그러므로 노인의 의존성을 줄이기 위한 자기관리 강화가 필요하며, 또한 집 안에서만 지내지 않도록 사회활동에 활발하게 참여할 수 있도록 참여 기회를 확대하고 노인들이 참여할 수 있는 사회활동 프로그램을 다양하게 개발하는 일이 필요하다.

3) 노인부양 지원체계 홍보

노인을 부양하는 가족들의 부양스트레스, 경제적인 어려움이 노인 학대의 중요한 요인이 되고 있으므로 노인 학대를 예방하기 위해서 재가노인복지서비스, 경제적 지원서비스, 상담 및 사회서비스에 대한 지원에 대해 체계적으로 홍보하는 것이 필요하다.

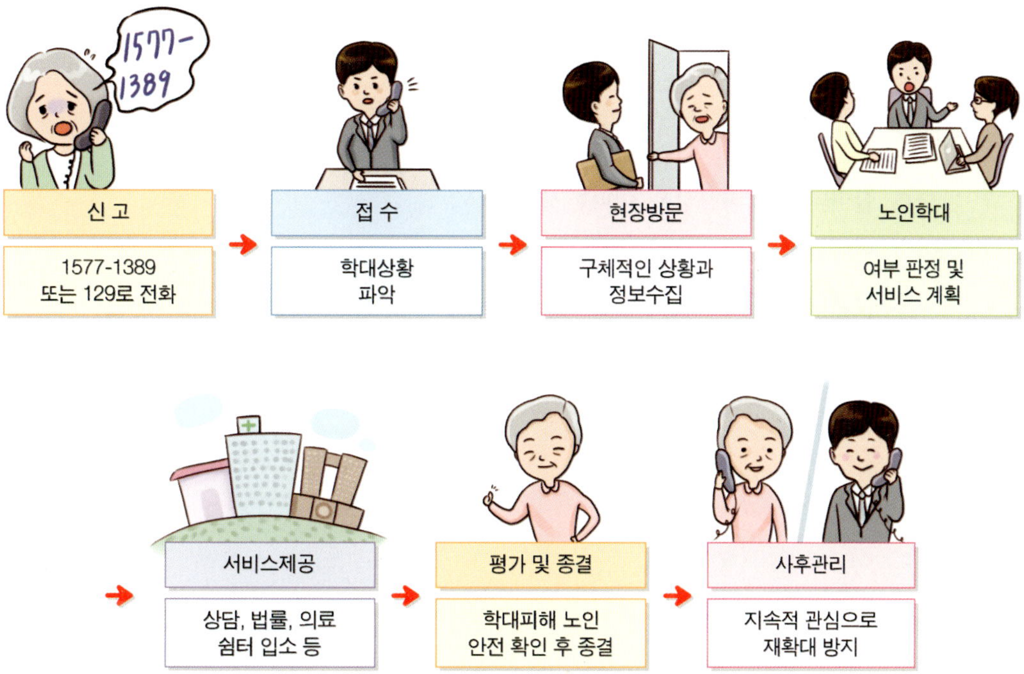

출처 : 보건복지부, 2017 노인 학대 현황보고서, 2017.

[그림 12-3] 노인 학대 업무 흐름도

III 노인 학대와 관련된 비판적 사고

1 사례

75세 박○○ 할머니는 남편이 세상을 뜨면서 자신을 부양할 조건으로 장남에게 모든 재산을 넘겨줬다. 재산을 물려준 뒤부터 집에서 돈만 축낸다며 갖다 버리겠다 하고 등산용 지팡이로 자주 맞았다. 지금은 세상을 뜬 할머니의 남편 역시 상습적으로 폭력을 휘둘러 왔고 그것을 보고 자란 아들 역시 술만 마시면 할머니를 때리는 것이었다. 박 할머니는 집에 들어가는 것이 두려워 경로당에서 보내는 시간이 대부분이고 식사는 무료급식소에서 해결하며 집에서는 잠만 잘 뿐이다. 이마가 찢어지고 온몸이 멍투성이인 채로 센터의 문을 두드렸지만 아들이 피해를 입을까봐 센터 측에서 개입하는 것을 꺼리고 있다. 자식들에게 버림받았다는 소외감과 자존심에 상처를 입었다는 심한 모멸감으로 하루하루가 힘들고 박 할머니의 가슴 속에 남겨진 상처는 쉽사리 아물지 않는다.

2 비판적으로 사고하기

✓ 박○○ 할머니의 학대양상은 어떠한가?

✓ 박○○ 할머니의 학대양상의 위험요인으로 생각되는 것은 어떤 것들이 있는가?

✓ 박○○ 할머니의 학대 해결방안은 무엇이 있는가?

13

CHAPTER

노인 자살

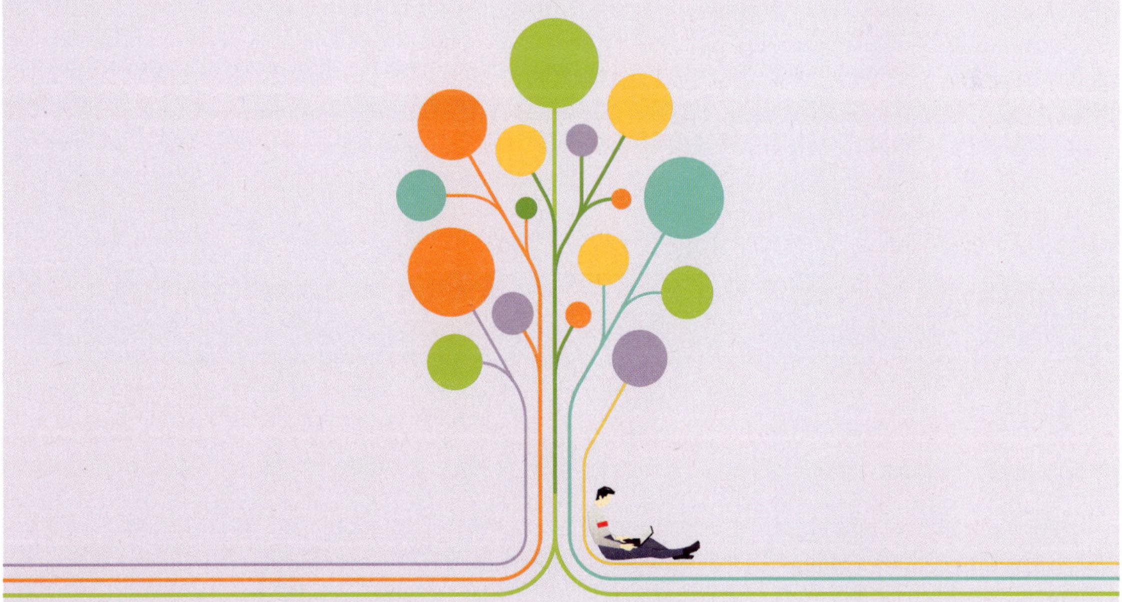

GERONTOLOGICAL NURSING

CHAPTER 13

GERONTOLOGICAL NURSING

노인 자살

학습목표

1. 노인 자살의 특성을 설명한다.
2. 노인 자살의 원인을 이해한다.
3. 노인 자살의 간호중재와 예방법을 설명한다.

I 노인 자살

1 노인 자살

노인 자살은 65세 이상인 노인이 신체적·정신적·사회적 측면에서 상실현상을 겪고 있는 자살생각, 자살시도, 자살행위의 일련의 스펙트럼을 가지고 스스로의 의사에 의하여 목숨을 끊는 행위 및 이에 다다르게 하는 행위를 말한다.

[표 13-1] 노인의 자살률 (단위 : 인구 십만 명당)

연령 / 년도	65~69세		70~74세		75~79세		80세 이상	
성별	남	여	남	여	남	여	남	여
2015	57.6	18.2	88.9	27.6	127.1	35.5	159.4	50.7
2010	93.0	31.7	124.1	40.2	153.9	59.9	222.7	83.1
2005	102.5	30.2	125.2	14.1	154.0	54.7	205.3	94.3

출처 : 통계청, 연도별 사망원인 통계, 2016.

OECD 회원 국가 평균 노인 자살률은 20.9명으로 한국은 80.3명으로 1위를 차지하고 있다. 우리나라의 높은 자살률은 연령이 증가할수록 자살률이 빠른 속도로 증가하고 있는 특징이 있다. 특히 노인의 자살률이 20대보다도 5배 이상 높고 노인 자살의 특성은 충동성은 낮은데 비해 자살 성공률이 타 연령대에 비해 상당히 높아 매우 심각한 수준이라 할 수 있다.

최근 노인의 자살률은 매우 두드러진 증가양상을 보이고 있다. 남성의 경우 2015년을 기준으로 살펴보면 65~69세 57.6명에서 70~74세 88.9명으로 자살률이 급증하고, 80세 이상은 159.4명으로 매우 높게 나타나는 것을 알 수 있다. 여성의 경우도 80세 이상에서 50.7명으로 높은 자살률을 보이고 있다.

우리나라의 노인 자살률이 일반인보다 더 급상승한 이유

- 급격한 사회변화 : 근대화, 첨단기술 산업화, 세계화에 따른 사회구조, 문화변화
- 가치관과 역할의 변화 : 남녀평등, 성취위주, 물질만능, 향락지상
- 내적 가치관의 부재 : 경쟁/성공 위주, 고난/문제 대처능력 약화
- 과중한 스트레스 : 삶의 의미, 목적의식 상실, 생명경시 풍조
- 지지체계의 약화 : 대가족에서 핵가족화로 변화, 이혼 등의 가정의 붕괴
- 자아능력의 약화 : 고난과 문제 대처 능력 및 분노조절 능력의 부족
- 고령화 : 2010년을 기준으로 노인인구가 11.1%임
- 정신질환의 증가 : 불안, 우울, 스트레스
- 우리나라의 현 노인세대는 상대적으로 방임된 세대이며, 역할과 정체성이 확립되지 않은 세대

2 노인 자살의 특징

노인의 특성에 따라 노인의 자살은 다른 연령층과 구별되는 특징을 갖는다.

- 남성 노인의 자살률은 여성 보다 높다. 일반적으로 자살 행동은 남성이 여성보다 그 발생빈도가 높은데 노인의 경우에도 남성에서 현저하게 높게 나타난다. 이는 남성이 여성에 비해 실직이나 은퇴, 사별이나 이혼 등에 더욱 크게 영향을 받기 때문으로 본다.
- 노인의 자살은 다른 연령층의 자살보다 더 치명적인 손상을 입게 되는 경우가 많다. 이는 다른 연령층의 자살은 대부분 충동적으로 일어나는 경우가 많으나, 노인의 자살은 일정기간 심사숙고하여 결정한 것이기 때문이다. 또한, 노령의 신체 특성상 취약성이 크고 독거

노인들이 많아 조기에 발견될 가능성도 낮기 때문이다.

- 도시보다 농촌 등의 비도시 지역의 노인 자살률이 높다. 사회적으로 또는 지리적으로, 정서적으로 고립된 노인일수록 자살에 이를 가능성이 높다. 교육수준이 낮고, 사회문화적으로 혜택을 덜 받는 지역에 거주하는 노인의 자살률이 그렇지 않은 노인보다 더 높게 나타났다.
- 노인 중에서도 고연령층의 자살이 더 흔하다. 노인의 자살은 여러 가지 복합적인 원인들에 의해서 일어나고, 노인의 자살은 일반적으로 그 자살의도를 은혜하려는 경향을 띠고 있기 때문에 보다 심도 깊은 분석이 필요하다.
- 노인 자살은 다양한 복합요인들이 작용하여 발생한다. 일반적으로 노인 자살과 관련된 요인으로서 퇴직, 건강약화, 만성질환, 신체적, 정신적 장애, 사회적 관계망의 축소, 배우자 상실, 경제적 불안감, 가족 불화, 우울 증상 등을 들 수 있다. 노인 자살은 이러한 요인들 중 어느 하나에 의해서 발생하기 보다는 여러 가지 복합적으로 작용하여 일어난다.

③ 노인 자살의 원인

1) 경제적 요인

자본주의 사회에서 경제적 상태 및 능력은 삶을 살아가기 위한 수단으로 중요한 의미를 갖는다. 빈곤은 노인의 고통 중 가장 큰 비중을 차지하고 있는데 소득수준은 자살 충동에 크게 영향을 미치는 것으로 나타났다. 2017년도 노인실태조사에 따르면 자살을 생각해본 적이 있다고 응답한 6.7% 중 경제적 어려움이 27,2%로 가장 높게 나타나 경제상태가 노인 자살에 영향력 있는 변수임을 시사했다. 특히 저소득 취약 계층에 속하는 노인의 자살생각이 더 취약한 상태이다.

2) 노인의 우울

노인의 우울은 노인 자살에 있어서 결정적인 위험요인으로 신체적 질병, 배우자의 죽음, 경제적 약화 및 사회적 고립이 원인이 될 수 있으며 비관적인 절망, 자존감 저하, 사회적 위축 등으로 인해 더 심해진다.

우리나라 노인들의 우울 문제는 매우 심각한 것으로 보고되고 있으며, 노인들은 다양한 이유로 우울한 감정을 느낀다. 특히, 배우자나 형제, 친한 친구의 죽음을 경험하게 되면 많이 우울해 하고, 은퇴 등으로 인해 직업과 지위를 상실하고 이로 인한 경제적 문제가 있을 경우, 성인 자녀들과의 다양한 불화가 있을 경우, 노화로 인한 신체적·심리적 건강의 악화 등으로 인해 우울한 감정을 느낄 수 있다. 방문간호 서비스를 받고 있는 노인의 43.4%가 중경도의 우울증을 보고하였고, 이들 중에서 중증 우울증을 앓고 있는 것으로 보고된 노인도 22.6%로 나타났다.

노인 우울증 환자를 치료할 때는 자살의 가능성에 대해 주의 깊게 관찰하여야 한다. 노인에서는 자살사고에 대한 호소는 적지만 실제 자살이 시행되는 경우는 다른 어떤 연령군보다 높기 때문이다. 신체질환이 우울증의 원인이 된 경우에는 신체질환의 치료가 곧 우울증의 치료이다. 원발성 우울증에 대해서는 정신치료와 생물학적 치료를 병행함으로써 치료가 이루어진다. 정신치료는 분석적 정신치료보다 지지적 정신치료가 우선이 되며 치료의 초점은 실제적이거나 가상적인 상실(사별, 건강, 재정문제) 및 이와 연관된 자존감의 저하에 맞춰진다. 노인 우울증 환자에 대한 정신치료에서 치료자에게는 보다 능동적이고 보다 지지적이며, 융통성 있는 태도가 요구된다.

3) 신체적 건강요인

노화에 따른 신체적 변화는 자신의 건강상태에 대해 질병의 유무와 상관없이 주관적으로 건강하지 못하다고 느끼게 되는 경우가 발생한다. 2017년도 노인실태조사에 따르면 평소 자신의 건강상태가 좋은 것으로 평가하는 노인이 37.0%, 건강이 나쁜 것으로 평가하는 노인이 39.7%로 부정적 평가 비율이 조금 더 높게 나타났다.

노인의 연령 증가에 따른 건강쇠퇴는 개인의 문제이면서도 사회문제이다. 절대적, 주관적 건강상태는 노인의 심리적 복지와 밀접하게 관련되어 있으며 신체적 기능 저하는 노인의 삶에 대한 만족감 저하를 야기한다. 65세 이상 노인 80~85%는 만성적 질병으로 고생하고 있으며 이들의 80%가 통증을 동반한다고 한다. 이때 노인들은 삶을 부정하고 불행하다는 느낌을 갖는다고 한다.

노인에서는 본인의 질병이 가장 높은 자살 동기로 조사되어 다른 연령과 차이를 보인다.

4) 사회적 배제

노인의 사회적 배제는 소득, 근로, 건강, 교육, 주거, 사회참여 등의 능력의 상실로 포괄적인 개념이다. 노인의 경우 다양한 사회적 배제 중 근로 배제와 건강 배제가 가장 높은 것으로 나타났으며 이는 정년과 관련되어 직장 생활을 한 대부분의 노인이 경험하는 공통적인 문제라고 보고 있다. 노인의 건강과 경제 의존성 정도에 따라 사회적 배제와 관련이 있다고 보고, 그런 노인들의 사회적 배제 문제를 대응하기 위해서는 노인의 경제 의존성을 해소하고 건강을 증진할 필요가 있다.

노인의 사회적 배제 수준 및 변화와 관련된 요인을 보면 연령과 관련하여 첫째, 노인들이 시간이 경과함에 따라 점차적으로 사회적으로 배제되고 있다. 이러한 결과는 여가문화활동을 제외한 모든 영역에서 배제를 높이고 있는 주요 요인으로 보고 있다. 둘째, 초고령 노인일수록 사회적 배제의 고위험군에 속할 가능성이 높다고 하였다. 따라서, 의료서비스 접근이 힘들어지고 경제적으로도 안정이 되지 않아 심리적으로 고립감과 외로움을 경험하게 된다. 셋째, 노인들은 점차적으로 복합적이고 다차원적인 배제를 경험할 가능성이 높다.

이러한 사회적 배제가 노인 자살을 일으키는 커다란 원인이 되고 있다.

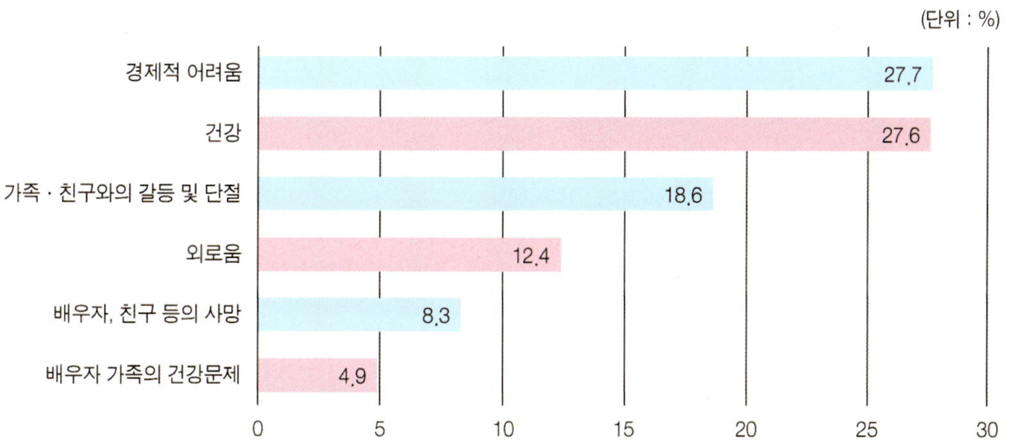
(단위 : %)
경제적 어려움
27.7
건강
27.6
가족 · 친구와의 갈등 및 단절
18.6
외로움
12.4
배우자, 친구 등의 사망
8.3
배우자 가족의 건강문제
4.9
0
5
10
15
20
25
30

출처 : 한국보건사회연구원, 노인실태조사, 2017.

[그림 13-1] 노인 자살 충동 이유

II 노인 자살과 관련된 간호

노인 자살 문제는 노화에 따른 여러 가지 신체적인 변화, 경제적인 변화, 심리적인 변화에 적절한 대응책을 마련하지 못하고, 그 문제가 개선되지 않은 채로 삶의 위협을 당하고 이로 인하여 발생할 수 있다. 그러므로 간호사는 신체적, 심리적, 사회적으로 간호사정하여 자살위험이 있는 노인을 세밀히 관찰하고 간호과정을 적용하여 대상자를 중재하는 것이 필요하다.

1 노인 자살 예방을 위한 간호사정

- "죽고 싶다", "혼자가 돼도 잘 살아라", "내가 짐이 된다"와 같은 말을 하는지?
- 갑자기 주변을 정리하는지?
- 아끼던 물건을 누군가에게 주는지?
- 가족을 위해 무언가를 사 놓는지?
- 경제력을 상실하였는지?
- 병을 얻어 더 우울한지?
- 배우자 등 주변인 사망 시 더 주의를 기울여야 한다.
- 실직하였는지?
- 낮잠을 자는지?
- 식욕부진, 불면증이 있는지?
- 자살위험성을 가진 노인대상자 사정시 질문은 직설적이고 구체적으로 해야 한다.
- 자살을 생각하거나 시도해 본적이 있는지?
- 자살에 대한 구체적인 계획이 있는지?

2 간호중재

- 간호사는 자살 위험성을 평가하고 필요시 능동적으로 중재한다.
- 솔직한 감정을 말로 표현하도록 격려한다.
- 노인의 행동을 자주 관찰한다.
- 노인과 함께 있어준다.
- 가족과의 긴밀한 관계 형성을 강화하도록 한다.
- 노인의 사회적 지지체계(노인센터, 자원봉사 활동 등) 이용을 격려한다.
- 자살 위험성이 확인된 경우에 보건의료 기관이나 전문 센터에 의뢰하여 지지 체계를 제공한다.
- 주변의 위험한 물건을 모두 제거한다.
- 갑자기 차분해지거나 평화로울 때 특히 주의한다.

❸ 노인 자살 예방

노인의 자살을 예방하기 위해서는 단일 전략을 사용하기 보다는 다양한 자살위험요인을 감소시키기 위해 복합적이고 다차원적인 접근을 해야 한다. Conwell(2004)은 자살을 예방하기 위한 전략으로 예방의 대상에 따라 보편적인 예방, 선택적인 예방, 집중적인 예방의 3가지로 분류하고 설명한다.

1) 대상에 따른 노인 자살 예방 전략

(1) 보편적인 예방

보편적인 예방 전략은 연령이나 성별, 자살위험도와 상관없이 전체 지역사회 주민들을 대상으로 진행한다. 대부분의 일반인들은 노인들의 자살사고나 우울감을 잘 발견하지 못하거나 발견하더라도 이러한 증상들이 병적이라기보다는 나이가 들어서 생기는 정상적인 노화현상 정도로 대수롭지 않게 여기는 경우가 많다. 따라서 우울증이나 자살에 관련된 증상이나 편견 해소 등 일반인 대상 교육 및 홍보를 시행하는 것이 보편적인 예방 전략의 하나이다. 또한 노화나 노인들에 대한 그 나라에서만 존재하는 특수한 문화적인 편견이 있다면 이에 대한 일반인 교육도 중요한 예방 전략이 될 수 있다. 노인들의 생활 안정과 건강관리, 주거환경개선 등 모든 성공적인 복지 정책과 수행은 자살 예방 효과가 있다.

(2) 선택적인 예방

선택적인 예방은 현재 긴박한 자살 위험도를 가지고 있지는 않지만 자살에 이를 수도 있는 취약성을 가진 노인들을 대상으로 하는 자살 예방 전략이다. 사회적 지지가 부족한 독거노인들을 대상으로 정기적 전화, 방문 등, 다양한 지지적인 상호관계를 제공하는 프로그램(outreach program)이 선택적인 예방 전략의 하나가 될 수 있다. 노인들에게 독립적인 기능을 유지하도록 도와주는 프로그램으로 굳이 입원을 하지 않고 치료를 받을 수 있게 방문간호나 재활서비스에 대한 접근도를 올려주는 프로그램, 통증치료나 대중적인 간호서비스를 쉽게 받을 수 있게 하는 프로그램들도 선택적인 예방 전략이 될 수 있다.

(3) 집중적인 예방

집중적인 예방은 자살과 관련되어 있다고 여겨지는 정신질환을 가지고 있거나 긴박한 자살 위험을 가지고 있는 고위험군 노인을 대상으로 하는 자살 예방 전략이다. 우울증 노인에게 항우울제 약물치료나 정신치료를 적극적으로 제공하는 것 등이 있다. 노인의 우울증에는 우울감보다는 신체증상의 호소가 많은데 대부분의 1차 진료의들은 이를 알지 못하고 또한 신체 질환으로 인한 증상과 구별하지도 못한다. 실제 노인 자살자들이 자살 수행 1달 전에 75%의 노인이, 자살 수행 1주전에는 58% 정도의 노인들이 1차 의료기관을 방문하고 있으며 이들 대다수 노인들이 우울 증상을 가졌던 것으로 추정되고 있다.

2) 노인 자살 예방

(1) 노인에 대한 국민인식 개선

국민의 노인정신건강과 자살예방을 위한 사회적지지 및 국민인식 제고를 위한 노력, 생명경시 풍조를 지양하는 대국민 인식 개선 사업이 필요하다. 예를 들어 자살예방을 위한 포스터 및 스티커, 리플렛 등 홍보물을 활용하여 관련기관 및 지역사회에 보급함으로써 국민들의 인식개선을 위한 노력이 필요하다.

(2) 우울증 조기발견 및 신체적 건강증진

노인 우울증의 경우 자살과 매우 깊은 연관성을 가지고 있어 외국의 연구 보고서에 의하면 노인 우울증을 효과적으로 관리할 경우 자살률을 1/3 이하로 감소시킬 수 있다고 보고하고 있음을 고려할 때 조기 진단 후 평가와 관리가 매우 중요하다. 따라서 노인복지회관에 노인 자살예방 상담전문가(실무자 재교육을 통해)를 배치하여 노인을 대상으로 체계적이고 지속적으로 노인의 우울증 검사를 실시해야 한다. 노인 우울증 검사 결과를 바탕으로 중한 우울증을 보이는 노인에게 전문가 상담 및 치료를 병행하며, 자살예방 사례로 집중관리 강화해야 한다.

또한, 신체적 건강과 관련된 요인은 노인의 자살과 연관되므로 자살에 대한 일차적 예방으로 건강증진 서비스 지원에 대한 대책이 무엇보다 중요하다.

(3) 노인 가족 대상 교육

자살한 노인의 경우 자살의도를 드러내는 행동을 하는 경향이 있으며 자살 징후를 보이는 노인을 사전에 파악하여 적절한 조치를 취한다면 예방이 가능하다. 따라서 노인 가족 대상으로 자살 징후에 대한 교육이 필요하다.

자살 이전에 노인이 보이는 징후 사례

- 주위 사람들에게 어떤 형태로든 “죽고 싶다”고 말을 한다.
- 소중히 여기던 물건을 주위 사람들에게 나누어 준다.
- 태도가 위축되며 식사량이 줄고 말이 없어진다.
- 수면패턴에 변화가 생긴다(불면증이었던 사람은 갑자기 숙면을 취하게 되는 반면, 숙면을 취하던 사람에게는 불면증이 나타남).
- 알코올 또는 약물 사용량이 증가한다.
- 감정의 기복이 심해지며 무력감, 무감동, 무관심의 상태가 된다.
- 유언장을 작성한다.
- 갑자기 성직자나 의사를 찾는다.
- 옷을 갈아입거나, 목욕, 이발 등 평소와 다른 행동을 한다.

(4) 자살 예방 체계 개선 및 확대

노인들을 대상으로 하는 자살 예방 전문 프로그램을 개발하여 노인들이 쉽게 활용 가능하도록 하는 것이 필요하다. 지역 거점별로 노인 자살 예방센터를 따로 설립하여 운영하거나, 기존 자살 예방센터와 정신보건센터에 노인 전담반을 추가하여 노인전용 전화상담 서비스, Gatekeeper 프로그램, Tele / help / tele check 서비스의 시행, 노인대상 전문교육 프로그램 개발 등을 우리나라 실정에 맞게 개발하고 적용하는 것이 필요하다. 또한, 다양한 어려움을 겪는 노인들을 위한 쉼터, 그룹 홈, 일시 보호소, 주간치료소 등 다양한 복지시설이 개설되어 노인들이 홀로 격리되어 지내지 않도록 하는 것이 필요하다.

(5) 노인고용 확대

노인들은 경제적 소득의 상실은 삶에 부정적 영향을 미치므로 재고용제도나 근무연장제도 등 고용형태의 다양화로 노인고용 확대가 필요하며 경제적 지원에 대한 제도적 개선 및 확대가 필요하다. 예를 들어 지역기업 및 사업체를 대상으로 노인 일자리 창출 가능한 업종 및 업체 선발 및 지정하고 업체의 노인고용 실적에 따라 세금감면이나 인센티브 제공하는 방안, 은퇴를 앞둔 예비노인을 대상으로 노후설계 교육 프로그램 수립 운영과 은퇴 노인의 자원봉사활동 활성화 방안이 필요하다.

III 노인 자살과 관련된 비판적 사고

❶ 사례

81세 노○○ 할머니는 배우자가 갑자기 사망한 뒤 자살 충동에 시달리게 된다. 할머니는 건강 염려증과 우울증에 시달리던 중 자신의 증상이 치매라고 의심하게 되고, 결국 자식들의 짐이 되고 싶지 않다며 자살을 시도한다. 노○○ 할머니는 삶에 대한 애착이 남아있지만, 정신적으로 막다른 곳에 몰린 상태에서 죽음을 해결책으로 생각하고 자살을 결심하였다.

❷ 비판적으로 사고하기

✓ 노○○ 할머니의 심리상태는 어떠한가?

✓ 노○○ 할머니의 위험요인으로 생각되는 것은 어떤 것들이 있는가?

✓ 노○○ 할머니의 자살 예방을 위해 권장할 만한 것은 무엇이 있는가?

14

C·H·A·P·T·E·R

노인과 죽음

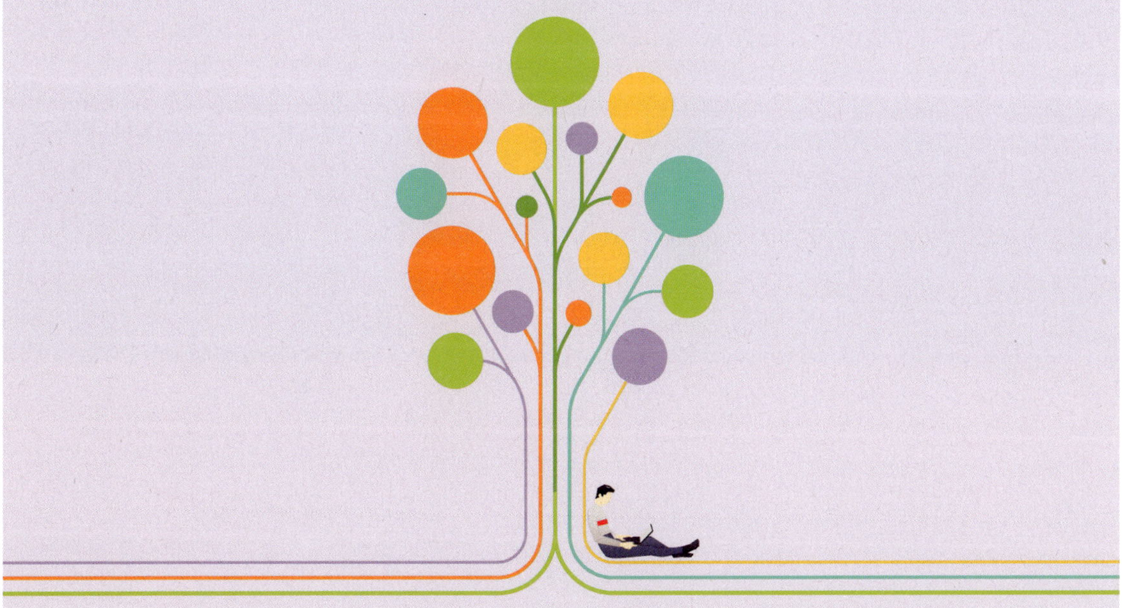

GERONTOLOGICAL NURSING

GERONTOLOGICAL NURSING

CHAPTER 14

노인과 죽음

학습목표

1. 노인의 죽음의 개념, 생활환경과 죽음의 영향, 생의 말기의 변화에 대해 설명한다.
2. 노인의 죽음에 대한 태도에 대해 설명한다.
3. 노인의 임종간호(신체적, 영적, 사별가족 간호)에 대해 설명한다.
4. 노인죽음과 관련된 이슈에 대해 설명한다.

I 노인과 죽음

죽음의 세계란 인간의 경험과 지각을 넘어서는 차원의 문제에 속하기 때문에 어느 누구도 확정된 정의를 내릴 수 없다. 따라서, 죽음의 의미는 그것을 생각하는 사람의 주변 상황과 사회 문화 배경 등의 입장에 따라 각기 다르다. 사람들이 죽음을 개념화하고 다양한 방식으로 이해하기 위해서는 사회문화적 접근이 요구된다. 대부분은 자신이 이 세상에서 소멸할 운명이라는 사실을 담담하게 잘 받아들이지 못하며, 비록 육신은 소멸할지라도 또 다른 차원에서 자신의 존재를 이어갈 것이라는 믿음 속에서 종교에 귀의하기도 한다. 육신의 소멸 이후, 사후의 문제는 인류가 고등적 사고능력을 진화시켜 온 이래로 인류사회의 공통된 관심사이었고, 문명과 문화의 핵심적 상징을 구성하여 왔다. 의학 단체와 법적 단체들은 수세기 동안 죽음에 대해 고민해왔으며 현재까지도 그러한 고민은 계속되고 있다. 죽음 발생과 범위(예 : 신체적 측면, 영적 측면)에 대한 판정은 항상 주관적이다. 수백 년 동안 사람들은 현재 임상적 사망(clinical death, 심장박동과 호흡이 없는 상태)으로 정의하는 기준을 수용하고 적용해 왔다. 그러나 오늘날 가장 널리 받아들여지는 기준은 전뇌사(whole-brain death) 기준이다.

죽음의 판정 기준은 죽음을 어떻게 정의하느냐에 따라 다르다. 죽음의 정의에 따라 의학적 죽음의 판정 기준이 변화해 왔다. 전통적으로 죽음의 판정 기준을 호흡 정지, 심박동 정지, 동공 확대와 대광반사 소실 등이다. 최근 의학의 발달로 비록 뇌의 기능이 정지되어도 인공호흡기 등의 도움으로 호흡이나 심박동 등의 활력 징후를 연장시킬 수 있는 방법이 개발되어 뇌사 문제가 제기되고 있다. 의학계에서는 아래 네 가지 조건이 모두 인정된 경우 뇌 기능이 완전히 멈추어 영구히 회복되지 않은 상태에 빠질 때 뇌사로 판정한다.

뇌사 판정 기준

- 불수용과 무반응
- 운동이나 호흡의 부재
- 무반사
- 뇌파 소실

또 다른 사망의 정의는 '대뇌사망'으로, 이는 대뇌피질이 재생할 수 없이 파괴되었을 때 일어나는 것인데 환자는 아직 호흡을 할 수 있으나 의식은 소생되지 않는다. 이 사망의 정의를 지지하는 사람은 사고, 수의적 활동, 운동의 능력을 갖는 대뇌피질이 인간 생명의 중추라고 믿는다. 대한의학협회 내 '죽음의 정의 위원회'에서는 죽음을 '심장, 폐기능의 불가역적 정지 또는 뇌간을 포함한 전뇌 기능의 불가역적 소실'이라고 정의했으며, 최근 대한의학협회는 뇌사판정 기준을 다음과 같이 정립하였다.

대한의사협회 뇌간 포함한 전뇌사 판정 기준

- 외부 자극에 전혀 반응이 없는 깊은 혼수상태
- 자발적 호흡의 불가역적 소실
- 양안 동공의 확대 고정
- 뇌간반사의 완전 소실
- 자발운동, 제뇌강직, 제피질강직, 경련 소실
- 불가역적인 호흡 정지
- 30분 이상의 뇌파 정지

이상을 정리하면 한 개인이 혈액순환 기능과 호흡 기능의 돌이킬 수 없는 정지 상태이거나 뇌간을 포함한 뇌 전체의 모든 기능이 돌이킬 수 없는 정지 상태가 지속되면 그것이 '죽음'이라고 할 수 있다.

1 노인의 생활환경과 죽음의 영향

요양병원과 요양시설에 입소하는 노인 만성질환자가 증가함에 따라 죽음의 풍속도 변화하고 있다. 즉, 과거 집에서 가족들 품 안에서 임종을 맞이하고 가족과 지인 그리고 이웃들의 애도 속에서 장례가 치러졌던 것이 이제는 요양병원과 요양시설에서 임종을 맞이하고 전문 장례식장에서 장례가 치러지는 방식으로 풍속이 변화되고 있다. 통계청의 자료에 의하면, 임종 장소가 가정으로 조사되었던 사람의 비율은 1990년 76.6%에서 2010년 20.3%로 감소하였고, 병원에서 임종을 맞이한 사람의 비율은 1990년 13.8%에서 2010년 67.5%, 2014년 73.1%로 조사되었다. 그러나 노인시설에 들어와 초기 1개월에서 3년 동안 잘 적응해서 생활한 노인들은 그 후 오랫동안 정신병이나 우울증에 걸리지 않고 살았으나, 신경성질환자로 평가받은 노인과 신체적으로 무기력했던 노인들은 잘 적응해서 사는 노인들보다 3:1의 비율로 사망이 빨랐다. 이에 노인의 생활환경 변화에 따른 죽음을 맞이하는 방법과 준비 또한 개별화 되어야 한다.

2 노인이 말하는 좋은 죽음

1) 부모를 앞선 자녀가 없는 죽음

노인은 '좋은 죽음'에 대해 모든 자녀가 건재하여 있는 것으로 이해하고 있다. 즉, 자신이 살아 있는 동안 자녀가 자신보다 앞서서 죽는 것을 경험하는 것에 대해 매우 불행한 일로 의미를 두고 있어, 이런 면에서는 자녀에게 더 이상의 기대나 욕심을 갖기보다는 '그저 건강하게 살아 주는 것만으로도 만족한다'라는 표현을 한다.

2) 자녀가 임종을 지켜주는 죽음

노인은 '좋은 죽음'에 대해 자식들이 임종을 지켜보는 것에 의미를 두고 있다. 이는 우선 모든 자녀가 생존해 있어야 가능하며, 물리적으로 임종 시 모든 자녀가 참여하는 가운데 눈을 감기를 원하고, 죽은 후 장례 또한 자녀가 감당해 주는 것을 요구한다고 이해된다. 노인 중 자손이 없는 노인인 경우 자신의 시신을 감당해 줄 자손이 없는 것을 매우 불행하다고 여긴다.

3) 자식에게 부담주지 않는 죽음

노인은 '좋은 죽음'에 대해 중병 또는 신체적인 장애로 인한 오랜 시간의 간병이 자녀에게 부담이 되고, 의존하게 되는 것을 원치 않는다. '긴 병에 효자 없다'라는 속담에서도 보듯이 자녀와 좋은 관계에서 한을 남기지 않고 삶을 마감하고 싶은데, 혹시 자율적으로 통제할 수 없는 상황, 예를 들어 치매와 같은 질환이나 뇌졸중으로 인한 편마비 등으로 인해 자녀에게 짐이 되고, 부담이 될까 걱정하고 이를 원치 않는다. 이것은 '고통없는 죽음'과도 연관되어 죽어가는 과정에서 고통을 많이 받지 않기를 바라는 마음도 있지만, 긴 병으로 인해 가족과 주변사람들을 힘들게 하지 않고 좋은 이미지를 가지고 죽는 것을 '좋은 죽음'이라 한다.

4) 부모 노릇 다하고 맞는 죽음

노인은 '좋은 죽음'에 대해 삶에 대한 미련이나 한이 없이 임종을 맞는 것을 좋은 죽음이라 이해하였다. 그 중에서도 자녀에게 해야 할 부모 노릇을 다하여 자녀가 잘 사는 것을 이룬 후 죽는 것을 소망한다.

5) 고통없는 죽음

노인은 '좋은 죽음'에 대해 고통없이 죽기를 소망하고 있다. 죽기 전에 고통의 시간이 없거나, 짧기를 바라는 마음이 간절하였다. 이는 우선, 노인이 죽음에 고통이라는 물리적 자극에 대한 불안 때문이기도 하지만, 그로 인해 발생하는 자율성 제한, 자녀에게 주는 부담, 인공심폐소생술 등에 의한 생물학적 생명 연장의 무의미도 노인이 고통없이 죽기를 원하게 하는 간접 요소로 보인다.

6) 준비된 죽음

노인은 '좋은 죽음'에 대해 죽기 전에 유언, 유산 정리와 장례절차 등 삶에 대한 정리를 할 수 있는 경우를 좋은 죽음으로 보았다. 삶을 정리할 수 있는 기간으로 일주일에서 한 달 정도를 갖는 것을 소망하였다. 또한 물리적인 준비뿐만 아니라, 죽기 전 남은 생애를 조금 더 의미있게 보내길 원하는 소망도 표현되고 있다. 시신을 기증한다거나, 조금 더 타인이나 사회를 위해 도움이 될 만한 일을 하는 것을 통해 삶을 정리하려는 마음이 있다.

3 생의 말기의 변화

1) 생의 말기의 신체적 변화

모든 생명의 필수적인 기관과 체계가 기능을 멈출 때 죽음이 온다. 죽음은 순환기계와 호흡기계 기능의 불가역적인 정지 또는 뇌간을 포함한 뇌 전체의 모든 기능이 불가역적으로 멈추는 것이다.

(1) 감각계 변화

뇌의 산소와 순환이 감소되면서 감각 입력의 해석에 변화가 온다. 감각 변화는 시력의 흐림, 미각과 후각의 감소, 통증과 접촉 지각의 감소를 포함한다. 결국 눈의 깜박이는 반사가 소실되고 환자는 눈을 동그랗게 뜬다. 촉각은 순환의 변화 때문에 하지에서 먼저 감소된다. 청력은 생의 말기에 남는 마지막 감각이다.

(2) 순환계 및 호흡기계 변화

대사 변화를 초래하는 산소의 감소와 순환의 변화로 심박동수가 느려지고 약해지며 혈압이 점차적으로 떨어진다. 체온은 질환과정과 시상하부 기능의 변화로 인해 상승한다. 호흡은 빠르거나 느리고 얕아지며 불규칙해진다. 호흡음은 청취와 청진 시 습하고 시끄럽다. 시끄럽고 습한 호흡음인 가르랑거리는 소리(death rattle)는 구강 호흡과 기도의 점액 축적으로 인한 것이다. 체인스토크스 호흡은 무호흡과 깊고 빠른 호흡이 교대로 나타나는 호흡 양상이다. 이 호흡 형태는 죽음이 임박한 사람에게 일반적으로 나타난다.

순환 감소는 특히 피부에서 뚜렷하다. 사지는 창백하고 얼룩이 생기며 푸르스름해진다. 피부는 처음에는 발가락과 다리가 차게 느껴지며, 그 다음에 손과 팔, 결국에는 몸통으로 진행된다. 피부는 질환과정의 원인과 관련되어 체온이 상승하게 되므로 따뜻하게 느껴질 수 있다.

(3) 근육 긴장도의 소실

죽음이 임박하면서 대사 변화는 근육계를 점차적으로 약화시키고 기능적인 능력을 저하시킨다. 안면 근육의 긴장력이 소실되어 턱이 축 늘어진다. 근육 협응 감소는 말하는 것을 어렵게 한다. 삼키는 것이 점차적으로 어려워지고 구토반사가 결국 소실된다. 위장관의 운동력과 운송 기능이 약해져서 변비, 가스축적, 팽만 및 오심을 일으킨다. 통증 완화 약물은 위장관의 증상을 악화시킨다. 소변을 생성하는 비뇨기계의 능력이 감소된다. 괄약근 조절의 소실은 대변과 소변의 실금을 초래할 수 있다.

(4) 뇌사

사망 진단은 뇌사에 근거를 둔다. 뇌사(brain death)는 뇌간을 포함한 모든 뇌 기능의 불가역적인 소실로 정의된다. 뇌사는 임상적 진단으로 중환자실에서 계속 심장 박동이 있고 인공호흡기를 사용하는 환자에게 내려질 수 있다. 뇌사는 대뇌피질의 기능이 중단되거나 불가역적으로 파괴될 때 일어난다. 대뇌피질은 인지 기능뿐만 아니라 자발적인 움직임과 활동에 관여한다.

2) 생의 말기의 심리사회적 변화

다양한 느낌과 감정이 생의 말기에 있는 임종 환자와 가족에게 영향을 미친다. 대부분의 환자와 가족은 말기 진단과 치료할 수 없는 현실에 분투한다. 임박한 죽음을 정리하고 감정적 반응을 나타내기 위해서는 시간이 필요하다. 환자와 가족은 압도되고 무섭고 무기력하며 피곤을 느낀다. 환자의 요구와 소망은 존중되어야 한다. 환자는 깊게 생각하고 감정을 표현할 시간이 필요하다. 피곤, 허약, 혼돈으로 인해 질문에 대한 반응 시간이 느릴 수 있다.

3) 슬픔

슬픔(grief)은 사별로 인해 일어나며 상실에 따른 역동적인 심리적, 생리적 반응이다. 이것은 상실에 대한 반응으로 생생한 경험이다. 슬픔은 가장 강력한 감정적 상태 중 하나이고 개인 삶의 모든 측면에 영향을 준다. 죽음에서 오는 상실과 관련된 슬픔은 복합적이고 강력한 정서적 경험이며 사고, 감정 및 행위를 포함한다.

슬픔의 증상은 (1) 좌절, 죄책감, 외로움, 비애, 분노를 포함하는 감정 (2) 발작적인 웃음, 사회적 위축, 흥분을 포함하는 행위 (3) 죽은 사람에 대한 생각에 몰두, 좌절감, 무력감, 기억과 집중의 문제를 포함하는 사고 (4) 단식, 불면증, 피로, 두통, 과도한 알코올 섭취, 심계항진을 포함하는 신체적 증상의 4개 영역으로 분류될 수 있다.

간호사는 신체적 통증을 완화시키거나 신체적 간호만 제공하는 것이 아니라 사람을 돌본다. 간호사는 신체 부분이 아닌 개별적인 사람을 간호한다. 신체적, 정신적 또는 영적인 고통이 있는지를 살피는 것이 간호사의 주된 관심사이다.

II 죽음에 대한 태도

노년기의 죽음의 의미는 지금까지 지나온 다른 어떤 시기보다 삶의 모든 영역에 큰 영향력을 지니고 있으며, 자신의 죽음을 어떻게 인식하고 있느냐에 따라 자신과 자신이 살아온 삶을 의미 있고 가치 있는 것으로 평가하고, 앞으로 남아 있는 삶을 보다 건강하고 활기차게 보내고자하는 삶에 대한 태도와 만족도에 영향을 준다고 할 수 있다. 죽음에 대하여 개인이 느끼는 감정과 인지 그리고 죽음에 대한 개인적 신념 등을 포괄하는 개념을 죽음에 대한 태도라 한다.

일반적으로 죽음에 대한 태도는 크게 두 가지로 나눌 수도 있다. 첫 번째는 죽음에 대한 공포, 혐오, 기피, 부정, 분노 등으로 대표되는 부정적인 태도이며, 두 번째는 죽음에 대한 수용 즉, 긍정적인 태도이다. 노인의 죽음에 대한 태도의 국내 연구를 보면, 노인들은 죽음을 자연현상으로 삶의 마지막 과정이라 생각한다고 하였으며, 죽음에 대해 긍정적인 태도를 보이는 노인들은 생활만족도, 자신이 지내온 생에 대한 평가, 불안도, 내세에 대한 태도 등이 유의한 관계가 있었다고 보고하였다. 어떠한 연구에서는 노인들의 죽음 불안이 죽음 그 자체보다 죽어가는 과정에서 야기되는 질병, 고통으로 인한 불안이 더 높게 나타났고, 자신보다는 타인에 대한 죽음 불안이 더 높았다. 또한 통계적으로 사회적 지지(가족, 친구 등), 성별, 교육수준, 연령 등이 죽음 불안에 영향을 주는 것으로 나타났다.

임종자는 죽음에 이르기까지 5단계의 심리를 경험하게 된다. 퀴블러 로스(E. Kubler Ross, 1968)의 죽음의 5단계 각 단계에 필요한 가족의 도움에 대해서 설명하였다.

1 죽음을 앞둔 사람들의 심리변화

Kubler Ross(1968)는 죽어가는 환자 200명을 관찰한 결과 대부분의 환자는 다음의 다섯 단계를 거쳐 죽음에 이른다고 그녀의 저서 ≪Death and Dying≫을 통해 발표한 바 있다. 그러나 모든 사람이 반드시 이 단계를 순서적으로 거치는 것은 아니다. 마지막의 여섯 번째 단계는 죽음학의 세계적인 권위자인 알폰소데켄 신부가 첨가한 것이다.

1) 1단계(부정단계)

환자들이 자신의 병이 치유될 수 없음을 알게 될 때 나타내는 현상이다. '나는 아니야…… 이것은 절대로 사실이 아니야.' 이 단계에서는 환자가 자신이 죽을 것이라는 사실 자체를 부인한다. 환자로 하여금 자신의 병에 대해 좀더 현실적인 견해를 갖도록 돕는다.

2) 2단계(분노단계)

'왜 하필이면 나야?' 하며 분노한다. 이는 환자 자신이 곧 죽게 될 것이라는 사실을 받아들이기 힘들기 때문에 분노하며 주위로부터 관심을 끌고자 하는 것이다. 감정의 기복이 심하고 아무에게나 분노하기 때문에 돌보기가 어려운 시기이다. 그러나 우리가 진심으로 환자에 대한 이해와 관심을 쏟고 있음을 알게 된다면 분노의 감정이 다소 수그러지게 된다.

3) 3단계(타협단계)

다가오는 죽음을 조금 더 늦추며 조금만 더 살고 싶어 타협을 하고자 한다. 타협은 대개가 절대자와 하는 타협들이다. 이 단계는 기간이 짧다. 환자의 말을 묵살하지 않는 편이 좋다.

4) 4단계(우울단계)

환자가 자기의 병을 더 이상 부인하지 못할 때 무감동, 분노는 머지않아 극도의 상실감으로 바뀌며 심한 우울증에 빠지게 된다. 이때 환자는 대화하기를 원하지 않는다. 환자가 슬픔에 젖도록 놓아두며 가만히 옆에 앉아 있거나 감정을 표현하고자 할 때 경청해 준다.

5) 5단계(수용단계)

결국 대부분의 환자는 죽음 자체를 피할 수 없는 사실로 수용하게 되고 먼 여정을 떠나기 전에 마지막 휴식을 취하고 싶어 한다. 환자는 자신이 버림받지 않았으며 여전히 소중한 존재임을 느낄 수 있도록 돕는다.

III 노인의 임종간호

임종간호는 돌봄을 제공받는 환자들의 신체적, 정신적, 영적인 차원의 고통, 갈등 및 불안을 감소시키고, 남은 삶의 질을 높여 임종환자가 담담한 마음으로 자신의 신체적 상황을 수용하고 인간의 존엄성을 유지한 상태에서 임종을 맞이하도록 도와주는 기능을 한다.

Deeken(2008)은 임종간호의 특징을 다음 4가지로 구분하고 있다. 첫째, 극심한 고통을 받고 있는 임종 환자가 품위를 잃지 않고 죽음에 들 수 있게 돕는다. 둘째, 존엄한 인간으로 죽음을 맞이하도록 돕는다. 셋째, 공포와 심리적 압박에서 벗어나도록 도움으로써 생의 중요한 가치를 정립하게 한다. 넷째, 시간의 소중함을 일깨워 준다.

1 신체적 간호

간호사는 임종환자가 편안한 죽음을 맞도록 도와야 한다. 임종 시의 생리적 요구는 신체 과정의 지연, 항상성 불균형과 관련된다. 간호중재는 개인위생, 통증 감소, 호흡곤란 완화, 활동 보조, 영양-수분 공급, 배설, 감각 변화와 관련된 간호, 고독감과 고립감 예방 가족간호 등을 포함한다.

1) 개인위생

피부, 모발, 구강 청결이 중요하다. 심한 발한이 있으면 목욕을 자주 시키고 홑이불을 교환해 준다. 어떤 환자는 평상복을 입고 싶어 하는데 환자가 평안하게 느끼면 그렇게 하도록 해준다. 눈에 눈물이 고이면 탈지면과 생리식염수로 눈꺼풀을 깨끗이 닦아 준다. 체온이 상승하면 입이 건조해지므로 구강간호를 자주 해준다.

2) 통증조절

말기 환자는 통증을 조절하기 위하여 많은 약물을 사용한다. 병원에서 흔히 사용하는 약물로는 마약성 약물들이다. 약의 용량은 대개 의사가 결정하지만 대상자의 견해도 고려되어야 한다. 왜냐하면 환자는 자신의 통증에 대한 정도와 내적 상태의 변동을 최종적으로 인식하는 사람이기 때문이다. 혈액순환이 저하되기 때문에 진통제는 피하나 근육보다는 정맥으로 투여한다.

3) 호흡곤란 완화

호흡곤란은 환자는 물론 보호자를 놀라게 한다. 의식이 있는 사람은 Fowler 체위와 기도 흡인이 필요하다. 무의식 환자는 고개를 옆으로 돌려주는 체위를 취해 주어 구강과 인두를 통해 점액을 배출시키도록 한다. 경우에 따라 비강캐뉼러나 마스크를 이용하여 산소를 공급해야 한다.

4) 활동

가능하면 환자가 주기적으로 자리에서 일어나도록 도와준다. 침대에 누워 있는 환자는 욕창 예방을 위해 정기적인 체위 변경이 필요하다. 점진적인 근긴장 감소가 있는 환자에게 편안한 체위를 유지시키기 위해서 지지를 한다. 삼키지 못하는 침이 입으로 배출할 수 있도록 앙와위 보다는 측위가 좋다. 의자에 앉아 있을 때는 다리를 올려 순환 감소로 혈액이 정체 되지 않도록 하는 것이 중요하다.

5) 영양과 수분 공급

임종환자는 식욕부진과 오심 증상을 보인다. 이는 연동운동 저하와 가스 축적 때문이다. 오심을 억제하고, 식욕을 자극하기 위해 진토제나 알코올 음료를 주기도 한다. 고칼로리, 고비타민 음식이 필요하다. 그러나 근긴장 감소 때문에 연하 곤란이 발생하면 반유동식이나 유동식 음식 또는 정맥 주입이 필요할 수도 있다. 간호사는 연하 능력을 파악하기 위하여 구토반사를 사정해야 한다.

6) 배설

근긴장 감소로 환자는 변비, 실금, 실변, 요정체 등이 생긴다. 변비를 방지하기 위해 하제를 투여한다. 실금, 실변으로 인한 피부 자극을 예방하기 위하여 부드러운 연고를 회음부와 항문 주위에 발라 준다. 변기나 소변기를 준비하여 쉽게 이용하게 하거나 간호사가 일정한 간격으로 변기를 대주거나 도와주도록 한다. 홑이불은 필요한 만큼 자주 갈아 주고 실금 환자는 기저귀를 사용하며 자주 갈아 주어야 한다. 요정체가 있으면 도뇨가 필요한데, 경우에 따라 유치도뇨관을 삽입한다. 불쾌한 냄새가 나지 않도록 방향제 사용과 적당한 환기가 필요하다.

7) 감각변화에 대한 간호

죽음이 다가옴에 따라 시력은 흐려지고 많은 사람이 어두운 방보다는 밝은 방을 좋아한다. 임종환자는 보통 빛 쪽으로 머리를 돌린다. 촉각이 감소해도 압박감은 느낀다. 임종환자는 볼 수 없고 반응할 수 없게 된 뒤에도 말하는 것을 들을 수 있다. 임종환자에게 말할 때는 잘 듣지 못하면 불안해지기 쉬우므로 분명하게 말해주고 속삭이는 것은 피하도록 한다.

② 심리사회적 간호

임종환자 간호가 신체적인 면에만 집중되고 감정적인 면을 이야기하지 못하는 상황일 때 환자는 극심한 고독감을 느낄 수 있다. 의미 있는 환경 자극은 환자를 편안하게 해 준다. 환자의 방은 밝고 잘 꾸며져 있고 전망이 좋아야 한다. 사진, 아끼는 물건, 가족에게서 온 카드나 편지, 식물이나 꽃은 환자에게 위로가 된다. 익숙한 물건들은 낯선 환경에서 안정감을 줄 수 있다. 고독감을 예방할 수 있는 가장 좋은 방법은 가족이나 의미 있는 사람의 방문이다. 원할 경우, 방문객은 언세든 임종대상사와 함께 있노록 해 주어야 한다. 환자에게 임종 과정 동안 옆에서 지지해 주는 사람이 있다는 것이 중요하다.

③ 영적간호

간호는 항상 인간의 총체적 요구를 관심의 대상으로 해왔으며, 간호사는 간호 환자의 신체적·심리적 영적 요구에 민감하게 부응하도록 교육 받아왔다. 특히 영적 간호는 인간의 영적 차원에 초점을 맞추는 것으로 간호 환자의 영성에 기초하여 영적 요구를 충족시킴으로써 영적 안녕을 회복·유지·증진시키며, 나아가 인간의 온전함을 유지시키도록 돕는 간호 활동 중의 하나이다. 종교적 간호로 환자로 하여금 그들의 믿음을 따르고 예배를 볼 수 있도록 돕는다. 영적 간호에서는 환자들이 삶의 의미와 목적을 발견할 수 있도록 다른 사람들과의 대인관계 또는 환자가 더 높은 존재 또는 생명력과의 관계를 유지할 수 있도록 돕는다. 이 두 종류의 간호 모두 환자의 건강에 긍정적인 결과를 유도한다.

④ 사별가족 간호

간호사는 임종환자 간호에서 가족이 후원자로서, 조력자로서 중요하다는 것을 인식해야 한다. 가족은 그 자신의 감정을 표현하고 싶어하는 환자의 분노, 부정, 공포 등의 표현을 직접 살펴야 한다. 간호사는 임종환자를 간호할 때 그 가족에도 관심을 가져야 한다. 가족은 사랑하는 사람의 상실에 직면하고 있다. 간호사는 가족과 환자에게 변함없는 친절과 존중, 예의를 표하면서 간호해야 한다. 가족들이 슬픔, 상실, 절망감을 표현하는 것을 듣는 것이 주된 간호이다. 위로할 말을 찾기가 매우 어렵기 때문에 간호사는 주의 깊게 듣는 것으로도 위안과 지지를 줄 수 있다. 환자의 임종을 지켜보지 못한 가족들은 죽음을 완전하게 받아들이기 위해서 환자의 사체를 보길 원하기도 하는데, 이런 때는 장의사에게 사체를 인도하기 전에 가족이 볼 수 있도록 한다.

IV 노인의 죽음과 관련된 이슈

흔히 삶의 종말로 인식되는 죽음과 그 과정은 삶의 시작과 마찬가지로 자신과 주변 가족들에게 의미를 부여하며 특히 탄생과 달리 죽음은 다양한 이슈를 야기하기도 한다. 개인의 죽음 사건과 관련된 것으로는 윤리적, 영적, 법적, 의학적 이슈 등이 있으나 죽음과 관련된 윤리적 이슈를 다루고자 한다.

1 윤리적 이슈

1) 임종 시기와 치료 연장의 결정

모든 의료팀들은 환자와 그 가족들에게 알려 줄 정보를 정확히 알아야 한다. 그들에게 다른 이야기를 하면 간호사와 다른 의료팀 사이에 혼란을 주고 가족의 불신을 초래한다. 환자와 가족은 질병의 경과에 대해서 간호사에게 질문하기 때문에 용어, 질병의 경과, 환자 상태에 대해 일관되게 합의하여 결정하는 것이 필요하다. 임종이냐 치료 연장이냐를 결정할 때 환자와 가족은 간호사의 충고와 지지와 정보가 필요하다. 간호의 기대되는 결과는 물론 선택할 수 있는 간호의 종류에 대해서도 충분히 설명해 준다. 간호사는 환자가 죽기 전에 환자와 그 가족이 환자 사망 후의 일에 관해 논의하고 유언장을 다시 살펴보고 그와 관련한 윤리적·법적 문제에 관해 상의할 기회를 가져야 한다.

2) 장기기증

사망 직후 심장, 각막, 간, 폐, 신장 같은 장기를 기증하고자 하는 환자에게는 장기 기증 승낙서를 작성하게 한다. 사망한 환자의 가족이 사망자의 장기기증 여부를 결정할 수도 있다. 장기 기증에 관심이 있는 환자와 가족에게 무엇을 기증할 것인지에 대해 생각할 수 있도록 승낙서를 준다. 장기기증을 의논하기 위한 가족만의 공간을 제공한다. 전문가들은 유가족들의 개인적, 종교적, 문화적 요구를 고려하고, 이식이 적합한 조직과 장기가 어떤 것인지 의논하고, 절차, 가격, 장례 계획에 미치는 기증의 영향에 대해 설명한다. 의사는 사망에 관해 기록하고, 장기/조직 기증자임을 확인하고, 부검을 실시하고, 사후간호를 제공한다.

3) 부검

부검이란 사망 후 신체조직과 기관을, 해부를 통해 죽음의 원인과 어떻게 죽었는지를 확인하고, 질환에 대한 지식을 알아보고자 하는 절차이다. 부검에 대한 승낙은 법적 요구사항이다. 대개 가장 가까운 가족이 부검을 결정하므로 가족들에게 부검 동의를 구한다. 의료법에는 부검이 언제 실행되어야 하는지 결정하고 있는데, 주로 사고로 인한 죽음, 살인이나 자살인 경우에 한다. 부검이 계획되어 있다면 부검 후에 사체 간호를 한다. 어떤 종교에서는 법적인 목적을 제외하고는 부검을 금한다. 부검에 대한 승낙을 얻는 것은 의사의 책임이다.

4) 사망확인서 확인

환자의 사망과 함께 다음의 절차들이 필요하다.

- 사망선언 : 의사는 의사기록지에 사망 시각과 사망 전에 취한 치료나 활동을 기록한다.
- 사망확인 또는 증명서 : 사망증명서는 건강관리 기관이나 의사가 기록하며 사망 시각과 원인을 적는다.

죽은 사람은 법적으로 반드시 사망확인서가 있어야 한다. 사망확인서의 기재 내용도 법적으로 규정되어 있다. 장의사는 사망확인서를 다룰 의무가 있다. 확인서에는 의사의 서명뿐만 아니라 검시자, 특별한 경우에는 다른 사람의 서명도 있어야 한다. 간호사의 책임은 의사가 사망확인서에 서명했는지 확인하는 것이다.

5) 연명의료중단

현법령에서 연명의료계획서, 사전연명의료의향서 또는 환자가족의 진술을 통하여 환자의 의사로 보는 의사가 연명의료중단등결정을 원하는 것이고, 임종과정에 있는 환자의 의사에도 반하지 아니하는 경우와 연명의료중단등결정이 있는 것으로 보는 경우 환자 담당의사가 임종과정에 있는 환자의 연명의료중단 결정을 이행할 수 있다(2017. 8. 4. 국가법에 호스피스·완화의료 및 임종과정에 있는 환자의 연명의료결정 법률).

6) 호스피스·완화의료

호스피스전문기관의 의료인은 말기환자등이나 그 가족 등에게 호스피스의 선택과 이용 절차에 관하여 설명하여야 한다. 말기환자등이 호스피스전문기관에서 호스피스를 이용하려는 경우에는 호스피스 이용 동의서와 의사가 발급하는 말기환자등임을 나타내는 의사소견서를 첨부하여 호스피스전문기관에 신청하여야 한다. 말기환자등이 의사결정능력이 없을 때에는 미리 지정한 지정대리인이 신청할 수 있다.

7) 심폐소생술(cardiopulmonary resuscitation, CPR)

심폐소생술은 건강관리에서 일반적으로 행해졌다. 호흡 또는 심정지를 겪는 환자들에게 의사의 소생술 포기 지시가 없다면 심폐소생술을 시행했으며, 종종 환자와 가족들은 심폐소생술 여부를 선택할 수 없었다. 최근에 환자나 환자 가족이 심폐소생술 사용 여부를 결정할 권리가 있다고 하여 의사 혼자만의 심폐소생술의 결정이 아니다. 의사의 처방은 심폐소생술에 대한 환자 혹은 가족의 의사를 포함하여 기록되어야 한다.

V 노인의 죽음과 관련된 비판적 사고

1 사례

김○○ 환자가 뇌사 판정 후 가족들의 연명의료중단을 요청하였다. 김○○ 환자는 갑작스러운 교통사고로 중환자실에서 여러 소생술을 진행하던 환자로 의식이 혼수 상태로 입원한 이유로 연명치료에 대한 환자 의사를 의료진이 받지 못한 상태이다.

2 비판적으로 사고하기

당신이 담당 간호사라는 가정하에 다음과 같은 질문에 답하시오.

✓ 당신이 고려해야 할 윤리적 사항에 대해 기술하시오.

✓ 당신이 고려해야 할 법적인 사항에 대해 기술하시오.

✓ 연명의료 중단 결정을 내릴 수 있다고 생각하면 그 이유를 기술하시오.

R.E.F.E.R.E.N.C.E

- 강은영 외(2014). 고령화시대에 따른 노인수형자 처우 방안. 형사정책연구원.
- 건강보험공단(2015). 건강국민 100명 중 한명이 협심증 환자, 건강한 생활습관이 중요.
- 건강보험심사평가원(2013). 급성심근경색 평가결과.
- 건강보험심사평가원(2014). 급성기뇌졸중 5차 평가결과.
- 고자경 외(2010). 노인간호학 2판. 서울 : 한미의학, p.402.
- 고혈압 치료제에 대한 임상시험평가 가이드라인(2015). 식품의약품안전청.
- 곽길성, 박용순(2014). 노인의 성 행동에 대한 요양보호사의 성 인식과 성 태도. 한국노년학, 34(4), 897-916.
- 국가법령정보센터 http://www.law.go.kr/LSW/main.html
- 국민건강보험 건강 in 건강질명검색 파킨슨병 http://hi.nhis.or.kr/cc/ggpcc001/ggpcc001_m03.do
- 권인순(2002). 생물학적 노화. 인제의학, 23권 5호.
- 김경혜(2014). 서울 노인의 경제, 사회적 결핍 실태와 노인복지 정책의 발전방향. 서울연구원 정책 리포트.
- 김귀분(1977). "노인들의 죽음에 대한 태도조사". 경희대학교대학원 석사학위논문.
- 김금순 외(2017). 간호사를 위한 약리학. 수문사.
- 김미진(2013). 노인자살 원인으로서의 소외에 대한 분석과 소외 극복을 위한 기독교상담. 계명대학교 박사학위논문.
- 김미혜, 권금주, 임연옥(2004). 노인이 인지하는 '좋은 죽음' 의미 연구-'복(福) 있는 죽음'. Korean Journal of Social Welfare, 56(2), 195-213.
- 김미혜, 신경림(2006). 노인복지간호론. 서울 : 동인.
- 김선녀(2013). 고령화 사회 노인의 성에 대한 문제점 및 개선방향. 한국사회혁신학회보, 4(1), 175-208.
- 김선호, 오두남(2012). 성공노화를 위한 포괄적 노인평가 패키지 개발. 한국콘텐츠학회 논문지, 12(9), 257-269.
- 김세영, 김계하(2011). 간호인력에 대한 노인의 친밀감 연구. 노인간호학회지, 13(3), 185-195.
- 김승희 외(2015). 노인에 대한 의약품 적정사용 정보집. 식품의약품안전처, 한국의약품안전관리원.
- 김신미, 이윤정, 김순이(2003). "노인과 성인이 인식하는 '좋은 죽음'에 대한 연구". 한국노년학, 23(3). 95-110.
- 김열규(1898). 「죽음의 사색」, 서당.
- 김오차(2008). 한국노인교육 정책론. 서울 : 집문당.

R.E.F.E.R.E.N.C.E

- 김옥선(2009). 독거노인의 자살생각에 관한 연구 : 의정부시를 중심으로. 경희대학교 석사학위논문.
- 김정선, 김현숙, 김계하(2013). 노인요양시설 간호조무사와 요양보호사가 인지하는 성희롱 경험과 대처행동 : 광주, 전남 지역을 중심으로. 노인간호학회지, 15(1), 21-31.
- 김정윤(2004). 간호사들의 노인관련 지식과 태도와 행동. 연세대학교 석사학위논문, 서울.
- 김정혜 외(2013). 노인건강이론과 실제. 정담출판사.
- 김지연(2007). 소극 안락사에 대한 문간호사 간호사 태도. 중앙대학 대학원 석사학위논문.
- 김지현(2008). "죽음에 대한 공포와 수용 및 죽음 대처 유능감에 영향을 주는 변인". 박사학위논문, 서울대학교 대학원.
- 김태현(1997). 노년학. 교문사.
- 김혜경, 신미경, 백경원(2013). 성공적 노화를 위한 노인건강. 신정출판사.
- 김혜련(1991). "노인이 자각한 죽음에 대한 불안도－유료 및 무료시설과 재가노인의 비교－". 이화여자대학교 석사학위논문.
- 남기민(2011). 사회적 노화이론들에 관한 연구. 한국사회과학연구, 제33권 제1호.
- 노인의학(1997). 서울대학교 출판부.
- 노인장기요양보험 http://www.longtermcare.or.kr/npbs/
- 대한간호협회 http://www.koreanurse.or.kr/main.html
- 대한노인병학(2005). 노인병학. 도서출판 의학출판사.
- 박명화 외(2017). 노인간호학 4판. 서울 : 정담미디어.
- 박미현, 박명화(2010). 성교육이 노인의 성지식과 성태도에 미치는 효과. 노인간호학회지, 12(1), 62-71.
- 박숙완(2013). 노인범죄의 원인분석 및 대책에 대한 연구. 경상대학교 대학원 석사학위논문.
- 박숙완(2015). 노인성범죄의 급증현상에 대한 분석과 대책방안. 인권복지연구, 17, 25-56.
- 박연환 외(2015). 제8판 노인간호학. 수문사.
- 박재현(1990). "원한 노인환자의 자아존중감과 죽음에 대한 공포에 관한 연구". 이화여자대학교 대학원 석사학위논문.
- 박종영(2005). 종합병원 간호사의 노인에 대한 지식, 태도와 노인 간호 실천과의 관계. 한림대학교 석사학위논문, 춘천.
- 박주화, 김계하(2014). 요양병원 간호사와 요양보호사의 노인 성에 대한 지식과 태도 비교 연구. 보건사회연구, 34(1), 183-206.
- 박철희(2007). 고령화시대 노인주거환경 조성방안. 충남발전연구원.

- 박현경(2014). 노인의 학대요인이 자살시도에 미치는 영향 : 자살생각의 매개효과 검정. 한세대학교 박사학위논문.
- 박현주(2012). 노인의 사회적 배제 : 변화궤적과 예측요인. 이화여자대학교 박사학위논문.
- 방영숙, 남기민(2009). 노인의 성태도와 성욕구 대처행동이 주관적 행복감에 미치는 영향－건강과 우울의 매개효과를 중심으로. 노인복지연구, 한국노인복지학회, 46, 215-238.
- 법제처(2017). 노인복지법. Cited 2017 Aug 20 from http://www.law.go.kr/lsSc.do?menuId=0&subMenu=1&query=%EB%85%B8%EC%9D%B8%EB%B3%B5%EC%A7%80%EB%B2%95#undefined
- 변동원(2013). 남자도 갱년기? 13.6.13, 광주신문, p.19.
- 보건복지부 지정 노인성치매 임상연구센터 치매 자료 발췌 http://public.crcd.or.kr/Info/ Monitoring
- 보건복지부(2005). 2005 국민건강 : 영양조사. 한국보건사회연구원.
- 보건복지부(2006). 노인복지사업지침.
- 보건복지부(2017). 2017 노인 학대 현황보고서.
- 보건복지부(2017). 2017년 노인보건복지사업안내Ⅰ, Ⅱ.
- 보건복지부(2017). 일자리 및 노후생활 현황. e-나라지표.
- 보건복지부. 노인장기요양보험제도. Cited 2017 Aug 06 from http://www.mohw.go.kr/front_new/policy/index.jsp?PAR_MENU_ID=06&MENU_ID=063903&PAGE=1&topTitle=정책의 이해
- 보건복지부 http://www.mohw.go.kr/react/index.jsp
- 서경순(2013). 독거노인의 자살생각에 영향을 미치는 요인. 삼육대학교 석사학위논문.
- 서남규 외(2013). 2009년 한국의료패널 기초분석보고서. 한국보건사회연구원.
- 서유영(2015). 사회적 배제가 노인의 자살생각에 미치는 영향. 가톨릭대학교 석사학위논문.
- 서은주(2009). 노인의 성공적 노화구조모형. 경희대학교 대학원 간호학 석사학위논문.
- 송미순 외(1999). 가정간호사를 위한 노인간호학. 현문사.
- 송미순 외(2014). 노인간호학. 서울 : JMK.
- 송지현 외(2010). 뇌졸중 환자들의 무기질 섭취와 식사의 질 및 대뇌 죽상경화증과의 상관성 연구. 한국영양학회지, 48권 2호.
- 식품의약품안전청(2015). 고혈압 치료제에 대한 임상시험평가 가이드라인.
- 신경림 외(2010). 성인간호학Ⅲ. 현문사.
- 신우철(2011). 노인문제에 대한 사회복지 정책적 대안의 탐구 : 노인 학대 실태와 그 문제해결을 중심으로. 호서대학교 석사학위논문.
- 안지혜 외(2014). 사망원인으로 분석한 우리나라 노인 자살자의 특성. 한국보건의료연구원.

- 안현주(2014). 독거노인들의 자살생각에 영향을 미치는 요인에 관한 연구. 숭실대학교 석사학위논문.
- 양선희, 원종순, 백훈정, 조현숙, 강정희, 이정인, 김영주, 박진희, 신미경 외(2017). 기본간호학 I 판. 현문사.
- 양정임, 정미현(2013). 간호사의 노인의 성에 대한 지식, 태도 및 성교육 요구도. 한국콘텐츠학회 논문지, 13(3), 260-270.
- 양혜정(1991). "내외통제성과 사회적 지지에 따른 노인의 죽음불안에 관한 연구". 이화여자대학교대학원 석사학위논문.
- 오성현(2013). 고령화 시대의 성담론－노인의 성에 대한 노인복지학적 이해와 접근에 대한 기독교 윤리적 평가－. 기독교사회윤리, 27, 43-97.
- 원시연(2014). 노인돌봄서비스사업의 실태와 개선과제. 대한민국국회.
- 원장원 외(2002). 한국형 일상생활활동 측정도구(K-ADL)와 한국형 도구적 일상생활측정도구(K-IADL)의 개발. 노인병, 6(2), 107-120.
- 원종순, 김계하(2008). 방문간호대상 노인의 인지기능, 우울 및 생활만족도 평가. 한국간호과학회, 38권 1호.
- 윤숙희 외(2017). 노인간호학. 서울 : 수문사.
- 윤은자 외(2017). 노인간호학. 서울 : 수문사.
- 이길홍(1980). 죽음학에 한 종합 고찰, 한국의 과학, 12(26), p.1.
- 이선영(2014). 요양시설 노인의 간호요구도에 영향을 미치는 요인. 서남대학교 석사학위논문.
- 이성국(1998). 고령화사회의 노인복지정책.
- 이수경(2015). 노인을 위한 미술교육프로그램. 공주대학교 석사학위논문, 공주.
- 이승재, 이연숙, 김양이(2013). 노인의 성욕구 수준과 성에 대한 태도. 임상사회사업연구, 10(1), 1-21.
- 이예종(2005). "노인의 죽음준비인식과 죽음 불안에 관한 연구 : 노인 복지 이용자를 중심으로". 석사학위논문, 가톨릭대학교 대학원.
- 이재용(2009). 유전자 손상과 회복. 생명공학 정책연구센터.
- 이창익(2015). 우리나라 노인복지정책에 관한 연구. 경북대학교 석사학위논문, 대구.
- 이해영(2007). 일본의 개호복지사제도 개혁에 관한 고찰. 대한케어복지학, 8권 1호.
- 임송자(2012). "죽음준비교육이 죽음에 대한 태도와 죽음 불안 및 삶의 만족도에 미치는 영향". 박사학위논문, 호서대학교 대학원.
- 장미란(1981). "노인의 죽음에 대한 태도". 이화여자대학교대학원 석사학위논문.
- 전보민, 최스미(2017). 재가노인의 수면 관련요인. 성인간호학회지, 29(3), 235-245.

- 정선영(2014). 요양시설 노인의 간호요구도에 영향을 미치는 요인. 서남대학교 석사학위논문.
- 정영호(2013). 효과적인 만성질환 관리방안 연구. 한국보건사회연구원.
- 정윤태(2010). 노인의 사회적 배제 규정요인에 관한 연구 : 건강 및 경제 의존성 중심으로. 고려대학교 석사학위논문.
- 조선일보·삼성서울병원 건강강좌 8, 파킨슨병의 진단과 치료 제102회 공동 건강교실 2005. 8. 24－성인병과 퇴행성질환파킨슨병의 진단과 치료 http://samsunghospital.com/common/pdfFiledownload.do?seq=50
- 최경숙 외(2015). 노인간호학 4판. 서울 : 엘스비어, p.383.
- 최영희 외(2015). 제5판 노인과 건강. 서울 : 현문사.
- 최은영 외(2015). 노인포괄평가를 이용한 노인 기능평가. Korean Journal of Family Practice, 5(3), 534-540.
- 최현섭, 이승주(2012). 노인의 성적 특성과 성매개감염의 현황. 한국노년학, 21, 47-58.
- 최희자(2002). 노인간호에 대한 간호사의 지식·태도·실천에 관한 연구. 경희대학교 석사학위논문, 서울.
- 통계청(2015). 노인실태조사 통계정보 보고서.
- 통계청(2016). 2016 고령자통계.
- 통계청(2016). 2016년 사회조사 결과, 통계청.
- 통계청(2016). 장래인구추계 : 2015～2065년.
- 하수현(2014). 고령화 사회와 노인일자리 사업전망.
- 한국간호교육평가원 http://www.kabone.or.kr/
- 한국보건사회연구원(2014). 2014년도 노인실태조사.
- 한국보건사회연구원(2017). 2017년도 노인실태조사.
- 함태준(2011). 노인 자살의 요인과 예방대책에 관한 연구 : 신문기사 분석 중심으로. 호서대학교 석사학위논문.
- 혈관성·알츠하이머성 치매의 예방과 치료, 제79회 공동 건강교실, 2003, file:///C:/Users/user/AppData/Local/Microsoft/Windows/INetCache/IE/HAUN5V81/200309.pdf
- 호스피스·완화의료 및 임종과정에 있는 환자의 연명의료결정에 관한 법률(2017.08.04.) http://www.law.go.kr/lsSc.do?menuId=0&p1=&subMenu=1&nwYn=1&section=&tabNo=&query=%ED%98%B8%EC%8A%A4%ED%94%BC%EC%8A%A4%E3%86%8D%EC%99%84%ED%99%94%EC%9D%98%EB%A3%8C%20%EB%B0%8F%20%EC%9E%84%EC%A2%85%EA%B3%BC

%EC%A0%95%EC%97%90%20%EC%9E%88%EB%8A%94%20%ED%99%98%EC%9E%90%EC%9D%98%20%EC%97%B0%EB%AA%85%EC%9D%98%EB%A3%8C%EA%B2%B0%EC%A0%95%EC%97%90%20%EA%B4%80%ED%95%9C%20%EB%B2%95%EB%A5%A0#liBgcolor0

- 황남희(2016). 노후소득보장정책의 현황과 과제. 보건복지포럼.
- Allman, et al: Pressure ulcer risk formation among hospitalized patients with activity limitation, JAMA 273:865, 1995.
- Chandra RK: Nutrition and the immune system: an intro-duction, Am J Clin Nutr 66:460S, 1997.
- Chernoff R: Policy: Nutrition standards for treatment of pressure ulcers, Nurs Rev 54:S43, 1996.
- Chidester JC, Spangler AA: Fluid intake in the institutionalized elderly, J Am Diet Assoc 97:23, 1997.
- Choi KB, Jang SH, Lee MY, Kim KH.(2011). Sexual life and self-esteem in married elderly. Archives of Gerontology and Geriatrics, 53, e17-e20.
- Connor JR, Beard JL: Dietary iron supplements in the elderly: to use or not to use? Nutr Today 32:102, 1997.
- Conwell, Y.(2004). Suicide. In Rose S. P, & Sackeim H. A. (Eds.), Late-life depression (pp.95-106). New York: Oxford University Press.
- Dawson-Hughes B, et al: Effect of calcium and vitamin D on bone density in men and women 65 years of age or older, N Engl J Med 337:670, 1997.
- Deeken, J. k.(1994). Psychology of Death & Dying. 호스피스 논집. 4, 57-70.
- Ebrahim S, et al.(2002). Sexual intercourse and risk of ischemic stroke and coronary heart disease. Journal of Epidemiology & Community Health, 56(2), 99-102.
- Grabowski D, Aschbrenner K, Rome V, et al; Quality of mental health care for nursing home residents; a literature review, Med care ResRew 67(6); 627-656, 2010.
- Havala S Website: A senior's guide to good nutrition, enviroling. org/arrs/VRG/seniors.html#intro, 1997.
- http://health.joseilbo.com/html/news/?f=read&code=1329273077&seq=274
- http://health.mw.go.kr/mobile/content/group_view.jsp?CID=JJSEP5ZWDE
- http://www.snumdc.org/movement-disorders/parkinson-disease/diagnosis/?ckattempt=1 서울대병원 파킨슨 진단과 증상.
- https://www.greenpio.com:446//senescene/senescene_content_view.asp?cont_key=10

R.E.F.E.R.E.N.C.E

- J.David Spence(2006). How to prevent your stroke. Vanderbilt university press. Nashiville. Tennessee.
- Kaiser F(200). Sexual function and the older woman. Clinics in Geriatric Medicine, 19(3), 463-472.
- Kaplan, N. M., & Opie, L. H.(2006). Controversies in hypertension, Lancet. Vol. 326, 168-176.
- Kubler-Ross, E.(1969). on Death And Dying, New York: Macmilian Co.
- Martensen RL: The emergence of old age as a scientific struggle, JAMA 274:1907, 1995.
- Mental Health Nursing 3nd ed. Mary Ann Hogan, Cory Gaylord, Rebecca Gruener, Jean Rodgers, Kirstyn Kameg Zalice, Pearson/Prentice Hall 2012. chap 10.
- Messinger-Rapport B, Sandhu SK, Hujer ME.(2003). Sex and sexuality : is it over after 60? Clinical Geriatrics, 11(1), 45-53.
- Michael, A. S.(1979). Dying : Facing the Fact-Social and Psychological Aspects of Dying, N. Y.; Hemisphere Publishing Corporation.
- Morris, J. N., Fries, B. E., Bernabei, R., Steel, K., Ikegami, N., Carpenter, I., et al.(2000). RAI-HC Assessment manual Seoul(Kim, C. Y., & Kim, S. M, Trans.), Washington DC: interRAI Corporation(Original work published 1999).
- Rheaume C, & Mitty, E.(2008). Sexuality and intimacy in older adults. Geriatric Nursing, 29, 342-349.
- Sahyoun NR, et al: Nutrition screening initiative checklist may be a better awareness/edcational tool than a screening one, J Am Diet Assoc 97:760, 1997.
- Schneider DL, Barrett-Connor EL, Morton DJ: Thyroid hormone use and bone mineral density in elderly men, Arch Intern Med 155:2005, 1995.
- Splete H: Mentally ill eclipse residents with dementia, Cateing for the Ages 10(12): 11, 2009.
- Steinke, E.(2005). Intimacy needs and chronic illness. Journal of Gerontological Nursing, 31(5), 40-50.
- The brain disorders ; Roger S. Ciacla, MD Lowel House Las Angeles 1999.
- Thibodeau GA, Patton KT: Structure and function of the human body, ed 10, St Louis, 1997, Mosby.
- Tibbitts GM: Patients who fall: how to predict and prevent injuries, Geriatrics 51:24, 1996.
- Whipple B.(2003). Why sex is good for your health? AARP-Modern Maturity, Jan-Feb, 14-15.
- Williams(2016). Basic Geriatric Nursing, ELSEVIER.

가

나

다

라

마

바

사

아

자

A

B

C

D

O

P

Q

R

S

T

U

W

기타

GERONTOLOGICAL NURSING

GERONTOLOGICAL NURSING

노인간호학

발 행 2018년 8월 7일

저 자 배경의, 김계하, 김은하, 박금주, 백성희, 서금숙, 신미경, 김수올, 박순옥
강영숙, 김봉임, 김수진, 김여진, 김정수, 김 진, 박윤희, 신희진, 안준희
여형남, 오미숙, 윤영숙, 이미영, 이선혜, 이숙희, 이에리자, 임현희, 장미영
장형숙, 정미영, 정지영, 추현심, 홍현화, 황혜민

발행인 이 웅 현
발행처 **퍼시픽북스**
서울특별시 중구 충무로 29 아시아미디어타워 501호
TEL. 02-2272-7766(代) / FAX. 02-2272-7166
www.papu.co.kr

ISBN 978-89-6130-201-2

정가 **27,000원**

GERONTOLOGICAL NURSING